# DE L'ABUS

## DES

# BOISSONS ALCOOLIQUES

## TRAVAUX DU MÊME AUTEUR :

**Des fraudes dans l'accomplissement des fonctions génératrices**, dangers et inconvénients pour les individus, la famille et la société. 3ᵉ *édition*, revue et augmentée du Rapport présenté à la Société de médecine de Strasbourg. Paris, 1870. 1 vol. in-18 jésus de 170 pages...................... 2 fr.

**Maladies de l'enfance.** Erreurs générales sur leurs causes et sur leur traitement, Instructions élémentaires, Règles hygiéniques. Paris, 1855, in-18, 324 pages ................ 3 fr.

**Infanticide,** momification naturelle du cadavre. (*Ann. d'Hyg. publ. et de médec. légale*, 1855, 2ᵉ série, t. IV, p. 442.)

**Quelques causes d'erreur dans les recherches médico-légales.** (*Ann. d'Hyg. publ. et de médec. légale*, 1862, t. XIX, p. 389.)

**Cas nombreux d'aliénation mentale** d'une forme particulière, ayant pour cause la perturbation politique et sociale de février 1848. (*Ann. d'Hyg.*, 1863, 2ᵉ série, t. IX, 1ʳᵉ partie.)

**Observations de chirurgie.** (*Bull. de la Société de médec. de Besançon*, 1864.) Paris, 1864, in-8, 40 pages.

**Le Goître dans le Jura.** (*Mémoires de la Société d'Émulation du Jura*, 1864). Lons-le-Saulnier, in-8, avec planche coloriée.

**Observations de chirurgie.** (*Bull. de la Soc. de médec. de Besançon*, 1865.)

**Hygiène du Vigneron.** (*Bull. de la Soc. d'agric., sciences et arts de Poligny*, in-8, 1865.)

**La Fièvre intermittente** dans le Jura. (*Mémoires de la Société d'Émulation du Jura*, 1865.) Lons-le-Saulnier, 1865, in-8, 12 pages, avec une planche coloriée.

**Les maladies épidémiques dans les petites localités.** (*Union médicale*, juillet et août 1866.)

**Observations de médecine et de chirurgie.** (*Bull. de la Soc. de médec. de Besançon*, in-8, 1866.)

**La Prostitution et les Maladies vénériennes** dans les petites localités. (*Ann. d'Hyg. publ.*, 1866, t. XXV, p. 342.)

**La Phthisie pulmonaire** dans les petites localités. (*Ann. d'Hyg. publ. et de médec. légale*, 1867, 2ᵉ série, t. XXVIII, p. 312.)

CORBEIL, typ. et stér. de CRÉTÉ FILS.

# DE L'ABUS

## DES

# BOISSONS ALCOOLIQUES

DANGERS ET INCONVÉNIENTS

POUR LES INDIVIDUS, LA FAMILLE ET LA SOCIÉTÉ

MOYENS DE MODÉRER LES RAVAGES DE L'IVROGNERIE

PAR

## L. F. E. BERGERET

MÉDECIN EN CHEF DE L'HOPITAL D'ARBOIS (JURA)

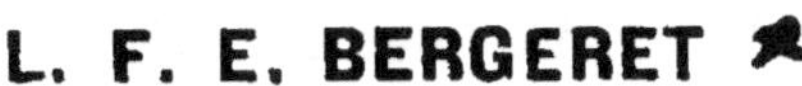

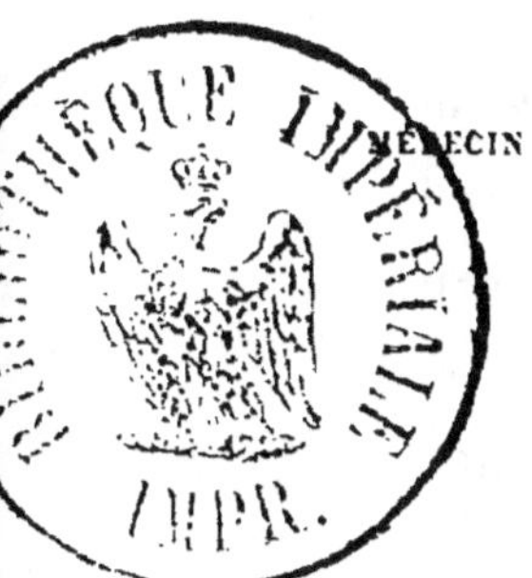



## PARIS

### J. B. BAILLIÈRE ET FILS

LIBRAIRES DE L'ACADÉMIE IMPÉRIALE DE MÉDECINE

19, Rue Hautefeuille, près le boulevard Saint-Germain

1870

# PRÉFACE

Le sujet que j'entreprends de traiter est de la plus haute gravité. Les maux qu'entraîne l'abus des boissons spiritueuses sont incalculables. Non-seulement ils frappent les individus, mais ils atteignent la famille, la société elle-même ; ils la démoralisent, et l'histoire démontre que les excès de ce genre se multiplient d'autant plus chez un peuple que celui-ci touche de plus près à l'époque de sa décadence.

Depuis bientôt 30 ans que j'exerce la médecine dans le Jura, j'ai pu sonder dans toute sa profondeur, mesurer dans toute son étendue cette plaie physique et morale, que l'ivrognerie engendre au milieu de nos populations. Les exemples des maux qu'elle enfante se sont continuellement présentés à mon observation.

Je n'ai pu voir, sans être ému de la pitié la plus vive, l'ivrognerie entraîner la ruine des familles, et livrer aux horreurs de la misère les femmes et les enfants du peuple.

J'ai vu ce vice honteux flétrir la jeunesse dans sa fleur, jeter la vieillesse dans la démence la plus stupide, tarir les sources de la vie chez l'enfant, et précipiter des hommes vigoureux dans la tombe longtemps avant le terme assigné par la nature.

Que de fois j'ai vu avec douleur des hommes dont le nom sans tache allait se souiller dans les repaires de l'ivrognerie! Ils y entraient d'abord avec un cœur pur et honnête; chaque fois qu'ils en sortaient, ils y avaient laissé, au milieu des fumées du vin, quelques-unes des sages traditions de la famille, quelques-uns de ces principes moralisateurs que leur avaient légués leurs aïeux; bientôt, la corruption arrivant chez eux jusqu'à son dernier terme, ils ne tardaient pas à devenir les ennemis et les fléaux de la société : ou bien, foulant aux pieds tout sentiment de dignité et de pudeur, ils finissaient par se plonger habituellement dans cette ivresse profonde où l'homme ressemble beaucoup plus à un animal immonde qu'à un être humain, triste jouet des enfants, objet de pitié et de mépris pour ses concitoyens. Je ne connais rien de plus déplorable que ce spectacle de la raison humaine descendant jusqu'au dernier degré de l'abrutissement et de la dégradation.

Je vais essayer de peindre le tableau de ces misères si affligeantes.

Avant de faire le dénombrement des maux qu'engendre l'abus des boissons enivrantes et d'indiquer les moyens qui pourraient être mis en pratique pour en modérer les ravages, je veux aborder brièvement deux questions qui se rattachent étroitement à mon sujet : 1° Les boissons spiritueuses sont-elles *nécessaires* à l'homme ? 2° Des cas dans lesquels un usage modéré des alcooliques peut être *utile* à la santé.

Je démontrerai par des faits que l'abus des boissons alcooliques est très-rarement compatible avec une santé durable ; que les maladies les plus nombreuses et les plus graves en sont la triste conséquence. Je ferai voir que cette funeste habitude abrége d'une manière effrayante l'existence humaine et qu'elle fait vingt fois plus de victimes que la poudre à canon ; que de toutes les dégradations qui frappent notre espèce, nulle n'est plus honteuse ni plus humiliante que l'ivrognerie ; que non-seulement ce fléau entraîne la ruine et la misère des générations présentes, mais encore que, en viciant la constitution des hommes de nos jours, il porte une atteinte profonde à la vigueur des générations futures.

Après avoir esquissé le tableau des maux de tout genre dont les excès alcooliques sont la cause pour l'homme envisagé isolement, je retracerai les conséquences beaucoup plus désastreuses qui en résultent pour la famille et la société.

Souvent, pour donner à mes lecteurs une idée plus précise que celle qu'ils pourraient puiser dans une description aride, je raconterai brièvement l'histoire de quelques-uns de mes malades.

Je n'oublierai pas de traiter, à leur place, deux questions qui, jusqu'ici, n'ont occupé que les savants et les jurisconsultes : celle de la combustion humaine spontanée, dont l'assassinat de la comtesse de Gœrlitz a fait sentir toute l'importance (1), et celle de la responsabilité criminelle de l'homme ivre, qui peut si fréquemment susciter de sérieuses difficultés aux magistrats chargés de réprimer les crimes et les délits commis dans l'ivresse.

Il est important que toutes les classes de la société sachent quelles sont, dans ces graves problèmes, les opinions que des discussions approfondies ont fait triompher, afin que les hommes, dont la perversité pourrait concevoir la pensée d'abriter un crime derrière l'hypothèse d'une combustion spontanée ou de l'inconscience de ses actes dont serait affecté l'homme ivre, soient avertis qu'ils ne pourront se

(1) Voir *Annales d'hygiène*, t. XLIV, p. 191, 363 et t. XLV, p. 99.

prévaloir de semblables prétextes pour échapper à la vindicte des lois.

En écrivant ce livre, j'ai fait tous mes efforts pour le mettre à la portée des intelligences les plus vulgaires.

Néanmoins, je crois n'avoir négligé aucun des faits importants recueillis par la science sur les effets physiologiques et pathologiques des boissons spiritueuses.

Je tiens essentiellement à ce que toutes les classes de lecteurs puissent y puiser d'utiles enseignements : mais je me suis préoccupé surtout de la classe la plus nombreuse, celle des artisans et des cultivateurs, parmi lesquels l'abus des boissons enivrantes produit de si nombreux et si cruels ravages. C'est au milieu d'eux qu'ont été répandus les exemplaires du premier essai que j'ai publié sur cette question (1), par les soins des grands propriétaires, des magistrats, des membres du clergé, des institutions de bienfaisance, des chefs d'usines et d'ateliers, des sociétés de secours mutuels, etc.

J'ai eu des moments de bien douce satisfaction, quand des hommes venaient me dire que la lecture de mon livre les avait arrachés à la funeste passion des boissons spiritueuses.

(1) Lons-le-Saulnier, 1851

Tout récemment encore est arrivé dans mon cabinet un homme d'environ 35 ans.

« Monsieur, me dit-il, j'ai fait un trajet de 60 kilomètres, pour vous remercier.

— Me remercier? de quoi? je ne vous ai jamais vu, je ne vous connais pas.

— Monsieur, je courais à ma perte en me livrant sans mesure à l'usage du vin et des liqueurs; ma santé, ma fortune, la paix de mon intérieur, s'en allaient rapidement. Un heureux hasard a fait tomber votre livre sous ma main. Les premières pages m'ont frappé; à chaque instant, en les lisant, je sentais un frisson courir dans mes veines. J'ai parcouru avidement tout le volume, et, quand je suis arrivé à la fin, une révolution s'était faite dans tout mon être. J'ai dit un adieu éternel aux excès de table. Une volonté ferme m'a aidé à tenir ma résolution et je m'en suis si bien trouvé que j'ai envisagé comme un devoir de venir vous remercier; c'est votre livre qui m'a sauvé, ainsi que ma famille, du gouffre vers lequel je marchais. »

Des conversions pareilles ne sont pas communes; mais la description des maux qu'entraîne l'ivrognerie a surtout pour effet d'éloigner de ce vice dégradant les jeunes gens qui y seraient enclins, en leur inspirant une crainte salutaire : *initium sapientiæ timor*.

Il faut que, pour certaines questions, la science sache descendre quelquefois des régions élevées, qu'elle sorte de ses sanctuaires, pour s'infiltrer jusque dans les derniers rangs des classes ouvrières. Elle ne doit plus aujourd'hui, comme la Pythonisse antique, se confiner au fonds de son temple mystique et ne rendre ses oracles que pour un petit nombre d'adeptes privilégiés. «Il n'y a pas de science plus faite pour piquer la curiosité populaire, de science, tranchons le mot, plus amusante que la médecine, toutes les fois qu'elle veut bien déposer son air rébarbatif et parler la langue de tout le monde, etc. (1) »

Des monographies très-savantes ont été publiées sur les effets des boissons alcooliques. Je citerai, entre autres, les travaux de Magnus Huss, Rœsch (2), Morel (3), Ambroise Tardieu (4), Racle (5), Bou-

(1) S. de Sacy, *Journal des Débats*, 5 juillet 1865.

(2) Rœsch, *de l'Abus des boissons spiritueuses considéré sous le point de vue de la police médicale et de la médecine légale.* (*Ann. d'hyg.*, 1838, t. XX, p. 5.)

(3) B. A. Morel, *Traité des Dégénérescences physiques, intellectuelles et morales de l'espèce humaine.* Paris, 1857, in-8, un atlas de 12 planches.

(4) A. Tardieu, *Obs. médico-légale sur l'état d'ivresse.* (*Ann. d'hyg.* 1848, t. XL, p. 390.)

(5) Racle, *de l'Alcoolisme.* Paris, 1860.

chardat, A. Voisin (1), Alfred Fournier (2), Jolly (3), Issartier, etc.

Ces publications offrent certainement le plus vif intérêt. Mais elles se répandent difficilement au milieu des classes populaires.

Ce livre m'a été inspiré par le désir d'être utile à mes lecteurs en groupant sous leurs yeux les faits qui se sont offerts isolément à mon observation. Le vice que je combats compte des victimes dans tous les rangs de la société indistinctement ; mais il atteint surtout la classe si nombreuse et si intéressante des artisans et des agriculteurs. Puisse le tableau que je vais mettre sous leurs yeux leur inspirer une crainte salutaire ! s'il peut arracher un certain nombre de malheureux aux horreurs de ce vice abrutissant, et sauver quelques familles de leur ruine, mes efforts seront largement récompensés.

L. F. E. BERGERET.

Montigny-les-Arsures, 1er décembre 1869.

(1) A. Voisin, *De l'état mental dans l'alcoolisme aigu et chronique et dans l'absinthisme.* Paris, 1864, in-8.

(2) A. Fournier, *Nouveau Dictionnaire de médecine et de chirurgie pratiques.* Paris, 1864, t. 1, art. ALCOOLISME.

(3) Jolly, *l'Alcool, études hygiéniques et médicales.* (*Bull. de l'Acad. de médec.* Paris, 1865-66, t. XXXI, p. 490.)

# DE L'ABUS

## DES

# BOISSONS ALCOOLIQUES

---

## CHAPITRE PREMIER

### DE L'USAGE DES BOISSONS ALCOOLIQUES.

Sous le nom de *boissons alcooliques* ou *spiritueuses*, nous comprenons toutes celles qui doivent à l'alcool qu'elles contiennent leurs principales propriétés, c'est-à-dire les *liqueurs fermentées proprement dites*, comme le vin, la bière, et les *liqueurs alcooliques obtenues par la distillation*, telles que l'eau-de-vie, le rhum, etc.

### ARTICLE PREMIER

#### LES BOISSONS ALCOOLIQUES SONT-ELLES NÉCESSAIRES A L'HOMME ?

Non, répondrai-je en toute assurance. Je pourrais me contenter d'en donner une seule preuve qui est péremptoire, c'est qu'elles n'existent pas dans la nature.

Mais des faits innombrables démontrent que l'homme bien constitué, jouissant d'une santé irréprochable, non-seulement n'a pas besoin de boire des liqueurs fermentées, mais qu'il se trouve mieux de n'en pas faire usage.

On a fait dire à Hippocrate qu'il était utile à l'homme de s'enivrer une fois par mois. C'est une calomnie que repousse de lui-même le grand nom de celui qu'on a appelé le *père de la médecine.*

On voit, dans les îles de la mer du Sud, des sauvages, offrant un état de société assez avancé, qui n'ont jamais connu les boissons spiritueuses, et qui déploient une force et une agilité surprenantes ; qu'un navire européen apporte parmi eux le goût de nos liqueurs enivrantes, bientôt tout un cortége de maladies viendra décimer leurs peuplades.

Les Romains n'accordaient à leurs soldats pour toute boisson que de l'eau et du vinaigre.

Le vin est interdit aux musulmans. Demandez aux Français qui ont fait les campagnes d'Afrique si l'abstinence des boissons spiritueuses diminue l'énergie morale de l'Arabe, l'agilité du Bédouin et la vigueur du Kabyle.

« Voyez tous les habitants de l'Afrique septentrionale, dit M. P. Jolly (1), ceux de l'Égypte, des côtes de l'Océan et de l'Éthiopie, de l'Asie Mineure, de l'Indoustan, de la Perse, de la Tartarie, de la Servie, de la Macédoine, de la Bulgarie, qui vivent sous la loi

(1) P. Jolly, *l'Alcool, études hygiéniques et médicales (Bull. de l'Académie de médecine.* Paris, 1865-1866, tome XXXI, p. 491).

du Koran, tous, par la vigueur de leur constitution, ne semblent-ils pas défier tous les buveurs d'absinthe et d'eau-de-vie, et justifier leur réputation proverbiale ? Tous sont forts comme des *Turcs*. L'expérience vient donc, de toutes parts, protester hautement, au nom de l'hygiène et de la morale publique, sinon contre l'usage modéré et sagement appliqué des spiritueux, du moins contre leur excès et leur abus. »

Le grand Frédéric avait défendu qu'on distribuât de l'eau-de-vie aux grands et beaux soldats d'élite qu'il avait réunis autour de lui à Potsdam.

La France ne fait donner à son armée aucune boisson spiritueuse, si ce n'est dans des circonstances exceptionnelles.

L'histoire mentionne un grand nombre d'hommes éminents qui ne faisaient point usage des boissons spiritueuses et qui sont parvenus à un âge très-avancé : tels sont Démosthènes, Locke, Newton, le fameux physiologiste Haller.

Jamais un homme de génie, un écrivain remarquable, un grand jurisconsulte, un homme d'État éminent, n'ont pu être intempérants.

Gardez-vous bien, ô Samuel, de donner du vin aux rois ! car il n'y a point de secret où règne l'ébriété, et de peur que les libations, leur faisant oublier leurs jugements, ne jettent dans la confusion la cause des enfants du pauvre (1).

Un doge de Venise, Dandolo, à quatre-vingt-dix

(1) *Proverbes*, XXXI, 4 et 5.

ans, s'élançait le premier, chargé d'une épaisse armure, sur la brèche de Byzance? C'était un homme d'une sévère frugalité.

On peut rapprocher son exemple de celui de Cornaro (1), qui vivait dans le même climat, et dut à la sobriété extrême de son régime alimentaire une vieillesse exempte de toute infirmité, ainsi qu'une longévité remarquable.

« Je suis entré dans ma soixante-dix-septième année, dit le docteur Belly ; si je n'étais hydropathe et quelque peu pythagoricien, sans pousser, à l'exemple de Cornaro qui est devenu presque centenaire, la servitude jusqu'à peser mes aliments, l'heure suprême aurait depuis longtemps sonné pour moi. »

Mais on peut trouver des modèles de ce genre au milieu de nous. N'y voit-on pas un certain nombre de personnes qui ne boivent jamais ni vin ni liqueurs, et dont la santé est très-prospère ?

J'ai eu plusieurs fois occasion d'observer ces ouvriers piémontais dont les bras vigoureux étaient occupés à ouvrir nos voies de communication à travers le roc le plus dur. J'en ai vu qui vivaient de farine de maïs, et ne buvaient, en général, du vin que le dimanche. Le lundi était le jour où le médecin était appelé le plus souvent à leur donner des soins.

OBSERVATION Ire. Pendant un séjour que je fis à Venise en 1840, j'habitais un hôtel où était logé un Grec âgé d'environ 35 ans ; comme un grand nombre des hommes

(1) Voyez Cornaro, *de la Sobriété*, trad. par Ch. Meaux Saint-Marc. Paris, 1861.

qui sont nés sous le beau ciel de l'Ausonie, celui-ci n'avait jamais fait usage des boissons spiritueuses. L'image de cet homme est restée dans mes souvenirs comme le type de la santé parfaite et de la beauté corporelle. Chaque fois qu'il se promenait sur la place Saint-Marc, il attirait tous les regards. Les muscles de ses membres étaient très-fortement accusés et formaient des reliefs qui observaient entre eux les proportions les plus régulières. Il portait avec noblesse une tête magnifique sur des épaules d'une ampleur que je n'ai jamais rencontrée chez un habitant de nos pays vignobles.

Observation II. J'ai suivi avec beaucoup d'intérêt, dans la dernière phase de son existence, une dame dont l'eau pure avait toujours été l'unique boisson ; je n'ai jamais vu un vieillard conserver comme elle dans son regard, son langage et ses mouvements, les vives étincelles du feu de la jeunesse. Elle est morte à 96 ans.

Les excès flétrissent l'intelligence et tarissent la source du génie. La nature ne pourrait suffire à plusieurs dépenses à la fois.

On a pourtant cité quelques hommes illustres à qui la chronique de leur temps attribue un usage assez copieux des boissons spiritueuses ; tels sont Hoffmann, en Allemagne, Fox et Pitt en Angleterre.

Il est vrai qu'Hoffmann s'enivrait ; mais ses œuvres fantastiques se ressentent de l'excitation désordonnée de son cerveau. Il avait des hallucinations, et la lecture de son journal porte à croire qu'il était atteint d'un certain degré de folie. D'ailleurs, il est mort prématurément d'une maladie de la moelle épinière.

Quant à Fox et à Pitt, qu'on lise leur biographie

avec soin, et on verra que ces hommes ne s'enivraient pas ; habitant un pays froid, brumeux, ayant un tempérament un peu lymphatique, ils pouvaient faire entrer dans leur régime, non seulement sans inconvénients, mais avec profit, une quantité modérée de spiritueux qui provoquaient en eux une stimulation salutaire. Leur exemple doit donc être considéré comme un des cas dans lesquels l'usage des boissons spiritueuses peut être utile à l'homme.

## ARTICLE II

### LES BOISSONS ALCOOLIQUES PRISES AVEC MODÉRATION PEUVENT, DANS CERTAINS CAS, ÊTRE UTILES A L'HOMME.

Veux tu, sage et discret, conserver ta santé,
Apprends à boire peu (1).

Si l'abus des boissons spiritueuses est toujours nuisible à l'homme, il n'en est pas de même de leur usage prudent et réglé.

### § 1er. Emploi thérapeutique.

L'alcool est un médicament des plus utiles. On commence ou plutôt on recommence à l'employer en chirurgie et en médecine.

Un grand nombre de chirurgiens, MM. Nélaton et Maisonneuve principalement, pansent les plaies avec de l'alcool, et en ont obtenu de bons résultats.

(1) *L'Ecole de Salerne,* trad. par Ch. Meaux Saint-Marc. Paris, 1861, p. 35.

Ce liquide prévient l'infection, dessèche les plaies, en favorise la réunion immédiate et produit une cicatrisation rapide. La façon de l'employer est très-simple. On en imbibe de la charpie qu'on applique sur la plaie résultant de l'amputation de membre ou de toute autre cause. Les anciens pansements, avec les cataplasmes et les corps gras, sont de plus en plus abandonnés.

L'alcool a été administré avec succès contre les fièvres intermittentes, la fièvre continue, la phthisie pulmonaire et plusieurs affections du cœur. Donné à haute dose dans de l'eau très-chaude, il guérit souvent presque instantanément les accès d'asthme. Il constitue aussi le médicament le plus puissant que nous possédions contre le choléra (1).

En Angleterre, le docteur Bentley Todd a préconisé l'alcool contre toutes les maladies aiguës et en particulier contre la pneumonie (fluxion de poitrine). Suivant ce médecin, combattre les affections aiguës en déprimant les forces par la diète, les saignées et les différents moyens habituellement en usage est une méthode fort mauvaise ; il faut au contraire soutenir les forces pour mettre l'organisme en état de résister à la maladie.

Les idées de Todd commencent à être adoptées en France. Trousseau (2), à l'Hôtel-Dieu, administrait

(1) Voyez Hirtz, *Nouv. Dictionnaire de méd. et de chir. pratiques*, art. ALCOOL. Paris, 1864, t. I, p. 607.

(2) Trousseau, *Clinique médicale de l'Hôtel-Dieu*. 3e édition. Paris, 1868, tome I.

des alcooliques à des individus arrivés à la dernière période de la pneumonie. M. le professeur Béhier a donné de l'alcool (une cuillerée à bouche d'eau-de-vie toutes les deux heures) à 36 pneumoniques ; 29 ont guéri : les 7 qui ont succombé ne peuvent pas être mis à la charge du traitement, car ils étaient, en entrant à l'hôpital, dans un état fort grave. Sous l'influence de cette médication, le délire cesse, le pouls tombe et la respiration s'abaisse. C'est principalement chez les vieillards qu'on obtient de bons résultats.

J'ai voulu mentionner ce traitement de la pneumonie et des plaies par l'alcool pour ne rien omettre d'important dans ce qui est relatif à cet agent si énergique. Il est possible que le traitement de la pneumonie par les spiritueux soit suivi de succès sous le climat brumeux de l'Angleterre, dans les hôpitaux des grandes villes qui reçoivent un si grand nombre de malades chez lesquels les phlegmasies se greffent souvent sur un état général où dominent l'anémie et une diminution des forces vitales causée par les excès, l'insalubrité des habitations, la mauvaise nourriture, le travail sédentaire dans des ateliers trop peu aérés, etc. Les sujets placés dans de pareilles conditions ressemblent aux vieillards chez lesquels, même sous notre climat, la pneumonie s'accommode quelquefois assez bien de l'emploi des spiritueux à faible dose. Mais l'usage de l'alcool dans les phlegmasies thoraciques produirait des effets très-fâcheux chez nos robustes vignerons qui, le plus

souvent, contractent la pneumonie par des refroidissements éprouvés à la suite d'excès alcooliques. Chez
eux, la saignée et la diète réussissent à merveille, et
l'alcool serait évidemment très-nuisible. J'ai traité
ailleurs cette question longuement (1).

Je pourrais faire les mêmes observations sur le
traitement des plaies par l'alcool. L'infection puru-
lente est presque inconnue au milieu de l'air vif et
pur de nos montagnes. Les plaies y guérissent généralement très-bien avec l'emploi des topiques gras
et adoucissants.

### § 2. Emploi hygiénique.

Les boissons spiritueuses peuvent être utiles toutes
les fois que l'homme se trouve dans des conditions
telles que *les forces vitales ont besoin d'une stimulation
artificielle*, toutes les fois qu'il *séjourne dans un milieu
où son organisation est soumise à des causes débilitantes*.

Réduites au seul rôle hygiénique qu'elles doivent
remplir, employées à relever les forces d'un estomac affaibli, et non à produire une excitation nuisible, appelées au secours de l'homme pour l'aider à
réagir contre les influences pernicieuses de certains
climats et de certaines professions, les boissons spiritueuses sont une ressource précieuse pour l'humanité.

(1) Bergeret, *Mém. sur le traitement de la pneumonie (Bulletin de la Société de médecine de Besançon, 1867-1868).*

Les convalescents, épuisés par de longues et douloureuses maladies, ayant le pouls faible, les extrémités froides, la face pâle, l'estomac paresseux, sentent la chaleur vitale se ranimer en eux sous l'influence d'un vin généreux pris avec beaucoup de mesure. J'ai vu des exemples frappants de cet heureux effet chez des sujets que des fièvres putrides graves et prolongées avaient plongés dans le dernier degré de la faiblesse et du marasme.

Les vieillards, dont le sang est refroidi par les années, se trouvent quelquefois bien d'une petite quantité de bon vin.

Les enfants aux lèvres grosses, au nez épaté, à la figure bouffie, dont le cou est le siége d'une tumeur goîtreuse ou d'engorgements glandulaires, s'accommodent parfaitement d'une stimulation artificielle empruntée à un usage modéré des boissons alcooliques.

Il en est de même des adultes d'un tempérament lymphatique, à chairs molles, flasques, aux mouvements lents et engourdis.

J'en dirai autant de ces jeunes filles de 15 ans, aux pâles couleurs, chez lesquelles il faut aviver le feu vital un instant assoupi. Mais il ne faut pas oublier que, dans ces frêles organisations, tous les tissus, les membranes intérieures surtout, sont d'une ténuité, d'une délicatesse extrêmes, et que les excitants y allument facilement des inflammations redoutables. J'ai vu un grand nombre d'entre elles être victimes de l'usage un peu copieux des toniques, des excitants, qui provoquaient des gastro-entérites d'une intensité quelquefois inquiétante.

De même pour l'habitant des pays marécageux, où un air constamment chargé d'humidité relâche profondément la fibre vivante, en même temps que des émanations délétères engendrent ces fièvres intermittentes si rebelles qui plongent le corps humain dans l'atonie et la bouffissure.

J'en dirai autant des pays du Nord où, pendant les rigueurs d'un long hiver, l'intensité du froid glace le sang dans les veines, engourdit les forces vitales et rend très-utile l'usage prudent d'un stimulant qui, circulant partout avec le sang, réagit contre le froid extérieur en faisant rayonner du centre à la surface du corps la chaleur artificielle qu'il provoque.

Sous les tropiques, lorsque la chaleur est tellement forte qu'elle épuise par des sueurs surabondantes et énerve le corps, on se trouve quelquefois bien d'user d'une faible quantité de boisson spiritueuse.

Toutes les fois que l'homme, sans être soumis à des causes particulières d'affaiblissement, a besoin d'un déploiement de force extraordinaire, il peut emprunter ce surcroît d'énergie à une quantité modérée de boisson alcoolique. Telle est la position du soldat qui va se livrer à des manœuvres pénibles, à des marches forcées, ou qui veut s'animer en un jour de bataille ; il en est de même du manœuvre et du portefaix qui ont à soulever d'énormes fardeaux, du chasseur qui fait souvent une dépense énorme de force musculaire, de l'artisan et du cultivateur dont les travaux sont quelquefois si pénibles.

A quels signes peut-on reconnaître que, dans l'usage des boissons spiritueuses, on ne passe pas la limite qui sépare la modération de l'abus? On en est sûr quand aucune des fonctions vitales n'est surexcitée ni troublée, et que les nerfs restent calmes.

Ainsi restreint, leur emploi offre une utilité incontestable. Malheureusement les limites de la modération sont aisément franchies, et l'abus des liqueurs alcooliques devient une source de maux d'autant plus pernicieux que c'est par des sensations agréables que commence à se manifester leur action.

# CHAPITRE II

### DE L'ACTION PHYSIOLOGIQUE DES BOISSONS ALCOOLIQUES.

L'ivresse est un empoisonnement momentané (1).

Pour bien comprendre les ravages causés par l'abus des boissons alcooliques, il est essentiel de connaître la manière dont elles agissent sur le corps humain après leur introduction dans l'estomac.

Qu'un homme habituellement sobre, jouissant d'une santé irréprochable, ayant le pouls calme, la peau d'une chaleur douce et naturelle, tous les sens

(1) Brillat-Savarin, *Physiologie du goût.* Paris, 1825.

dans l'état de repos le plus complet, l'intelligence nette et lucide, qu'un homme, dis-je, se trouvant dans cette situation, boive à jeun un demi-verre d'eau de vie ou quatre verres d'un vin très-généreux, voici les phénomènes qu'il présentera[*]: un sentiment de vive chaleur se fait d'abord sentir à l'estomac ; bientôt ce feu est répandu dans tout le corps ; le pouls se met à battre plus vite et plus fort, la peau devient brûlante, celle du visage se colore ; le cerveau est surexcité, les pensées y affluent en plus grand nombre, mais sans suite et sans ordre ; le front s'échauffe, les yeux s'animent, brillent d'une vivacité inaccoutumée, mais la vue n'en est pas plus nette ; au contraire, elle est troublée ; tous les sens sont dans le même état de perturbation ; les mouvements du corps semblent s'opérer d'une manière plus vive, mais cette vivacité est de la brusquerie ; ils ont perdu la précision et la régularité.

Cette stimulation générale de tous les organes dure quelques heures, puis cette espèce de fièvre passagère s'apaise insensiblement et toutes les fonctions de la vie rentrent peu à peu dans leur calme habituel, si ce n'est qu'à cette excitation d'un moment succède encore pendant un certain temps de la pesanteur vers la tête, un sentiment d'irritation et de fatigue vers l'estomac, un état de langueur et de malaise général.

Que s'est-il passé dans le corps de cet homme pendant qu'il était sous l'impression du liquide introduit dans l'estomac ?

Pour le faire comprendre à ceux de mes lecteurs qui ne connaissent pas la structure du corps humain et le jeu de nos organes (1), j'aurai recours à une comparaison. Chacun sait ce qui s'accomplit dans le règne végétal au sein des plantes qui enfoncent leurs racines dans le sol : celles-ci pompent l'eau dont la terre est imbibée et, en même temps, les substances que cette eau tient en dissolution ; le liquide s'élève des racines dans la tige, et, sous le nom de séve, parcourt les canaux que la nature y a disposés à cet effet ; il monte ainsi jusqu'aux feuilles, à la surface desquelles, se mettant en rapport avec l'air atmosphérique, il subit des transformations importantes.

Les mêmes phénomènes s'accomplissent dans le corps humain, avec cette seule différence que le mécanisme qui les y opère est plus complet. Si l'on introduit dans l'estomac un verre d'eau tenant en dissolution une substance inattaquable par les sucs digestifs, bientôt les petites veines qui rampent à la surface de cet organe, fonctionnant comme les racines des plantes, absorbent le liquide ; celui-ci passe de ces premières veines dans des canaux sanguins d'un plus gros calibre ; de là, entraîné par le courant de la circulation, il traverse le foie, le cœur ; il arrive aux poumons, qui remplissent, dans le règne animal, les mêmes fonctions que les feuilles chez les végétaux ; il monte au cerveau, descend vers les pieds, et parcourt ainsi toutes les parties du

(1) Voyez Dalton, *Physiologie et Hygiène des Écoles*, trad. par Acosta. Paris, 1870.

corps, les veines pénétrant partout et transportant sur chacun des points de l'organisme vivant, avec le sang dont elles sont remplies et qui y circule sans cesse, les principes étrangers que celui-ci entraîne dans son cours. C'est ainsi qu'après un empoisonnement par l'arsenic, non-seulement le chimiste retrouve le poison dans l'estomac de la victime, mais il en poursuit encore la partie absorbée jusque dans la trame de tous nos tissus ; il en recueille les molécules au sein des os eux-mêmes.

Je sais qu'une grave discussion s'est élevée, au sujet du sort que subit l'alcool en pénétrant dans les corps vivants. MM. Liebig, Bouchardat, Sandras, et d'autres encore, à la suite de nombreuses expériences sur les animaux, avaient cru démontrer que l'alcool, absorbé dans l'estomac, allait se décomposer au contact de l'air dans les poumons, durant le grand acte de la respiration. Mais d'autres observateurs, MM. Ludger-Lallemand, Perrin et Duroy (1), sont venus attaquer cette théorie par des expériences non moins nombreuses, qui les ont conduits à établir comme un fait parfaitement démontré que l'alcool ne subit aucune altération appréciable dans l'économie, qu'il en sort comme il y est entré, avec toutes ses qualités primitives.

Lorsque ce liquide a été introduit dans l'estomac, il pénètre dans le torrent de la circulation et séjourne dans les organes, le foie et le système nerveux

(1) Ludger-Lallemand, Perrin et Duroy, *Du Rôle de l'alcool et des anesthésiques dans l'organisme*. Paris, 1860.

notamment, jusqu'à ce qu'il soit éliminé par les voies naturelles, avec les produits respiratoires, l'urine et l'exhalation cutanée.

L'élimination commence peu de temps après l'ingestion. Lorsqu'on a bu une certaine quantité de vin à un repas, les urines contiennent assez d'alcool quelques heures plus tard pour en fournir à la distillation.

Cette dernière opinion me paraît tout à fait conforme à la vérité. Des observations nombreuses viennent la confirmer. Les médecins qui ouvrent des cadavres d'individus morts dans l'ivresse sont frappés de l'odeur alcoolique dont leurs chairs sont imprégnées. J'ai vu apporter dans les hôpitaux de Paris des ivrognes que l'on avait recueillis sur la voie publique dans un état d'ivresse tellement grave qu'ils succombaient rapidement; quand on faisait l'ouverture de leur corps, au moment où le crâne était enlevé pour mettre à découvert le cerveau, on sentait que cet organe exhalait une odeur prononcée d'alcool.

Hodgson, en faisant l'autopsie d'une femme de 40 ans, morte dans l'ivresse, recueillit dans les ventricules du cerveau une assez grande quantité d'un liquide qui offrait les caractères physiques de l'alcool. Le fait fut constaté en même temps par trois autres médecins (1).

(1) Hodgson, *Journal des Connaissances médico-chirurgicales*, février 1834.

M. Amb. Tardieu (1) a signalé l'odeur alcoolique très-prononcée que répandaient les viscères de sujets morts dans l'ivresse.

MM. Lallemand, Perrin et Duroy ont recueilli 5 grammes d'alcool pur dans 700 grammes de sang sorti des veines d'un chien qu'ils avaient fait périr après l'avoir fortement alcoolisé.

L'haleine des ivrognes est chargée d'émanations alcooliques plusieurs heures après qu'ils ont avalé des boissons spiritueuses. Ces exhalaisons ne peuvent s'élever de l'estomac, dont l'entrée se ferme après que les liquides y ont pénétré; elles partent de l'intérieur des poumons, où l'alcool a été conduit par les veines et d'où il s'échappe entraîné par l'air de la respiration. C'est par la même voie, c'est-à-dire par la surface pulmonaire, que l'alcool, principe très-volatil, pénètre dans le corps des ouvriers de nos caves qui tombent dans l'ivresse après avoir respiré, pendant un temps un peu long, les émanations du vin. L'air de la respiration sert de véhicule au principe enivrant qui, absorbé dans les poumons par les veines nombreuses qui sillonnent leur tissu, est ensuite rapidement entraîné par la circulation vers le cerveau et dans tous les organes.

Il est tellement vrai que les boissons spiritueuses produisent leur effet en pénétrant dans la masse du sang qu'on peut provoquer tous les phénomènes

_______

(1) A. Tardieu, *Observ. méd.-légales sur l'état d'ivresse* (*Ann. d'hyg.* Paris, 1848, t. XL, p. 390).

de l'ivresse en faisant pénétrer directement le liquide alcoolique dans la circulation sanguine.

Qu'on ouvre une grosse veine à la cuisse d'un chien et qu'on y injecte, avec une seringue, une certaine quantité d'alcool ou d'eau-de-vie, bientôt l'animal présentera tous les accidents de l'ivresse. Celle-ci sera plus ou moins forte selon la proportion du liquide alcoolique introduit dans la circulation. Pendant la durée de l'ivresse, l'haleine du chien exhalera l'odeur caractéristique de l'alcool.

On peut enivrer également un animal en lui introduisant simplement l'alcool sous la peau. L'expérience suivante a été faite par Orfila.

40 à 50 grammes d'alcool étant injectés sous la peau de la cuisse d'un chien de moyenne taille, bientôt l'animal est agité ; pendant 30 à 40 minutes, il marche en tous sens avec un air égaré : alors les extrémités postérieures deviennent faibles, sa démarche commence à être chancelante : il vomit à plusieurs reprises des matières bilieuses ; 15 ou 20 minutes après, les vertiges sont plus intenses : l'animal marche comme un furieux, tombe, se relève et continue à courir dans tous les sens. Bientôt après il éprouve beaucoup de difficulté à se tenir sur ses pattes ; il les agite comme s'il nageait. Ces efforts ne tardent pas à être vains : alors il se couche sur le flanc dans un grand état d'insensibilité : les membres sont flasques ; l'animal ne se plaint pas, à moins qu'on ne le secoue : la respiration est lente, profonde. Ces symptômes persistent pendant 2 à 3 heures et l'animal succombe. En l'ouvrant immédiatement après, on ne

découvre rien d'extraordinaire dans la blessure, l'alcool a complétement disparu par l'absorption ; les veines du membre opéré et le cœur renferment du sang noir coagulé ; les poumons et le canal digestif n'offrent aucune altération. ·

Si la quantité d'alcool injecté est moindre, les animaux éprouvent les phénomènes d'excitation de l'ivresse à divers degrés, et ils ne tardent pas à se rétablir.

Observation III. J'ai été appelé auprès d'un homme de 35 ans qui, poussé au désespoir par de vives contrariétés, avait avalé, à 9 heures du matin, dans l'intention de se donner la mort, un litre entier d'eau-de-vie. Il jouissait d'une santé parfaite dans le moment où il avait accompli son sinistre dessein. Fort heureusement pour lui, très-peu de temps après l'ingestion de cette énorme quantité de liqueur alcoolique, un vomissement abondant le débarrassa de la majeure partie du poison ingéré. Néanmoins l'estomac en avait absorbé une assez forte dose, et, lorsque j'arrivai près de lui, à midi, il était dans la position suivante : la face était d'un rouge cramoisi, les yeux gonflés semblaient sortir de leur orbite ; une fièvre ardente faisait battre son pouls avec violence ; en soulevant la couverture de son lit, on voyait s'élever de toutes parts une vapeur épaisse d'une odeur pénétrante ; il était baigné de sueur ; tout son corps était comme un vase renfermant un liquide en ébullition : de sa poitrine s'échappait une haleine empestée ; les urines, d'un rouge foncé, exhalaient une odeur forte ayant de l'analogie avec celle de l'alcool.

Tout ce cortége d'accidents n'était que le résultat des

efforts que faisait la nature pour délivrer le corps du poison, qui circulait, comme un feu dévorant, dans toutes les veines, répandant partout le trouble et l'agitation. Le lendemain, la liqueur enivrante s'était échappée par tous les pores ; la fièvre avait cessé ; l'orage de la veille était suivi d'une lassitude profonde et d'un état de langueur générale.

Il est donc établi, par des faits incontestables, que les boissons spiritueuses agissent sur l'organisation humaine en pénétrant dans le sang et circulant avec lui dans toute l'étendue du corps ; qu'elles ont pour effet de provoquer une vive irritation dans tous les organes, et nous verrons que cette surexcitation peut être portée à un tel degré d'intensité qu'elle brise violemment, en quelques heures, les ressorts de la vie chez l'homme le plus vigoureusement constitué.

Comment cesse la stimulation provoquée par l'introduction de l'alcool au sein de nos organes ? Par sa sortie du corps, au moyen des excrétions diverses, dont les principales sont la sueur, les urines et l'air exhalé par la respiration ; peut-être aussi par la décomposition d'une certaine quantité d'alcool qui s'opérerait dans les poumons, selon la théorie de MM. Lallemand, Perrin et Duroy, et dans les reins, comme l'a soutenu M. Devergie (1).

Mais l'élimination de l'alcool ne s'opère pas toujours très-rapidement ; ainsi, d'après les expériences

______

(1) Devergie, *Mém. sur la combustion humaine spontanée* (*Annales d'Hygiène*, oct. 1851, t. XLVI, p. 427).

de MM. Lallemand, Perrin et Duroy, chez l'homme, après l'ingestion d'une quantité modérée de boissons spiritueuses, les poumons exhalent de l'alcool pendant huit heures et les reins pendant quatorze. Sur le cadavre d'un soldat mort, trente-deux heures après l'ingestion d'un litre d'eau-de-vie, on put extraire encore de l'alcool, *en nature*, du sang, du cerveau et du foie.

Et puis, après que la dernière molécule d'alcool est sortie du corps, reste encore l'ébranlement que le poison a suscité dans tous les organes, ébranlement qui persiste plus ou moins longtemps et contribue beaucoup, s'il se renouvelle un peu souvent, à faire germer toutes sortes de maladies qui sont le fruit des excès bachiques.

Le corps humain peut être soumis une fois par hasard, ou à plusieurs reprises, mais après des intervalles prolongés de tempérance, à l'ingestion démesurée des boissons spiritueuses, d'où résulte l'*empoisonnement accidentel* par les alcooliques, autrement dit l'*ivresse;* ou bien, l'homme se livre presque continuellement à un usage immodéré des boissons enivrantes, ce qui constitue l'*empoisonnement habituel* par les alcooliques, en d'autres termes, l'*ivrognerie*, à laquelle on a donné, dans la science, le nom d'*alcoolisme.*

De ces deux états, le second opère beaucoup plus de ravages dans l'espèce humaine que le premier.

# CHAPITRE III

### DE L'EMPOISONNEMENT ACCIDENTEL PAR LES BOISSONS ALCOOLIQUES, OU DE L'IVRESSE.

Le pire estat de l'homme, c'est où il perd la cognoissance et gouvernement de soy (1).

L'Ivresse loge avec elle la Folie et la Fureur (2).

Nous distiguerons les *phénomènes* et les *inconvénients* de l'ivresse.

## ARTICLE PREMIER

### PHÉNOMÈNES DE L'IVRESSE.

On distingue, dans l'ivresse, trois degrés selon la quantité de boisson spiritueuse ingérée.

### § 1ᵉʳ. Premier degré.

Le premier effet d'une boisson alcoolique prise à doses modérées est, comme on le sait, de produire une sensation agréable de chaleur, une activité plus grande de la circulation, une excitation générale du système nerveux et par conséquent des fonctions intellectuelles, mais qui n'est point encore incompatible avec leur exercice plus ou moins régulier. Le

(1) Montaigne, *Essais.*
(2) Plutarque.

pouls s'accélère, il devient fréquent et dur ; la peau présente une chaleur fébrile, et, en effet, ce premier degré ressemble à un accès de fièvre passagère ; il en offre l'agitation, et il est suivi, comme la fièvre, d'un sentiment de fatigue et d'affaissement. Le regard est animé, la figure s'épanouit et se colore, la pensée est plus rapide et l'imagination la revêt de ses couleurs les plus séduisantes et les plus trompeuses.

La raison n'a pas encore subi une profonde atteinte ; l'homme cependant n'est plus autant maître de cacher ses penchants et ses pensés secrètes. L'homme, habituellement calme et silencieux, devient loquace et remuant ; celui dont le caractère est naturellement vif et impétueux se livre à une gaieté folle, turbulente, ou à l'emportement et à la colère. Celui-ci a le vin triste et morose, il tombe dans les rêveries les plus sombres, il pleure et se lamente ; celui-là devient irritable, taquin, emporté, violent (1) ; cet autre est expansif et montre une gaieté insolite, il se trouve heureux d'être au monde, il est pris de tendresse pour ses voisins, il les embrasse, les comble de présents, il fait des aveux ridicules, demande le pardon d'offenses qui n'existent pas ; mais bientôt la vue se trouble, la démarche est incertaine et vacillante, les idées s'embarrassent, les discours sont incohérents, l'individu n'a plus conscience de ses actions ; les plus calmes deviennent querelleurs, grossiers, susceptibles de se livrer aux violences les plus blâmables.

(1) C'est cet état qui motive l'étymologie de l'ivresse, qu'on fait venir du grec ὕβρις, injure, insolence.

Dans la première période de l'ivresse, dit Joseph Frank (1), les idées n'ont plus de liaison et se succèdent les unes aux autres dans le plus grand désordre. Alors chacun découvre avec candeur et sincérité, sans dissimulation, ses mœurs et son caractère, d'où l'adage : *in vino veritas*. En effet, l'homme colère s'irrite, frappe et mord ; l'homme passionné soupire, embrasse ; le sot se met à rire et fatigue de ses présents ceux qui n'en veulent pas ; l'homme triste verse des larmes et parle de la religion et de la mort ; d'autres ont des hallucinations de toutes sortes, jusqu'à ce que, leurs forces étant épuisées, ils commencent à balbutier ; puis leur face devient pâle, leur crachat tenace ; ils ont des vomissements, des évacuations involontaires ; les membres tremblent, le corps vacille, la fièvre s'allume. Cette abominable scène se termine par un sommeil profond qui se prolonge souvent pendant 24 heures et au delà, quelquefois par des convulsions, l'apoplexie ou la mort.

Les derniers traits de ce tableau se rapportent au second et au troisième degré de l'ivresse : mais nous l'avons reproduit en entier, parce que, malgré sa concision, il est plein de vérité.

Celui qu'a tracé le docteur Issartier (2) mérite aussi d'être cité.

L'ivresse légère se reconnaît facilement ; le corps cherche l'horizontale, et l'alcooliste s'efforce de lui imposer la perpendiculaire : c'est une lutte géométrique entre la

(1) Jos. Frank, *Praxeos medicæ universæ præcepta.* Lipsiæ, 1821-26,t. IV, cap. XXIV.
(2) Issartier, *l'Alcoolisme moderne.* Paris, 1861.

masse qui veut tomber et l'esprit qui résiste ; en un mot, l'alcooliste fait des angles avec le sol, s'il s'arrête, et des S, s'il veut marcher ; ses yeux sont brillants et petits, la nature fatiguée veut baisser le rideau en fermant les paupières. Mais l'intelligence troublée s'efforce de les tenir ouvertes, comme le soleil, les jours de brouillards, cherche à luire et n'y réussit que de temps en temps. Les idées tourbillonnent dans le cerveau et sortent sans raison pour s'exposer sans réserve ; c'est une corne d'abondance qui laisse échapper des richesses équivoques.

Lorsque le premier degré d'ivresse est sur le point, de franchir les limites qui le séparent du second, les propos deviennent diffus ; l'homme est indiscret : déjà il commence à bégayer et le nuage s'épaissit sur son intelligence.

> Cette fière raison dont on fait tant de bruit,
> Un peu de la vin trouble, un enfant la séduit (1).

Quelle amère critique des mauvais penchants de notre espèce Beaumarchais a mise dans la bouche d'Antonio, le jardinier de la comtesse Almaviva, lorsqu'il lui fait dire : « Boire sans avoir soif et faire l'amour en tout temps, Madame, il n'y a que ça qui nous distingue des autres bêtes ! »

Dès qu'on dépasse, dans l'usage des boissons spiritueuses, une certaine mesure qui varie beaucoup suivant les individus, on tombe dans le deuxième degré de l'ivresse.

(1) Lafontaine, *Fables.*

BERGERET, Boissons.                                    2

### § 2. Deuxième degré.

L'alcool, circulant avec le sang dans une proportion un peu forte, provoque une excitation si vive du système nerveux que l'exercice régulier des fonctions vitales est complétement perverti.

La tête devient brûlante, l'œil est sombre et hagard, les traits de la face sont profondément altérés; la lèvre inférieure est souvent pendante, couverte de bave, avec un peu d'écume, comme chez les épileptiques; la langue ne fait plus entendre que des sons inarticulés, la démarche est chancelante et des chutes nombreuses attestent l'état de demi-paralysie qui frappe le système musculaire; les fonctions de l'intelligence, d'exaltées qu'elles étaient d'abord, commencent à se pervertir. La raison obscurcie ne préside plus aux opérations de l'intelligence; bientôt les perceptions sont confuses, l'articulation des mots ne se fait qu'avec difficulté, les mouvements sont irréguliers, les pas chancelants; le corps s'affaisse sur lui-même, l'homme est alors en proie à un véritable délire : il n'a plus conscience de ses actions. La sensibilité est quelquefois surexcitée; on a dit ironiquement qu'elle devenait *humide*, car l'homme pleure comme un enfant pour le moindre motif, souvent sans raison. D'autres fois, il se livre aux actes les plus insensés, et ne garde plus dans ses propos ni frein ni mesure; l'imagination égarée lui fait voir des objets fantastiques dont l'apparition excite sa fureur, et il se livre à des actes d'emportement qui rendent son voisinage dangereux.

L'ivresse, dit Brierre de Boismont, peut provoquer tout à coup, soit l'idée du suicide chez un homme qui n'y était nullement enclin, soit la monomanie du vol ou l'exaltation furieuse des désirs sexuels.

Un homme, par exemple, sur la probité duquel aucun soupçon ne peut être élevé, n'a pas plutôt bu qu'il se met à dérober tout ce qui lui tombe sous la main.

Un autre quitte ses vêtements et poursuit femmes et hommes avec toutes sortes d'excentricités.

Une femme, citée par Toll, éprouvait, dès qu'elle avait bu, un désir irrésistible de mettre le feu à quelque maison ; dès que la crise était passée, elle avait horreur d'elle-même ; néanmoins, elle n'avait pas commis ainsi moins de quatorze incendies.

L'alcooliste est devenu une machine à détruire, un instrument à mal faire ; les hommes les plus honnêtes et les meilleurs à jeun se livrent aux actes les plus odieux, les plus criminels ; ils sont frappés d'insensibilité morale et physique tout à la fois, et l'alcooliste qui vient de massacrer sans pitié son meilleur ami, se laboure lui-même son propre corps sans la moindre douleur ; les plus atroces mutilations ont été ainsi faites le sourire aux lèvres et un couteau ébréché à la main (1).

Pendant le deuxième degré de l'ivresse, la diges-tion est troublée ; l'homme ivre est tourmenté de rapports aigres, de nausées et de vomissements fré-

_________

(1) Issartier, p. 26.

quents ; souvent ses urines et ses matières fécales s'échappent involontairement. Sa respiration est fréquente, anxieuse. Bientôt arrivent le vertige et la somnolence, la face devient pâle, cadavéreuse ; tous les sens sont émoussés ; l'homme ivre tombe dans un accablement profond, une sorte de sommeil léthargique et comateux, avec une respiration embarrassée et stertoreuse, auquel arrive toujours l'homme ivre pour *cuver*, dit-on, *son vin;* pendant le sommeil, la transpiration est très-abondante et le délivre du poison qui l'avait jeté dans cet état pénible d'abrutissement et de dégradation. Les fonctions vitales reprennent peu à peu leur rhythme accoutumé : seulement il reste encore, pendant assez longtemps, un sentiment de courbature générale, de la pesanteur vers la tête, de la soif, du dégoût, de l'abâttement et une lassitude dans tout le corps.

C'est ce sentiment de malaise, comparé au bien-être délicieux dont jouissent habituellement les hommes d'une vie frugale, qui faisait dire à un philosophe que l'homme devrait toujours être *tempérant par sensualité.*

Les morts subites ou rapides arrivent communément dans le deuxième degré de l'ivresse, par l'effet d'apoplexies pulmonaires ou cérébrales.

M. Amb. Tardieu (1) établit que les coups et blessures reçus par un homme en état d'ivresse, sans être

(1) Amb. Tardieu, *Observ. médico-légales sur l'état d'ivresse considéré comme complication des blessures, et comme cause de mort prompte ou subite (Annales d'hygiène*, t. XL, 1848, p. 390).

en aucune façon capables de produire la mort, en sont assez souvent suivis.

### § 3. Troisième degré.

Sous l'influence d'une dose très-forte de boisson spiritueuse l'excitation des organes devient si forte, que les ressorts de la vie, tendus démesurément, ne fonctionnent plus qu'avec difficulté, ou sont brisés avec une violence et une rapidité qui démontrent toute l'énergie du poison introduit dans les veines.

OBSERVATION IV. J'ai été appelé pour soigner deux hommes dans la force de l'âge, pleins de santé; ils avaient bu, dans le dessein de se donner la mort, une quantité considérable d'eau-de-vie. J'arrivai près d'eux une heure environ après l'ingestion de la liqueur enivrante. Ils offraient tous les accidents du troisième degré de l'ivresse, lesquels ressemblent beaucoup à ceux d'une attaque violente d'apoplexie. La perte de connaissance était complète ; la face livide; le corps privé de mouvement; la respiration, anxieuse, faisait entendre un râle déchirant ; les extrémités étaient froides, le pouls tellement faible qu'il fuyait sous le doigt. Malgré les soins les plus actifs, quelques heures après ils avaient cessé de vivre.

Ces deux hommes étaient des pères de famille, qui n'avaient été poussés à cet acte de désespoir, ni par la misère, ni par de profonds chagrins. Mais ils buvaient habituellement beaucoup d'eau-de-vie, et cette funeste habitude, en affaiblissant graduellement leur raison, avait livré leur imagination à des chagrins imaginaires, à des frayeurs exagérées dont l'impression leur suggéra l'affreuse pensée de se détruire : ils puisèrent la mort dans le même breuvage dont l'abus habituel avait livré leurs sens à un déplorable égarement.

Observation V. J'ai eu deux fois à examiner le cadavre d'ivrognes que des habitués de café, se livrant à un abominable jeu dont ils ne prévoyaient pas le dénoûment tragique, s'étaient amusés à plonger dans un degré d'ivresse si profonde que les malheureuses victimes avaient passé de la torpeur alcoolique dans le sommeil éternel. Le troisième degré de l'ivresse est si bien l'image de la mort que, dans une de ces orgies où l'homme ne connaît plus ni frein ni mesure, des jeunes gens, après avoir fait tomber un vieil ivrogne dans une profonde ivresse, eurent l'idée de l'enterrer dans du sable, ne laissant à nu que la bouche pour respirer. Lorsque ce malheureux eut repris l'usage de ses sens, il fut si bouleversé de la situation dans laquelle on l'avait placé, qu'il en fit une maladie : j'ai craint un instant pour ses jours.

Il suffit quelquefois d'une petite quantité de boisson alcoolique pour jeter des sujets faibles, délicats, dans le troisième degré de l'ivresse : je l'ai observé plusieurs fois chez des enfants.

Observation VI. J'ai été appelé auprès d'une femme de 50 ans, très-nerveuse, accablée par de profonds chagrins, et que, tout à coup, ses enfants avaient trouvée étendue sur le parquet de sa chambre dans un état complet d'égarement et d'insensibilité. Elle me parut tout d'abord être sous le poids d'une grave attaque d'apoplexie. Mais je fus frappé de la chaleur vive que dégageait la peau, de la plénitude et de la fréquence du pouls; ces symptômes ne se seraient pas déclarés aussi

promptement par l'effet d'une hémorrhagie cérébrale ; j'étais donc assez embarrassé pour déterminer la nature de la maladie et, par conséquent, le traitement que je devais mettre en usage, lorsque, voulant examiner la langue, j'ouvris largement la bouche et une odeur alcoolique très-prononcée vint frapper mon odorat. Ce fut pour moi un trait de lumière. Je me contentai de faire appliquer le traitement du troi ième degré de l'ivresse ; le lendemain, cette femme, revenue à elle, me raconta qu'elle avait bu, à jeun, d'après le conseil d'une commère, un grand verre de vin blanc, dans le but de se fortifier et que, n'usant pas habituellement de boisson spiritueuse, il lui avait suffi de cette quantité pour tomber dans l'état qui avait si vivement inquiété sa famille.

## ARTICLE II

### INCONVÉNIENTS DE L'IVRESSE.

Olivia : A quoi peut-on comparer un homme ivre ?

Clown : A un fou, à un furieux ou à un noyé. Dans le premier degré d'ivresse il est fou ; dans le second, il est furieux : dans le troisième, il est noyé (1).

### § 1er. Premier degré.

On s'abuserait si l'on pensait que l'homme peut se livrer toujours impunément au premier degré de l'ivresse, parce que les symptômes qui en résultent n'offrent rien, en apparence, d'inquiétant.

L'excitation générale qui caractérise cet état et

(1) Shakespeare.

l'effervescence dont le sang devient le siége, prédisposent singulièrement aux maladies inflammatoires et aux hémorrhagies. Rien n'engendre plus promptement la pléthore que l'habitude de se plonger dans un premier degré d'ivresse. Le corps, surexcité et encombré d'humeurs en excès, est constamment sous l'imminence d'une inflammation que la cause la plus légère peut faire éclater.

Jamais je n'ai observé un si petit nombre de maladies inflammatoires que dans l'année 1854, où le vin était rare et très-cher.

Il n'est pas même nécessaire que l'ivresse ait passé à l'état d'habitude, pour engendrer des phlegmasies graves. Ces maladies éclatent sous l'influence du premier degré de l'ivresse, lorsque les sujets portent en eux la moindre propension à en être atteints.

OBSERVATION VII. J'ai vu un jeune homme, d'une conduite habituellement très-sobre et très-régulière, être atteint, *trois années de suite*, le lendemain de Noël, d'une fluxion de poitrine grave, après s'être livré, dans la nuit, à un excès de table, durant cette réfection qui suit la messe de minuit et qu'on nomme le *réveillon*; la troisième année, le poumon ne se rétablit pas complétement ; le jeune homme continua à tousser, à cracher du sang fréquemment : il tomba peu à peu dans le dépérissement et mourut phthisique après avoir langui pendant trois années. Son père et sa mère sont parvenus à une vieillesse très avancée et jamais la phthisie n'avait visité leur famille.

OBSERVATION VIII. J'ai soigné un autre jeune homme, l'unique espoir d'une famille dans l'aisance, qui, le len-

demain d'une nuit où il avait dérogé à ses habitudes de tempérance en prenant part à une fête bachique, éprouva un crachement de sang très-abonndant : à ce premier accident succéda une petite toux sèche, et, insensiblement, apparurent tous les signes d'une désorganisation des poumons à laquelle il succomba quinze mois plus tard. Il n'était nullement prédisposé à la phthisie pulmonaire, ni par l'hérédité ni par une faiblesse de constitution accidentelle.

J'ai toujours été frappé d'une circonstance que je dois signaler ici : c'est le lendemain des jours de fête, de foire, de marché, que le médecin est appelé le plus fréquemment pour soigner, surtout chez les habitants de la campagne, des fluxions de poitrine commençantes et d'autres maladies inflammatoires à leur début. Cette observation n'a rien qui doive surprendre, quand on se représente, exposés à toutes les intempéries de l'atmosphère, des hommes qui sortent des cafés et des cabarets, échauffés par l'air étouffant qu'on y respire, par les passions qui s'y agitent, et surtout par l'alcool, qui promène dans leurs corps sa brûlante excitation.

Combien de malheureuses familles ont été privées prématurément de leur chef, par des fluxions de poitrine contractées dans de pareilles conditions.

### § 2. — Deuxième degré.

Si l'homme peut trouver, dans le premier dégré de l'ivresse, la source de maux aussi redoutables, à plus forte raison l'ivresse au deuxième degré doit-elle les engendrer avec la plus grande facilité : des exemples trop nombreux et trop funestes le démontrent tous les jours. Mais le deuxième degré de l'ivresse provoque aussi des accidents particuliers que nous allons décrire. Les principaux sont : 1° une inflammation vive de l'estomac que les anciens médecins avaient désignée sous le nom de *gastritis crapulosa, gastrite crapuleuse ;* 2° *l'ivresse furieuse ou convulsive.*

**Gastrite crapuleuse.** — Avant que d'être absorbées par les veines, les boissons spiritueuses séjournent pendant un certain temps dans l'estomac et provoquent sur ses parois une très-forte irritation.

Un événement tragique, arrivé dans un village des environs d'Arbois. m'a permis de constater combien est violente l'excitation produite par l'alcool sur les tuniques de l'estomac.

Observation IX. Une charmante petite fille de 4 à 5 ans, d'une santé superbe, fut trouvée expirante à la porte de ses parents. On remarqua que son corps et ses vêtements exhalaient une forte odeur d'eau de-vie et on soupçonna bien vite la cause de sa mort. La justice fut prévenue et me chargea de faire l'autopsie du cadavre. L'estomac renfermait une quantité très-notable d'eau-de-vie mêlée aux sucs gastriques ; les parois de cet organe offraient, dans toute leur étendue et toute leur épaisseur, une coloration d'un rouge tellement foncé qu'elle n'était comparable qu'à celle que déterminent les poisons les plus énergiques. J'ai eu l'occasion d'ouvrir le corps d'une jeune femme qui s'était empoisonnée avec de l'acide sulfurique (huile de vitriol) ; la liqueur corrosive n'avait pas laissé dans l'estomac des traces d'inflammation beaucoup plus prononcées. Combien cette enfant avait-elle avalé d'eau-de vie ? De quelle manière son empoisonnement s'était-il accompli ? Toutes ces circonstances sont restées enveloppées des ombres du mystère. La justice soupçonna bien la main coupable qui avait présenté à l'enfant le breuvage enivrant, mais, en l'absence de preuves positives, elle eut la douleur de laisser impuni un crime qui méritait d'attirer toute la rigueur des lois pénales.

L'estomac étant si impressionnable à l'action irritante de l'alcool, il n'est pas étonnant que les excès bachiques l'enflamment souvent d'une façon très-aiguë. La maladie est caractérisée par une douleur vive au creux de l'estomac qui est très-sensible à la pression, par des nausées, des vomissements, le dégoût le plus complet des aliments, et une soif que le malade ne peut pas même satisfaire, parce que l'estomac rejette tout ce qu'on y introduit. La douleur épigastrique ressemble quelquefois à une colique horriblement douloureuse, arrachant des cris au malade. J'ai soigné souvent des campagnards atteints, le lendemain de la fête de leur village, de cette forme de gastrite suraiguë qui provoque des souffrances intolérables. Elle n'est pas rare non plus dans les villes à la suite des orgies prolongées.

**Ivresse furieuse ou convulsive.** — On a dit que l'ivresse ordinaire faisait descendre l'homme au-dessous de la brute. L'ivresse furieuse ou convulsive est plus affreuse encore : le sujet qui en est atteint ressemble aux bêtes féroces : non-seulement il en offre l'aspect et les mouvements, mais il en a jusqu'à la cruauté. On est obligé de l'enchaîner comme elle pour se mettre à l'abri de ses fureurs.

L'histoire rapporte qu'Alexandre le Grand tua son favori Clitus, son meilleur ami, dans un accès de fureur provoqué par l'ivresse.

Chez les sauvages comme chez les Thraces dont parle Horace, l'ivresse fait naître des mouvements furieux qui dépassent l'imagination.

Percy, l'émule de J. D. Larrey, a eu souvent occasion d'observer l'ivresse furieuse et convulsive chez les militaires : ceux-ci en vont puiser le germe principalement dans les vins frelatés et les eaux-de-vie sophistiquées qu'on leur vend dans les tavernes qu'ils fréquentent. Voici la description que Percy fait de l'homme atteint de l'ivresse convulsive.

« Son regard est farouche, ses yeux étincellent, ses cheveux se hérissent, ses gestes sont menaçants ; il grince des dents, crache à la figure des assistants et, ce qui rend ce tableau plus hideux encore, il essaye de mordre ceux qui l'approchent, imprime les ongles partout, se déchire lui-même si ses mains sont libres, gratte la terre s'il peut s'échapper et pousse des hurlements épouvantables. Alors l'homme, s'il est malheureusement seul, peut se précipiter par la fenêtre, et se blesser dangereusement en se roulant sur le pavé ou se heurtant la tête contre les murs. »

OBSERVATION X. J'ai connu un ancien militaire, d'un caractère habituellement dur et brutal, dont l'ivresse exaltait ainsi les mauvais instincts. Lorsqu'il rentrait pris de vin dans sa famille, il s'emportait violemment et sans motif contre sa femme, ses enfants, courait s'emparer de son sabre et se précipitait, en le brandissant de l'air le plus menaçant, sur les membres de sa famille et sur toutes les personnes qui s'offraient à sa vue. L'intervention d'un grand nombre de voisins était nécessaire pour contenir les mouvements de ce forcené.

On voit, par les exemples qui précèdent, que le deuxième degré de l'ivresse peut engendrer chez l'homme de terribles maladies. Combien d'autres conséquences, plus ou moins désastreuses, en sont souvent le résultat.

Durant l'hiver rigoureux de 1850, j'ai relevé, dans les environs d'Arbois, les cadavres de deux hommes qui, pris de vin et glacés par le froid, s'étaient égarés la nuit, au milieu de la campagne couverte de neige, et y avaient péri misérablement.

Quel est le médecin qui n'a pas eu à soigner des fractures graves, des commotions cérébrales mortelles, occasionnées par les chutes fréquentes que font les hommes plongés dans l'ivresse ?

OBSERVATION XI. Je me rappelle un campagnard qui, regagnant son village un peu tard, au milieu des ombres de la nuit, tomba d'une assez grande hauteur dans un ravin dont le fond était couvert de grosses pierres sur lesquelles il se brisa la jambe en plusieurs fragments. Il n'était pas très-loin de la ville : on entendit ses cris, et on le transporta dans une auberge où j'allai le soigner quelques instants après. L'émotion et la douleur avaient tellement exalté son cerveau, déjà surexcité par l'ivresse, qu'il en était résulté un délire violent analogue à celui qui suit quelquefois les grandes opérations chirurgicales et que les hommes de l'art appellent *délire traumatique*. Il vociférait avec fureur : il agitait tous ses membres, et notamment la jambe fracassée, avec une vivacité que rien ne pouvait contenir : les fragments osseux craquaient à chaque instant les uns contre les autres avec un bruit sinistre qui glaçait d'effroi tous les témoins de cette épouvantable scène. Je lui appliquai avec beaucoup de peine un appareil qu'il dérangea complétement dans la nuit, malgré les efforts de ses surveillants. Le lendemain, un profond abattement avait succédé à l'excitation de la veille, et je pus rétablir facilement autour du membre malade l'appareil contentif nécessaire à sa guérison.

Observation XII. J'ai fait l'amputation du bras à un homme de la campagne qui, le matin d'un lundi (ce fatal lendemain du dimanche), se rendit au moulin après avoir, selon la funeste habitude de beaucoup de nos cultivateurs, *bu la goutte* en se levant ; les vapeurs alcooliques de cette libation matinale se mêlant au reste des fumées de la veille, ses mouvements n'avaient pas leur précision ordinaire, et, en introduisant du blé dans la machine destinée à le battre, il se laissa prendre le bras dans l'engrenage ; le membre fut broyé jusqu'à huit centimètres de l'épaule. Ses amis m'ont assuré que cet accident ne lui serait pas arrivé si son cerveau n'avait pas été troublé par les émanations alcooliques.

Observation XIII. J'ai été appelé près d'un homme de 32 ans qui, plongé dans l'ivresse, avait été surpris par le sommeil à demi couché sur le meuble témoin de sa séance bachique : c'était le soir ; une lampe, qui brûlait près de lui, mit le feu à ses vêtements. La torpeur du cerveau était si profonde, qu'il sentit à peine la brûlure qui envahissait son dos ; il a raconté plus tard qu'il avait rêvé qu'il se brûlait. Lorsqu'il s'est enfin réveillé, toute la partie postérieure du tronc avait subi l'action du feu ; il eut la force de se traîner jusqu'à un ruisseau voisin de sa maison et de s'y plonger entièrement, mais la brûlure était si étendue qu'il succomba 36 heures après l'événement.

Qui pourrait compter tous les actes criminels ou insensés dont se rendent coupables les hommes qui ont noyé leur raison dans les boissons spiritueuses ? Combien de familles ont dû la ruine ou le déshonneur à un instant d'égarement de l'un de leurs membres, dont la sagesse et la prudence accoutumées avaient succombé sous des libations trop copieuses.

Oui, répétons-le avec Montaigne, *il n'est de pire estat pour l'homme que celui où il perd la cognoissance et le jugement de soy.*

### § 3. Troisième degré.

La description que j'ai donnée de cet état en fait suffisamment ressortir toute la gravité. L'homme est conduit par le troisième degré de l'ivresse sur le bord de la tombe, et, souvent même, il y est précipité avec une violence et une rapidité effrayantes.

# CHAPITRE IV

## DE L'EMPOISONNEMENT HABITUEL PAR LES BOISSONS ALCOOLIQUES OU DE L'IVROGNERIE.

L'ivrognerie est, entre les autres, un vice grossier et brutal (1).

L'intempérance tue plus d'hommes que le glaive (2).

> La santé se conserve avec l'économie ;
> La lourde gourmandise abrége et rompt la vie (3).

Qui du vin est ami, de soy est ennemi (4).

Il n'est rien qui punisse un homme vicieux comme son propre vice (5).

Si l'introduction accidentelle des boissons spiritueuses dans la masse du sang détermine des accidents souvent graves, il est facile de prévoir à quelles conséquences déplorables doit être conduit celui dont les organes en sont habituellement imprégnés. Les maux causés par l'ivresse ne sont rien en comparaison de ceux qu'engendre l'ivrognerie. Beaucoup d'auteurs ont avancé que nulle autre cause de ma-

(1) Montaigne.
(2) *École de Salerne.*
(3) *École de Salerne*, trad. Ch. Meaux St-Marc. Paris, 1861, p. 31.
(4) *Vieux proverbe.*
(5) Mathurin Régnier.

ladie n'était si répandue, ni si violente dans ses effets, que l'abus habituel des boissons enivrantes.

## ARTICLE PREMIER

### PHÉNOMÈNES DE L'IVROGNERIE.

On peut distinguer dans l'ivrognerie deux degrés correspondant au premier et au deuxième degré de l'ivresse : il est impossible que celle-ci, portée au troisième degré, devienne une habitude ; l'homme qui se plongerait plusieurs fois, coup sur coup, dans cet état, y trouverait promptement la mort.

### § 1er. **Premier degré.**

Dans le premier degré de l'ivrognerie, l'homme consomme *habituellement* une quantité de boissons spiritueuses qui dépasse la mesure que comporterait son tempérament ou la nature de ses travaux. Sa raison n'en est point obscurcie ; l'ensemble de ses fonctions paraît s'exécuter d'une façon régulière. Mais il résulte néanmoins de cette habitude un état continuel de surexcitation des forces vitales, qui tourne à leur détriment et prédispose à une foule de maladies. On peut boire trop et ruiner sa consti- tution à la longue, sans tomber dans l'ivresse et sans passer aux yeux du monde pour un buveur.

On reconnaît pourtant assez facilement les ivrognes du premier degré, à la coloration rouge de leur figure, qui souvent même est semée de rubis ; à la chaleur vive dont leur peau est animée ; à la dureté, la plénitude et la fréquence de leur pouls ; à leur gaieté un peu folle et excentrique ou à l'irascibilité de leur caractère. Leur haleine est chaude et imprégnée d'une odeur caractéristique ; ils éprouvent souvent des rapports aigres, et une sensation pareille à celle que produirait un fer brûlant dans le gosier et l'estomac. Leur palais blasé éprouve souvent un dégoût qui leur fait rechercher les épices, et celles-ci vont porter à leur tour l'incendie dans les voies digestives. Ils sont sujets à des coliques, des dérangements d'entrailles ; leur urine est rouge et d'une odeur pénétrante.

Il n'est pas douteux que cet état d'excitation habituelle use insensiblement les ressorts de la vie, et mine sourdement l'existence de celui qui s'y livre. On a comparé poétiquement, et avec beaucoup de justesse, la vie à un flambeau allumé : ceux qui abusent de l'excitation alcoolique activent imprudemment cette flamme mystérieuse qui consume lentement leur organisation, tout en l'animant ; ils doivent arriver beaucoup plus promptement que les hommes tempérants à épuiser la somme de forces vitales dont les a doués la nature.

Mais, le plus souvent, les ivrognes du premier degré sont victimes d'une illusion fatale. Comme ils ne ressentent pas immédiatement les conséquences de leur funeste habitude, ils aiment à se persuader qu'elle ne leur est point nuisible ; ils croient même souvent que les liqueurs alcooliques fortifient leur constitution, à cause de l'énergie factice et momentanée qu'elles impriment au système nerveux. Mais tel qui, d'après la vigueur de sa constitution, était appelé à devenir octogénaire, mourra à l'âge de cinquante ou soixante ans; tel autre, d'une santé moins robuste, parviendra difficilement à la quarantaine; tous deux seront encore trop heureux si quelque maladie aiguë, provoquée et aggravée par l'état d'effervescence habituelle de leurs humeurs, ne vient pas, à un âge plus précoce encore, trancher le fil de leur existence.

J'ai connu un grand nombre d'honnêtes cultivateurs, et de bons ouvriers, qui avaient contracté, à la longue, l'habitude de l'ivrognerie, et ont fait une fin misérable, pour s'être livrés à ce faux calcul de doubler leurs forces et diminuer leur dépense de bouche en augmentant leur consommation de boissons alcooliques, pendant qu'ils restreignaient l'usage des aliments réparateurs.

Le docteur Issartier, dans son langage énergique et imagé, a dit de l'ivrognerie, ou alcoolisme, que c'est un *brigand déguisé qui pénètre chez vous gracieusement, vous séduit par ses agréments, et, tôt ou tard, vous vole la raison, la santé et la vie.*

Rien n'est plus commun que de voir le premier degré de l'ivrognerie développer un embonpoint prématuré, souvent excessif, et toutes les fâcheuses conséquences qui en découlent.

L'habitude de se livrer au premier degré de l'ivrognerie a aussi pour conséquence de faire tomber

dans un état de prostration singulière les hommes
que des circonstances particulières viennent à priver
tout à coup de leur liqueur favorite. J'en ai vu des
exemples frappants, surtout parmi les buveurs d'eau-
de-vie. En 1854, pendant la disette de boissons spiritueuses qui suivit les mauvaises récoltes des années
précédentes, les ivrognes d'Arbois faisaient la plus
piteuse mine; plusieurs étaient frappés de manie
mélancolique.

Observation XIV. L'un d'eux, grand buveur d'eau-de-
vie, était tombé dans une tristesse et un découragement
si profond que, quoique à la fleur de l'âge, il ne voulait
plus travailler et passait des journées entières immobile
et muet comme une statue. Lorsque la cherté passagère
qui l'avait privé de son excitant fut passée, il en usa si
largement que, l'année suivante, il mourut rapidement
en perdant des flots de sang par les ouvertures naturelles
du corps.

Le premier degré de l'ivrognerie est plus répandu
que le second, parce qu'on se défie moins des ravages qu'il opère sourdement dans l'organisation; mais
il conduit fort souvent au deuxième degré par une
pente insensible.

L'homme qui se fait l'ami des boissons fermentées
devient bientôt leur adorateur, et, à la fin, leur esclave. Dans ce cas, plus peut-être que pour d'autres
passions, l'habitude fait peser sur l'homme son ty-
rannique empire. Des exemples effrayants ont démontré jusqu'à quel point ses exigences étaient

impérieuses pour les *alcoolâtres* (les idolâtres de l'alcool).

Observation XV. Un buveur, étendu sur son lit de mort, se plaignait d'une vive douleur qu'il prétendait ne pouvoir soulager qu'avec de l'eau-de-vie ; il en demandait sans cesse avec instance ; on lui en présenta une bouteille ; il en avala une forte gorgée, retomba sur l'oreiller et mourut.

### § 2. Second degré.

C'est le deuxième degré de l'ivresse passé à l'état d'habitude. Qui n'a vingt fois rencontré sur son chemin un homme à la démarche lourde et vacillante, au regard louche, à la physionomie hébétée et ignoble, au visage sale, plein de boutons et d'excroissances, aux membres tremblants? Ses lèvres, grosses et pendantes, balbutient des mots mal articulés ; sa voix est chevrotante, ou sourde et caverneuse ; son haleine est infecte ; sa respiration est embarrassée, son ventre bouffi ; sa peau est flasque, terreuse et ses muscles sans vigueur. Cet homme est un esclave des boissons spiritueuses ; ce sont elles qui l'ont réduit à cet état d'abjection où l'homme est évidemment fort au-dessous de la brute.

La mythologie antique, si ingénieuse dans la peinture qu'elle fait des passions humaines, avec les couleurs de la fable et de la poésie, nous a laissé un excellent portrait de l'ivrogne dans le vieux Silène, le précepteur de Bacchus. Il paraît, dans le cortége du dieu du vin, monté sur un âne, endormi sur son outre, et servant de risée aux Faunes et aux Satyres, pendant que la belle Églé le barbouille de lie. Vieillard barbu, tombé dans l'enfance ; il a la tête chauve, le nez gros et aplati, le corps bouffi et flasque ; son visage et tout son extérieur offrent l'aspect de l'abrutissement et de l'imbécillité.

Shakespeare a personnifié l'ivrogne avec une fidélité saisissante dans son personnage de Bardulph, Hogartt l'a peint en traits ingénieux dans son John Bull, avec sa figure de charbon allumé, son nez tout bourgeonné, tout cramoisi, et ses yeux injectés de feu.

Voici comment s'exprime un ministre de l'Évangile, M. Junod (1), pasteur de Saint-Martin, en s'adressant aux buveurs d'eau-de-vie du canton de Neufchâtel :

« L'un tremble à ne plus pouvoir tenir son outil ; épuisé, amorti, il redemande quelque vie à la liqueur qui le tue, ou bien il se fait préparer un hareng, une salade épicée. L'autre est paralysé jusqu'à ne plus pouvoir porter à sa bouche le verre fatal ; il vomit jusqu'à son breuvage favori ! Le troisième a perdu la sensibilité de certains membres par lesquels la mort semble déjà tenir sa proie. Le quatrième se voit couché comme sur un lit d'épines, tant l'irritabilité de la peau lui cause des douleurs aiguës et lui arrache des cris d'angoisse. Le cinquième a des mouvements convulsifs qu'on n'ose pas regarder. Le sixième, frappé d'épilepsie, gît par terre

(1) Junod et Bouchardat, *l'Eau-de-vie et ses dangers.* Paris, 1860, p. 116.

sans connaissance, il frappe des mains et des pieds, il écume et grince des dents.

« Voilà les fils de l'alcool ! quelle horrible famille ! Puisque j'ai pris sur moi de vous la montrer et que vous avez eu le courage de regarder, qu'il me soit permis de vous rendre attentifs à la présence d'un chien parmi ces malheureux, d'un chien devenu ivrogne malgré lui. Le professeur d'une école vétérinaire, M. Dahlstroen, voulant s'assurer des propriétés de l'eau-de-vie, en nourrit cet animal pendant huit mois, à la dose de trois rations (six onces) par jour.

« D'abord il ne fit pas difficulté d'avaler ce breuvage : mais, au bout de quelques semaines, il fallut le lui faire prendre de force. Les *trois premiers mois*, après chaque potion alcoolique, il manifestait des *appétits gloutons* et une *soif inextinguible. Il engraissa*, du reste, et *prit bonne venue*. Dans le quatrième mois, son aboiement devient rauque, comme la voix de l'ivrogne, avec accompagnement de toux ; les yeux pleureurs et sauvages ; il commence à perdre l'ouïe. *Indifférent à tout*, il ne se tient plus guère debout, mais reste volontiers couché sur le côté.

« Dès le cinquième mois, on observe le *tremblement* des jambes et même le branlement lorsqu'on le contraint de se tenir sur ses jambes. Il y ressent une telle faiblesse, surtout dans celles de derrière, qu'il reste assis, même pour manger. En état de veille et dans le sommeil, il éprouve dans les membres des soubresauts et dans tout le corps des mouvements nerveux. Malgré son indifférence pour tout le reste, il devient furieux devant un autre chien et retrouve des forces pour l'attaquer avec rage. La faiblesse augmentant, la sensibilité de la peau diminue de plus en plus, surtout dans le voisinage de l'oreille : on la lui pince *sans qu'il y sente rien*. Enfin il lui prend un *tel dégoût pour toute nourriture* qu'il méprise même la viande fraîche. La pauvre bête ! Elle va périr avant la fin du huitième mois, et la dissection de son corps donnera lieu aux découvertes qu'on fait dans celui des ivrognes. C'est en effet ce que confirme le professeur Dahlstroen.

« Après cela, mettriez-vous en doute que les maux produits dans ces buveurs et dans l'animal empoisonné ne fussent les effets de l'alcool ? Des deux côtés, et pour les hommes et pour la bête, ne sont-ce pas les mêmes symptômes, produits du même breuvage ?

« Et lorsqu'à la lumière de ces faits nous vous demandons, Messieurs, si l'alcool est un poison, hésiteriez-vous le moins du monde de donner, dans un sens absolu et sans restriction, la réponse qu'on est en droit d'attendre ? Dans ce cas, et avant de formuler votre avis définitif, examinez encore, dans l'affreuse scène que nous venons de voir, le huitième acteur que voici : c'est un patient qui, lui aussi, a commencé par les vomissements accompagnés dans l'estomac d'une sensation comme s'il brûlait intérieurement. Cette crise passée, il s'est trouvé affecté dans le dos d'une douleur sourde avec tiraillements. La sensibilité du bout des doigts s'est perdue ainsi que celle des mains et des bras ; le même phénomène s'est produit aux jambes en commençant par les doigts des pieds. Il peut bien saisir, mais non tenir ferme un objet. Veut-il marcher, il chancelle et tombe. Enfin les muscles du dos se sont affaiblis au point qu'il ne peut plus demeurer assis. Vers le soir il ressent dans les membres un fourmillement qui, le jour, se dissipe.

« Sauf certaines différences que je ne veux pas relever, n'est-ce pas trait pour trait l'ivrogne paralysé et encore plus, l'ivrogne privé de sensibilité dans les mains et les pieds ? Et pourtant, il n'a point pris d'alcool ; sans le savoir, il a pris de *l'arsenic* en pilules.

« Si donc l'arsenic produit sur le système nerveux des effets tout semblables à ceux de l'alcool, il faut bien que l'alcool soit lui-même un poison et non pas un des moins funestes. L'alcool est un poison : bien que ses effets ne se manifestent qu'à la longue, ils ressemblent à ceux des plus violents poisons. »

De tous les modes par lesquels l'abus des boissons spiritueuses exerce son action délétère sur l'organisation humaine, le second degré de l'ivrognerie est celui qui engendre les maux les plus graves et les plus compliqués. Le premier degré conduit bien, à la longue, aux mêmes résultats; mais ses coups sont plus lents et moins assurés.

## ARTICLE II

### INCONVÉNIENTS DE L'IVROGNERIE.

Pour ne rien omettre des fâcheuses conséquences de l'ivrognerie, nous passerons en revue successivement tous les systèmes et les appareils organiques, en étudiant les modifications qu'y apporte l'abus des boissons enivrantes.

Mais, avant que d'entrer dans l'étude des faits, je dois signaler ici une loi qui les domine, et dont l'observation m'a démontré l'exactitude. Je la définirai de la manière suivante : *L'excitation alcoolique porte principalement son action sur l'organe du corps qui, à raison de la position sociale ou des habitudes de l'ivrogne, supporte la plus grande somme de fatigue ; c'est sur ce point que le mal, précurseur de la mort, exercera de préférence son travail de désorganisation.*

Cette règle établie, étudions-en les applications dans les divers systèmes et appareils qui constituent l'organisation humaine.

### § Ier. **Système nerveux.**

Le système nerveux préside à toutes les grandes opérations de la vie. Le cerveau, qui en est le centre, est le foyer de la pensée ; c'est en lui que réside la volonté, qui imprime le mouvement à toutes les parties du corps par l'intermédiaire des cordons nerveux, et c'est à lui que se transmettent, au moyen des mêmes fils conducteurs, toutes les sensations perçues par les extrémités nerveuses.

Nous allons étudier successivement les troubles déterminés par l'abus habituel des boissons spiritueuses dans les trois grandes fonctions dévolues au système nerveux, l'intelligence, la sensibilité, le mouvement.

### I. Troubles de l'intelligence.

Chez l'ivrogne l'exercice de la pensée est profondément altéré ou affaibli. L'homme le plus intelligent finit par devenir un être stupide.

**Perte de la volonté.** — L'ivrogne est pusillanime et sans caractère.

« L'absence de volonté est un des traits les plus caractéristiques de l'ivrogne. Qui n'a été frappé du laisser aller, de l'apathie, de l'état d'enfance qu'il présente ? Sans réaction, sans énergie, il exécute aveuglément, machinalement tout ce qu'on lui commande ; il est facile à mener et à entraîner (1). »

Rien n'est comparable à la tristesse et à l'abattement qui s'emparent souvent de son esprit, lorsqu'il est privé d'eau-de-vie et qu'il n'est plus sous l'influence de son stimulant habituel.

**Perversion du sens moral.** — L'ivrognerie produit une dégradation du sens moral telle que l'on voit des hommes profondément pervers pousser la démoralisation jusqu'au cynisme le plus révoltant.

D'autres fois la perversion du sens moral fait évanouir chez l'ivrogne ce sentiment de délicatesse et de probité qui nous fait respecter le bien d'autrui.

OBSERVATION XVI. J'ai connu un homme riche, adonné à l'ivrognerie, qui, chez des étrangers, des amis, dans les magasins, s'emparait de tous les objets qui flattaient ses regards ou ses goûts, et les mettait furtivement dans sa poche, comme aurait fait un enfant mal élevé.

OBSERVATION XVII. J'ai soigné à l'hôpital d'Arbois un homme qu'on avait relevé ivre mort dans la neige, au milieu de la campagne, par un froid très-rigoureux. Il avait les extrémités des deux pieds frappées de congéla-

(1) Aug. Voisin, *de l'État mental dans l'alcoolisme et l'absinthisme*. Paris, 1864, p. 13.

tion. On me prévint que c'était un ivrogne et un voleur très-audacieux, fort redouté dans le pays ; qu'il s'était grisé dans la cave d'une maison où il avait pénétré la nuit pour voler. Quand je voulus l'interroger sur ses précédents et que je lui demandai quelle était sa profession, il me répondit avec une effronterie pleine de bravade et un cynisme qui me glaça d'un douloureux étonnement : Monsieur, je suis *artiste en gousset*. Il se vantait d'être voleur : il affectait d'en faire parade ! Cet homme appartenait à une famille honnête qui était désolée de sa conduite. L'abus des boissons spiritueuses l'avait fait descendre au dernier degré de l'avilissement et du déshonneur.

**Délire.** — Les fonctions cérébrales sont tellement perverties par les excès de boissons spiritueuses, qu'il suffit souvent de l'accès de fièvre le plus léger pour faire délirer un homme adonné à l'ivrognerie.

Voici quelques exemples de délire aigu que nous empruntons à M. le professeur Lasègue (1) : ce sont de curieux exemples de conceptions délirantes :

Observation XVIII. H..., 32 ans, marchand de vin. Face très-injectée, léger mouvement fébrile ; quatrième jour de l'invasion du délire :

« C'est une maison (celle qu'il habite) où il y a de mauvaises femmes. Ils ont fait un trou dans mon plafond et ils y ont mis un tuyau avec pression, qui fait tourner un petit moulin. Il n'y a pas moyen de dormir dans la chambre.

(1) Lasègue, *Mém. sur le délire aigu des alcooliques (Archives générales de médecine*, 1869).

« Ces femmes mènent le métier des femmes publiques ; elles font toutes mauvaises choses, elles crient, elles chantent. Ce qui me gêne, c'est la chambre à l'eau.

« Si monsieur était couché dans son lit et que l'eau lui tombe dessus, ça ne lui serait pas agréable. Le jet d'eau est à peu près gros comme un crayon ; il tombe sur le corps, mais il ne traverse pas les effets.

« Dépêchons-nous, on nous attend. Nous sommes venus pour la même affaire. »

OBSERVATION XIX. D..., marchand de vin. Alcoolisme subaigu ; premier accès au deuxième jour du délire.

« Hier soir, il était onze heures et quart, il entre un individu qui demande une chopine. Je veux bien. — Là-dessus ils boivent, et ma femme vient se coucher. Nous n'avons pas été sitôt au lit, il vient danser du monde autour de nous. Il y en avait un qui avait une casquette blanche, deux en blouse, deux dans le fond qui dansaient ; ça me fiche un coup. — J'allume une allumette. Personne ! — Je me dis : j'ai le corps qui me remue. Je me recouche. Quand j'avais soufflé la chandelle, en voilà un qui me remue devant la figure. Je rallume ; personne. — Au travers du plancher nous voyons du monde ; je cours, je ne vois rien, ils se sont sauvés.

« On nous éblouit d'une espèce de poudre de vif-argent. Nous nous recouchons ; on nous en fait encore autant. La femme se mit à pleurer, je retire les draps et je mets l'édredon sur une table, je voyais mon portrait dans l'édredon. Je me suis rhabillé et je suis parti par la porte de derrière.

« Je vois deux individus qui se sauvent, je crie au voleur. Ils laissent un fil électrique ; je le prends, ça m'engourdit la main. Ils sautent par-dessus une maison et disparaissent.

« Il y a un petit bonhomme en drap que ma fille accroche à la cheminée. Ça fait une figure d'homme qui respirait en faisant : hum, hum. Je saute, je lui bouche la figure ; mais rien.

« Je me recouche la tête sur l'oreiller. Entre le bras et la tête, il me passait du feu avec des boules qui me faisaient allonger les bras et les jambes. On n'en voyait rien, ça laissait des petites marques sur les jambes. Je l'ai montré au commissaire. On me disait : C'est le télégraphe. J'ai été au bureau. On m'a dit : Le télégraphe ne fait pas de ces choses-là. C'est des petites boules plus petites qu'un mouchoir, qui s'étendent, qui se tournent et qui vous enveloppent tout.

« C'était curieux tout de même de voir le monde qui regardait au travers du baldaquin du lit. Les rideaux étaient mis. Il y en avait un qui soufflait ; l'autre avait une petite baguette, il nous touchait, il levait la chemise de ma femme, je n'ai pas pu. Quand on courait après lui, il était déjà à 50 mètres. Si j'avais eu un pistolet dans ma poche, il était sûr de son affaire.

« Jamais je n'avais vu cela de ma vie. Il passait des étincelles d'électricité ; on ne voyait plus rien. »

OBSERVATION XX. L..., 26 ans. Arrêté sur le boulevard de la Chapelle, criant qu'on venait de tuer une femme chez lui. Il est épicier, débitant de vins, boit tous les matins avec ses pratiques sans être jamais en état d'ivresse. Pendant la semaine qui a précédé l'accès, il s'est livré à des débauches exceptionnelles. La crise délirante, qui date d'un jour, a été précédée par quatre jours de mal de tête, de nausées, de dégoût pour la nourriture, sans insomnie. Excitation légère, pas de terreur, expression de la physionomie souriante et en pleine contradiction avec ses récits.

« C'était hier dans la nuit. Il est arrivé une bataille de Russes, parce qu'il est rentré dans la maison une femme qui avait un petit sauvage, un petit homme qu'elle avait chez elle. Je les ai entendus et bien vus. Le sauvage a la gueule (on peut bien dire une gueule) allongée ; j'en avais peur. — Il se mettait de côté, et quand elle a passé, il lui a donné un coup de couteau ou de stylet. Il l'a enlevée dans la maison à côté, en passant par le toit. Elle est tombée et s'est achevée.

' « On a pensé que j'étais de l'attaque des Polonais, on s'est trompé. Les Russes sont arrivés dans la cour par l'aide des singes qui courent sur les toits des maisons. Ils se sont tous tués ; — on rejette la faute sur moi. Tout le monde dit : Tu as fait l'accident. Il est venu un bataillon de chasseurs, on a enlevé tous les corps et les femmes aussi. Les femmes se sauvaient dans le puits en descendant par la corde. — Il y avait des bouchers qui lavaient le sang. Moi, je n'ai pas voulu. — Ils étaient habillés en bourgeois, mais l'autorité doit les avoir emmenés. Le chef est condamné à perpétuité par la loi. Vous n'avez qu'à voir si les papiers se raccordent.

« J'ai été condamné à mort pour cette affaire. Je suis jeune encore, je demande ma grâce. Il n'y a plus de crainte que cela recommence ; la femme est morte et le singe aussi. On a fermé les portes, et on les a forcés de se donner des coups de couteau. »

Observation XXI. L..., 32 ans, garçon brasseur. grand, robuste, ayant été déjà affecté à plusieurs reprises d'alcoolisme subaigu. La crise actuelle remonte à près de quinze jours.

« On m'en veut. Il y a des gens qui m'empêchent de travailler. Chaque fois que je passe au coin d'une rue, je sens un mauvais goût qui m'avertit qu'ils ne sont pas loin. J'ai la tête qui bat du matin au soir, ils m'ont rendu malade. La preuve que je ne me sens plus, c'est que, quand on a fini d'uriner, la verge remue, et chez moi pas du tout.

« J'étais chez un marchand de vin, où je buvais un canon avec deux ouvriers. Il arrive une personne qui, soi-disant, était de la police de sûreté. Il demande un nommé Gilbert. Je réponds que j'en connais un qui demeure cité Doré. Il me demande si c'est un artilleur. Je dis : Non. Il ajoute : N'importe ; suivez-moi.

« Nous descendons la rue Gracieuse et nous allons dans la direction du pont d'Austerlitz. Chemin faisant, il me dit que ce Gilbert a volé 4000 francs. Cela me faisait de la peine de le faire arrêter ; mais dans ces choses-là il n'y a pas de camarades.

« Nous entrons chez un marchand de vin. Pendant que nous étions à boire, il me dit : Montrez-moi vos mains : vous avez deux M dans l'une, un T et un M dans l'autre. Savez-vous ce que cela veut dire ? Il me regarde comme pour prendre mon signalement.

« Quand il m'a eu quitté, j'ai rencontré des gens de police bien habillés en bourgeois qui prenaient aussi mon signalement. Un individu en tilbury avec un cheval s'est arrêté comme les autres. Il en était aussi ; ça m'a frappé de peur.

« En rentrant, il y en avait un en paletot à la porte avec un gamin. Il lui a dit : Monte au quatrième (L...... demeure au quatrième étage), et il a fait une croix noire sur la porte. Je suis remonté vivement et j'ai refermé la porte à clef. J'étais perdu. Un étourdissement m'a pris. Ma femme a demandé un médecin qui m'a fait vomir. »

Ce délire peut avoir de graves inconvénients, le

malade ne pouvant pas rendre compte de son état actuel et des incidents qui l'ont précédé, le médecin peut se tromper sur la nature de son mal et instituer un traitement contraire à la maladie.

OBSERVATION XXII. J'ai vu appliquer des vessies pleines de glace sur la tête d'un homme de 40 ans en proie à un violent délire : bientôt on vit apparaître un pointillé rouge sur la peau, puis de vraies pustules : c'était une variole, une petite vérole très-grave qui le conduisit sur le bord de la tombe. Les vessies glacées n'avaient pas dû favoriser l'éruption à la peau.

D'autres fois, le délire marquait une fluxion de poitrine, une pleurésie, gagnées par des refroidissements, et on couvrait la tête des malades d'une couche de glace ou de compresses d'eau froide qui ruisselaient sur leur cou et sur leur poitrine : ou bien encore, c'était un accès de fièvre intermittente qui, chez des sujets dont le cerveau était habituellement surexcité ou affaibli par les excès bachiques, s'accompagnait d'accidents cérébraux tels qu'on les saignait à outrance, au lieu de recourir au quinquina. Les accès se répétaient, prenaient un caractère pernicieux.

OBSERVATION XXIII. J'ai vu un cas où le malade aurait infailliblement succombé si, soupçonnant le génie intermittent sous cet appareil symptomatique d'une effrayante intensité, par la raison que le malade avait été récemment exposé à une imprégnation paludéenne, je ne lui avais pas administré une forte dose de quinine qui enraya tous les accidents.

Les expériences sur les animaux ont démontré avec quelle force l'ivresse précipite le sang vers la tête. Si l'on enivre des pigeons en leur faisant avaler de l'eau-de-vie, on voit à travers les os de leur crâne, qui sont transparents, le cerveau rougir, s'animer et prendre enfin une teinte écarlate, lorsque l'ivresse s'élève à son plus haut degré d'intensité.

**Méningite.** — Les excès bachiques déterminent fréquemment la *méningite*, c'est-à-dire l'inflammation des enveloppes du cerveau, vulgairement appelée *fièvre cérébrale*. La maladie éclate surtout lorsqu'une autre cause d'excitation cérébrale vient se joindre à la congestion habituelle provoquée par l'abus des boissons.

Au milieu de l'effervescence révolutionnaire qui agita si fort les esprits dans le Jura en 1848, on vit éclater un grand nombre de ces méningites.

OBSERVATION XXIV. Une jeune femme fut enlevée rapidement au milieu d'un délire affreux dans lequel son imagination ne voyait que barricades, coups de fusil, canons et flots de sang. Quelques semaines auparavant, son frère avait été séquestré dans une maison d'aliénés parce qu'il allait prêcher la croisade socialiste dans les rues et qu'il frappait rudement tous les passants qui ne voulaient pas l'écouter. Ils avaient tous deux usé trop largement des boissons alcooliques.

OBSERVATION XXV. J'ai vu mourir également, après un affreux délire et tous les symptômes d'une méningite aiguë, un fonctionnaire qui, chaque jour, faisait de longues séances à table et souvent, le soir, avait peine à gagner son lit. Cet homme avait eu, dans sa jeunesse, des aventures galantes ; au milieu du désordre de ses idées, il révéla, en présence de nombreux témoins, toute sa conduite passée, et compromit gravement des personnes appartenant à des familles très-honorables.

Cette disposition inflammatoire du cerveau des ivrognes rend très-dangereuses les chutes qu'ils font si fréquemment sur la tête.

M. Amb. Tardieu a signalé, comme caractéristiques de la mort dans l'ivresse, des taches de sang, résultant d'hémorrhagies peu étendues, mais nombreuses, qui se font dans l'épaisseur et à la surface des enveloppes du cerveau, par l'effet de la vive congestion qu'y détermine l'imprégnation alcolique.

**Mort subite.** — Rien n'est plus commun que les morts subites chez les ivrognes, la congestion cérébrale étant devenue si forte qu'elle détermine la déchirure des veines et l'hémorrhagie. Combien de fois la justice m'a envoyé relever les cadavres de ces malheureux que la mort avait frappés sur la voie publique, ou dans la campagne, loin de tout secours et de toute habitation. Ces morts subites n'avaient pas toujours pour cause unique l'empoisonnement alcoolique ; les chutes résultant de l'état d'ivresse y avaient quelquefois contribué largement ; ainsi l'un s'était assommé contre un mur, l'autre était tombé dans un précipice ; un autre encore, dans sa marche oblique et égarée, avait rencontré un cours d'eau et s'y était noyé.

**Paralysie.** — L'hémorrhagie cérébrale ne produit

pas toujours la mort. Elle paralyse plus ou moins l'intelligence, la sensibilité et le mouvement. C'est alors que vous voyez l'ivrogne passer le reste d'une vie misérable dans l'imbécillité, cloué sur un fauteuil, privé de l'usage de ses membres, inutile aux autres, à charge à lui-même.

La paralysie affecte quelquefois uniquement, au début, la partie du corps que l'ivrogne a fait si souvent entrer en exercice, le gosier ; vous voyez alors l'adorateur infortuné du dieu Bacchus, ne pouvant plus avaler qu'avec une extrême difficulté, livré à toutes les tortures de Tantale, mourant de soif au milieu de l'eau.

Le docteur Aug. Voisin, en ouvrant des cadavres de sujets morts des suites de leur ivrognerie, après avoir été en proie à des troubles cérébraux, a remarqué que leur cerveau avait acquis une *dureté toute particulière*, pareille à celle que l'on observe dans les cerveaux des cadavres ou d'animaux que l'on a fait macérer plusieurs jours dans l'alcool (1).

Non-seulement, sous l'influence des excès que je combats, le cerveau devient le siége de modifications matérielles qui peuvent en provoquer la désorganisation, mais les fonctions dont il est le centre subissent des perturbations graves et multiples.

**Folie.** — On voit souvent l'ivrognerie produire

(1) Aug. Voisin, *de l'État mental dans l'alcoolisme et l'absinthisme*. Paris, 1864, p. 28, 63.

l'épilepsie et l'aliénation mentale (1), la stupidité et l'impotence.

L'allégorie de Nabuchodonosor changé en bête représente parfaitement l'abjection dans laquelle est plongé l'ivrogne abruti. Cette allégorie est une satire mordante du matérialisme ancien.

Il n'y a évidemment qu'un pas, du demi-délire dans lequel vit l'ivrogne habituellement, à la folie et à la démence.

Les ivrognes, dit Esquirol (2), sont de véritables monomaniaques; on observe en eux, si on les étudie avec soin, tous les traits qui caractérisent la folie partielle.

D'après les observations et les relevés statistiques des hommes les plus compétents, l'influence de l'alcoolisme sur l'aliénation mentale suit une marche toujours ascendante.

En France, dans les établissements d'aliénés appartenant à la classe moyenne de la société, le nombre est considérable des malades atteints d'aliénation par suite d'excès de boissons alcooliques : de 1828 à 1835, on reçut à Charenton 1557 aliénés : 134 devaient leur maladie à l'abus des spiritueux. La statistique générale pour 1853 indique que sur 32,876 aliénés traités dans les asiles publics et privés de France, 1502 doivent leur maladie à l'ivrognerie. Dans les grands centres la proportion

(1) Quelqu'un demandait à Bautru la définition d'un *cabaret:* « C'est un lieu, repondit-il, où l'on vend la folie en bouteille »
(2) Esquirol, *des Maladies mentales.* Paris, 1838.

des individus qui deviennent aliénés par l'alcoolisme est beaucoup plus considérable que dans les petites villes et dans les campagnes.

Dans les maisons consacrées à la classe indigente, l'influence de la même cause est encore plus marquée. Sur 1079 aliénés admis à Bicêtre de 1808 à 1813, on comptait 126 malades par suite d'excès de boissons. A Bicêtre, Marcé (1) a trouvé, pour une période de 6 ans, 1856 à 1861, 915 alcoolisés sur 4,770 aliénés. Le même auteur a pu constater chaque année une augmentation très-sensible.

1855, 668 entrés, 91 alcoolisés, 13,62 p. 100.
1867, 877 — 200 — 22,80 —

En dix ans, la proportion a plus que doublé.

En Angleterre, d'après Willan, la moitié des cas de folie est due à l'abus des liqueurs fortes.

A Berlin, d'après Casper, on en compte le tiers.

D'après M. Nelson (2), les affections cérébrales seraient chez les ivrognes $\frac{1}{36}$, chez les sobres au contraire $\frac{1}{104}$.

**Hallucination.** — Rien de plus commun chez eux que les hallucinations.

OBSERVATION XXVI. Un homme que sa position spéciale et une imagination incandescente avaient jeté dans l'ascétisme le plus exalté, eut le malheur de puiser, dans

(1) Marcé, *Traité pratique des maladies mentales*. Paris, 1862.
(2) Nelson, *Effets de l'ivrognerie* (*Médical Record of New-York* et *Union médicale*, 3e série, tome V).

l'usage immodéré des boissons spiritueuses, un moyen d'exciter encore sa pensée vagabonde. Celle-ci finit par abandonner le monde réel pour s'égarer dans le pays des chimères. Ce malheureux était poursuivi par des hallucinations très-pénibles. Il ne pouvait élever ses mains vers le ciel sans voir des flammes qui se dégageaient du bout de ses doigts. Il s'était figuré que son meilleur ami convoitait les fonctions qu'il remplissait et voulait le supplanter : il croyait pis encore : quand cet ami l'avait visité, il s'écriait, après son départ : *Le lâche! il vient voir si je serai bientôt mort !*

OBSERVATION XXVII. Un homme, également bien élevé, et occupant un rang assez élevé dans la société, était tombé dans un pareil état de trouble mental, il était obsédé d'hallucinations effrayantes. Un de ses amis a l'imprudence de lui raconter une histoire tragique dont le public était préoccupé ; le sinistre récit l'impressionne si vivement que, son ami parti, il s'élance par la fenêtre et tombe d'un deuxième étage sur le pavé ; on le relève avec le crâne fracassé.

Le docteur Frotter (1) a dressé une longue liste des actes d'extravagance que l'on a vu commettre à des hommes ivres. Il n'est personne qui ne puisse ajouter à cette liste de nombreux exemples non moins curieux.

On se rappelle avoir lu que des jeunes gens, s'étant enivrés dans une taverne, s'imaginèrent être sur un vaisseau agité par les flots pendant une tempête ; voulant alléger le navire et éviter un naufrage, ils jetèrent tous les meubles de la maison par

(1) Frotter, *Traité de l'ivresse.*

les fenêtres, croyant les jeter à la mer. Conduits devant un magistrat, ils soutinrent toujours avoir obéi à la nécessité et promirent de réparer le dommage dès qu'ils seraient à terre.

Un homme ivre voulut un jour allumer sa chandelle à la lumière de la lune qu'il voyait briller à travers une fente de la muraille.

Un autre trouvait une barrière insurmontable dans l'ombre que l'enseigne d'une auberge projetait sur la route.

Les actes de ce genre ont un côté comique sans doute ; mais un peu de réflexion ne doit nous montrer que la dégradation de celui qui les commet.

Si encore l'ivresse n'était le plus ordinairement que ridicule, si elle n'était propre qu'à attirer le mépris sur l'homme qui s'y livre !

**Suicide.** — L'ivrognerie produit un grand nombre de suicides. Dans les pays du Nord, elle en est la cause principale. Chez les Romains, à l'époque de leur décadence, l'ivrognerie était très-répandue et les suicides plus communs que jamais. Les *roués* de cette époque se donnaient la mort à la fin d'une orgie pendant laquelle ils s'étaient couronnés de fleurs.

« En 1829, 200 suicides ont eu lieu à Londres par suite des habitudes des boissons spiritueuses. Casper rapporte que le quart des habitants de Berlin qui ont attenté à leurs propres jours depuis 1812 jusqu'à 1821 étaient des adonnés à la boisson. Du dépouillement de 4,495 dossiers de suicides, il est résulté pour M. Renaudin, que 530 individus s'étaient donné la mort par suite d'habitudes d'ivrognerie ; sur ce nombre, 138 étaient aliénés (Lancereaux). Disons cependant, avec Racle (1), que cette tendance se manifeste rarement au moment où le délire existe, que c'est au contraire quand les malheureux reviennent à la raison, qu'ayant conscience de l'abîme qui est devant eux et ne se sentant pas capables de renoncer à leur vice, ils attentent à leurs jours (2). »

OBSERVATION XXVIII. Lorsque j'étais étudiant en médecine à Strasbourg, un de mes camarades, qui fréquentait beaucoup plus les brasseries que l'hôpital, et n'arrivait le plus souvent aux cours de la Faculté (quand il y venait) que dans un état de demi-ébriété, fut trouvé un jour étendu sur un glacis des remparts, avec un pistolet à la main et le crâne emporté. Quel motif avait pu le pousser à cet affreux dessein ? On ne lui connaissait aucun chagrin réel. Sa raison, égarée par les fumées de l'alcool, avait laissé pénétrer dans son cerveau des fantômes imaginaires dont il avait entretenu ses amis les jours précédents.

L'ivrogne que poursuivent des idées de suicide les puise souvent dans ses excès même, qui finissent par répandre sur son esprit la teinte la plus lugubre ; tous les objets s'assombrissent autour de lui. Il n'est pas rare alors de le voir chercher la mort dans le liquide même qui lui a versé au fond de l'âme le poison amer de la mélancolie et de la désespérance.

(1) Racle, *de l'Alcoolisme*. Paris, 1860.
(2) E. Nicole, *de l'Abus des alcooliques*. Rouen, 1868, in-8.

Observation XXIX. En 1868, j'ai été appelé près d'un ivrogne que je trouvai sans connaissance, étendu à côté de son foyer ; on n'avait pas osé le relever ; il exhala devant moi son dernier soupir, et ce dernier souffle me frappa par une odeur très-forte d'alcool. Je le fis transporter dans son lit. Quand on découvrit ce dernier, on trouva sous l'oreiller un litre d'eau-de-vie dont les trois quarts avaient disparu. Il l'avait acheté le matin dans un cabaret où quelques mots échappés de sa bouche avaient laissé pressentir son affreux dessein.

Un de ses amis de table, peu de temps après, avala une grande quantité d'eau-de-vie ; mais il était si fort que le poison n'agissait pas assez vite au gré de son impatience, et il se précipita sur la tête du haut d'un escalier. On vint me chercher parce qu'il s'était ouvert l'artère temporale et perdait beaucoup de sang. Quand je lui demandai d'où venait sa chute : « Ah ! vous savez, me dit-il, mon camarade que vous avez visité, il n'y a pas longtemps ; je voulais faire comme lui : il a été plus heureux que moi : il a réussi du premier coup. »

Observation XXX. J'en ai soigné un autre qui s'était tailladé toute la longueur du cou avec un couteau, sans pouvoir atteindre l'artère carotide. Il avait plongé plusieurs fois l'instrument dans le côté gauche de la poitrine, cherchant vainement le cœur. Il était horriblement mutilé.

Observation XXXI. J'ai été consulté par un commerçant qui était effrayé de la mélancolie et des idées de suicide qui s'emparaient de lui *deux jours par semaine, le mercredi et le jeudi* ; ces sinistres pensées empoisonnaient son existence. Par quels motifs ne lui venaient-elles que le mercredi et le jeudi? C'étaient les deux seuls jours où il n'eût pas occasion d'avoir des amis de table, et de se plonger dans cette ivresse vertigineuse où l'homme noie ses ennuis et ses préoccupations. Il n'était point encore descendu à cet état de dégradation où l'ivrogne s'enivre seul, sans y être excité par l'exemple d'autres buveurs.

**Crimes.** — C'est durant ces intervalles de mélancolie que l'alcooliste est conduit, non-seulement à se détruire, mais encore à commettre des actes d'une férocité révoltante. L'homme le plus doux de caractère devient souvent alors querelleur et méchant : les Allemands ont, à cet égard, une assez triste réputation, et les sauvages de l'Amérique sont renommés pour leur fureur. Les insultes amènent les coups, et par suite des blessures souvent graves et des condamnations devant les tribunaux. Les annales de la justice criminelle de Berlin en renferment un affreux exemple que je vais rapporter.

Observation XXXII. Un charpentier tua son propre enfant, à coups de hache, par suite d'une absence totale d'esprit due à l'ivrognerie. Cet homme, jadis pacifique et laborieux, était, depuis six années, devenu ivrogne par des causes inconnues, et sa passion, qui le prenait par accès, était si forte qu'elle le poussait quelquefois à boire, sans désemparer, pendant huit à quinze jours et trois semaines. Il passait ce temps dans le silence, sans faire de mal à personne. Lorsqu'il cessait de boire, il éprouvait pendant plusieurs jours une absence presque totale d'esprit, accompagnée d'un sentiment d'anxiété et d'oppression à la poitrine, de congestion vers la tête et d'une grande agitation ; puis il était quelque temps à mener une vie régulière et raisonnable. Il avait 41 ans et un peu d'instruction : un mariage heureux l'avait rendu père de plusieurs enfants dont le dernier, garçon âgé de 5 ans, lui inspirait surtout une vive tendresse. Un des accès de sa manie ébrieuse venait de se dissiper et il entrait dans la période d'abrutissement lorsqu'il tua cet enfant chéri. Après avoir passé sept jours entiers à boire, sans travailler, il était resté tranquille une journée, avait travaillé un peu et était resté sans prendre de liqueur spiritueuse jusqu'au troisième jour. La nuit suivante se passa bien : il ne dormit qu'imparfaitement, mais il tint des discours sensés. Le matin, sa femme étant sortie, il devint la proie d'une affreuse anxiété : il fut pris de tremblements violents, et il lui sembla qu'une voix lui criait sans cesse de tuer son enfant. Il sauta à bas de son lit, parcourut plusieurs fois la chambre, se croisa les bras et essaya de chasser cette funeste pensée par la prière ; il s'approcha de l'enfant et lui caressa les joues. Mais, au bout de quelques minutes, l'anxiété et le tremblement reparurent et la redoutable voix se fit entendre de nouveau. Hors d'état de résister, il saisit une hache avec le dos de laquelle il frappa trois ou quatre fois sur la tête de son fils, tout en pleurant à chaudes larmes. Lorsqu'il vit couler le sang, il revint un peu à lui, remit sa hache en place, éveilla sa fille aînée et lui dit d'aller trouver sa mère. Le repentir le plus vrai et un affreux chagrin s'emparèrent de lui : il tremblait de tout son corps et n'avait pas la force de s'habiller.

Devant la justice, il avoua le fait et en rapporta les circonstances dans le plus grand détail, ajoutant que deux fois déjà il avait éprouvé la même envie de commettre un meurtre, mais qu'il était parvenu à la surmonter par la prière et en s'éloignant rapidement.

On le soumit à un examen rigoureux pendant quinze

mois, au bout desquels les médecins déclarèrent qu'il avait tué son enfant par l'effet d'une démence due à l'ivrognerie. Il ne fut condamné qu'à un an de prison et à la surveillance de la police.

**Dipsomanie.** — Il est une variété de trouble mental qui n'est pas rare chez l'ivrogne, et qu'on a désigné sous le nom de *dipsomanie* (δίψα soif, μανία manie).

Je ne saurais mieux faire que de citer un fragment que j'emprunte à M. Bouchardat (1).

« Il est une forme spéciale de l'alcoolisme qui conduit presque inévitablement à quelques-unes de ces lamentables fins que je viens d'indiquer. C'est celle qui est désignée par le mot de *dipsomanie*.

«Quand les malheureux qui ont cette fâcheuse organisation se laissent aller à un excès alcoolique, l'ivresse est chez eux beaucoup plus persistante que chez les autres individus. Ils se réveillent du sommeil qui suit ces abus, encore étourdis, avec une tendance invincible à boire de nouveau : s'ils ont quelques ressources, ils retournent aussitôt au cabaret. C'est un cercle vicieux dans lequel ils tournent jusqu'à ce qu'il survienne quelque catastrophe, soit de santé, soit criminelle, soit financière. »

Le dipsomane est sujet à éprouver de fausses sensations. Il prendra pour la rivière le pavé de la rue éclairé par un rayon de la lune. Il croira sortir par la porte et se jettera par la fenêtre. Toutes les fois que, succombant à la fatigue causée par l'insomnie, il s'assoupit un peu, il est en proie à des rêves érotiques ou à d'affreux cauchemars ; il voit sans cesse des images voltiger autour de

(1) Bouchardat, *l'Eau-de-vie et ses dangers*, p. 58.

lui ; son agitation est extrême : presque tous les dipsomane sont une idée fixe qu'ils poursuivent, et à laquelle
ils rapportent toutes leurs actions ; quelques efforts que
l'on fasse pour en détourner leur esprit, il y revient toujours, et, comme le monomane, ils sont souvent poussés
par une force invincible à l'exécution de cette idée ;
d'autres exaltent leurs qualités personnelles, font parade
de la générosité de leur cœur, parlent souvent de leur
honnêteté, et mettent à tout propos leur courage en
avant avec une fanfaronnerie comique.

« Les hommes atteints de cette forme de dipsomanie,
continue M. Bouchardat, peuvent être bien élevés et convenablement doués à tous égards.

« J'ai observé un de ces cas, pendant mon séjour à
l'Hôtel-Dieu, qui m'a vivement impressionné.

« J'ai remarqué un jour parmi les malades un homme
à figure honnête, sérieuse, intelligente ; il était dans la
salle depuis un mois ; la religieuse le considérait comme
le meilleur de tous ceux qu'elle assistait ; sur sa recom-
mandation, je le pris à mon service. Je le gardai pendant
six mois : chaque jour je découvrais en lui des qualités
nouvelles. Esclave du devoir, humeur égale, bon toujours et pour tous ; d'une instruction au-dessus de sa position ; d'une adresse merveilleuse. J'appris que c'était
un ouvrier appareilleur des plus habiles. Comment, avec
un état qui pouvait lui assurer d'aussi bonnes journées,
était-il entré malade à l'Hôtel-Dieu ? Je m'étonnais aussi
comment, depuis six mois, il ne m'avait pas demandé
une seule heure de sortie ; j'admirais sa sobriété ; jamais au matin il n'allait avec ses camarades boire le petit
verre. Tout va bientôt s'expliquer : un jour, il cède à
une de ces incitations, il ne revient point à son service :
il ne rentre que fort avant dans la soirée dans un état

complet d'ivresse. Le lendemain, frappé de son air hébété, de sa figure altérée, je lui fais doucement quelques observations, je l'engage à ne pas sortir et à reprendre son service. Il est sourd à toutes mes paroles : il veut absolument sortir ; son devoir, sa place, tout lui est indifférent ; il ne tient qu'à une chose, retourner au cabaret, où il est attiré par une invincible attraction. Le soir, il ne revint plus, et j'appris que, pendant plus de quinze jours, ivre le lendemain des libations de la veille, il ne se réveillait que pour boire. A quelque temps de là, j'aperçus cette victime de cette cruelle folie et fus saisi de pitié. Je ne sais quelle a été la fin, qui a dû être déplorable, d'un homme bien doué sous tant de rapports. Je me suis souvent reproché de ne l'avoir pas traité comme un malade aliéné, quand il revint le premier jour, et de ne lui avoir pas fait mettre la camisole de force jusqu'au retour de la raison ; mais, à cette époque, je ne connaissais pas cette forme de dipsomanie dans laquelle l'ivresse se continue en ne laissant dans l'âme que l'envie de boire. »

Voici, d'après Racle (1), l'histoire d'un autre cas de dipsomanie qui s'est dévoilé devant les tribunaux français et qui peut montrer où peuvent conduire d'une part la soif du lucre, et d'autre part la soif de l'alcool.

« On sait que les assurances sur la vie donnent lieu, dans certains pays, notamment en Suède, à de nombreuses spéculations. On assure ainsi, non-seulement sa vie ou celle des membres de sa famille, mais encore celle d'étrangers dont on obtient le consentement. C'est là une sorte de jeu de hasard qui peut rapporter des sommes considérables si la personne assurée vient à

(1) Racle, *de l'Alcoolisme*. Paris, 1860, p. 120.

mourir lorsqu'un petit nombre d'annuités seulement a été payé.

« Dans la petite ville de Carlskrona en Suède, le sieur Franz Swenson, marchand épicier, conçut à ce sujet l'idée d'une spéculation qui devait lui assurer des bénéfices certains. Il connaissait un sieur Johan Veter Hoffstedt, ancien soldat de la marine royale. Cet homme, âgé de 51 ans, n'avait qu'une passion, mais il y sacrifiait tout ; cette passion, c'était l'eau-de-vie ; boire, toujours boire, tel était son rêve ; l'ivresse perpétuelle, tel était son état ; pour satisfaire sa passion, il eût donné sa vie. Swenson le savait : il va le trouver : il fait briller à ses yeux les plaisirs et les joies de l'ivresse ; d'une main, il lui tend un verre d'eau-de-vie, de l'autre il fait résonner quelques pièces d'or : il lui propose de lui donner les moyens de boire sans cesse : il s'engage à satisfaire toujours et sans relâche sa funeste passion. L'ivrogne l'écoute d'une oreille avide : sa main tremblante saisit le verre qu'on lui présente et le porte à ses lèvres. Swenson ne lui demande qu'une chose en retour : sa vie lui appartiendra désormais ; en échange de cette ivresse sans trêve et sans relâche, il faut que dans un court délai il ait cessé de vivre ; il faut que dans quelques mois l'ivresse ait tué ce misérable, qu'à l'expiration de ce délai fatal, l'eau-de-vie ait achevé son œuvre. Hoffstedt hésite à peine quelques instants, son intelligence obscurcie ne comprend qu'une chose, il va boire... pendant trois mois entiers, pendant six mois peut-être... que lui importe le reste ? Il accepte et alors un effroyable pacte est conclu : Swenson va faire assurer la vie de Hoffstedt, son âge est encore peu avancé, la débauche a porté plus d'atteinte à son intelligence qu'à son corps, le contrat d'assurance peut être passé à de bonnes conditions : une fois le contrat passé, Hoffstedt accomplira son œuvre de destruction, et bientôt Swensson touchera des compagnies les sommes montant de l'assurance.

« Deux contrats d'assurance sont en effet passés : l'un avec la compagnie anglaise *le Mentor* pour 8000 livres, l'autre avec la compagnie française *la Paternelle* pour 8,500 fr. ; le 26 avril 1856, la première annuité, montant à 184 fr. 90 c., est versée par Swensson; Swensson cherche encore à passer avec deux autres compagnies d'assurances deux autres traités, mais il ne peut y parvenir, et il faut se contenter de ceux qu'il a pu obtenir.

« Alors il obsède Hoffstedt, il lui rappelle sans cesse sa promesse, il le somme de tenir parole, il le poursuit sans pitié ; il lui remet l'argent nécessaire, il le fait venir chez lui et le fait boire : il le visite à son domicile, il suit d'un œil avide les progrès du mal, il veut en hâter les effets. Un jour, apprenant qu'il est malade, il va le trouver : il lui reproche de *n'être pas aussi malade qu'il devrait l'être*, de *ne pas tenir sa promesse*, de *n'être pas en état complet d'ivresse*. Hoffstedt répond qu'il fait de son mieux, que ses forces sont à bout, qu'il est en train de se dessécher ! que, s'il n'est pas complétement ivre, c'est qu'il est obligé de rester couché et qu'il n'a pu aller boire. Swensson insiste et se retire en lui donnant deux rixdallers (pièces d'argent). Les entrevues se succèdent, l'insistance de Swensson augmente, et Hoffstedt, éperdu, lui propose de laisser l'affaire ; ce n'était pas là ce que voulait Swensson ! il lui remet encore de l'argent : il l'excite, il le presse. Sa main n'a-t-elle pas été plus criminelle encore ? Peter Hoffstedt meurt le 31 août 1856, *le corps brûlé* et *tordu* par d'effroyables souffrances.

« Swensson fait connaître le décès à la Compagnie *le Mentor*, qui s'exécute et paie, et à la *Paternelle*, qui fait procéder par son agent à une enquête pour savoir si les clauses de la police d'assurance avaient été loyalement exécutées (1). »

Ajoutons que le tribunal français a déclaré résiliée la police d'assurance, et a stigmatisé en termes énergiques cet abominable marché par lequel un homme avait vendu sa vie à un vrai démon qui a veillé à son chevet jusqu'à son dernier soupir pour lui verser le fatal poison.

**Delirium tremens.** — Il est encore un genre de folie très-répandu et qui est propre aux ivrognes ; on ne le rencontre jamais chez les individus qui vivent sobrement.

Cette maladie est connue des médecins sous le nom de *delirium tremens potatorum*, *délire tremblant des buveurs.*

Ce délire a cela de particulier, qu'il n'empêche pas les individus qui en sont atteints de reconnaître les personnes avec lesquelles ils ont un commerce habituel ; il leur laisse aussi en général la faculté de répondre juste aux questions qu'on leur adresse ; il se manifeste surtout par un babil intarissable, gai et tendre chez quelques-uns ; il est furieux chez d'autres ; ce malade est obsédé parfois des idées les plus bizarres ; poursuivi par les hallucinations les plus effrayantes, il se croit entouré d'assassins, il les voit, il les entend, il s'épuise en violents efforts pour leur échapper ; d'autres voient entrer, dans leur chambre, des

(1) Extrait de la *Gazette des tribunaux* du 7 janvier 1859.

hommes hauts de vingt pieds qui fixent sur eux leurs yeux menaçants ; il y en a qui se croient en rapport avec les anges ; enfin les muscles de la poitrine, des bras, quelquefois ceux du corps entier éprouvent des secousses rapides, une sorte de tremblement qui a fait donner à cette maladie le nom qu'elle porte. Ce délire qui saisit quelquefois tout à coup les buveurs est le plus souvent aigu et passager ; mais, d'autres fois, il se prolonge sans qu'on puisse l'arrêter et conduit à une véritable aliénation mentale.

Le délire tremblant des buveurs n'exige pas, pour se développer, que l'homme se plonge habituellement dans l'ivresse proprement dite : il suffit qu'il boive ordinairement plus que sa constitution ne le comporte.

Lorsqu'une personne est menacée d'être atteinte prochaine de cette maladie, on observe chez elle une agitation inaccoutumée, de l'anxiété, de l'insomnie ; elle perd l'appétit, éprouve des nausées, des rapports, des vomissements. La langue est sale : le pouls fréquent ; la peau chaude ; il y a de l'hésitation dans les mouvements, des soubresauts dans les tendons. Bientôt la raison s'égare, et l'imagination troublée fait apercevoir des objets fantastiques, des fantômes effrayants.

J'ai eu fréquemment occasion, dans notre pays vignoble, d'observer ce genre d'aberration mentale.

Observation XXXIII. J'ai soigné une femme d'environ 40 ans, très-nerveuse et buvant beaucoup d'eau-de-vie, pour un *delirium tremens* qui offrait les caractères suivants : elle voyait constamment son lit rempli d'animaux de toutes sortes, mais surtout de serpents, de lézards, de crapauds, d'araignées ; à chaque instant son corps se livrait à de brusques soubresauts, lorsqu'elle éprouvait la sensation qu'aurait occasionnée un de ces reptiles glissant tout à coup à la surface d'un de ses membres. Rien ne pouvait la dissuader de ses illusions : elle passa plusieurs jours et plusieurs nuits livrée à des angoisses inexprimables, s'élançant à chaque instant hors de son lit pour échapper à la poursuite de ses ennemis imaginaires. Il fut enfin impossible de la tenir alitée : elle courut dans la maison pendant trente heures, fuyant toujours devant ces prétendus animaux dont les images fantastiques paraissaient prendre à ses yeux les formes les plus étranges et les plus effrayantes. Enfin, excédée de fatigue, elle finit par tomber dans un sommeil long et profond. A son réveil, sa raison avait repris son empire.

OBSERVATION XXXIV. Un jour, une femme entre brusquement dans mon cabinet, portant sur sa physionomie l'expression du plus profond effroi. « Entendez-vous, me dit-elle, ces voix qui me poursuivent en me criant que je suis une voleuse, une femme de mauvaise vie, etc. ? » Elle épuisa tout le vocabulaire graveleux de la halle. « Chaque nuit, ajouta-t-elle, un fantôme entre par ma fenêtre, vient s'accroupir sur mon estomac et me menace des plus grands malheurs : sauvez-moi, sauvez-moi. » Je cherchai vainement à lui faire comprendre que son imagination était égarée par des visions trompeuses : à chaque instant sa figure prenait de nouveau l'expression d'une frayeur indicible, et elle portait précipitamment les mains à ses oreilles en s'écriant : « L'entendez-vous,

l'entendez-vous ? » Rien ne put la calmer : elle me
quitta désespérée. Quelques jours après, on vint me dire
qu'on avait trouvé, le matin, son cadavre dans la rue, au
pied de la maison qu'elle habitait et sous la fenêtre de la
chambre qu'elle occupait au deuxième étage. Cette
femme, sans se livrer à l'ivrognerie proprement dite,
abusait journellement des boissons spiritueuses.

Observation XXXV. J'ai soigné un père de famille,
ivrogne de profession qui, se croyant poursuivi par des
voleurs, allait se précipiter d'un premier étage dans
la rue ; il était déjà monté sur la fenêtre, et une seconde
lui aurait suffi pour aller se briser le crâne sur le pavé,
lorsque sa femme, accourue à temps, le retint avec
force par sa chemise et le sauva d'une mort presque
certaine.

Observation XXXVI. Un ouvrier, grand buveur d'eau-
de-vie, rentrant un jour chez lui, sans être pourtant
dans l'ivresse, fut pris de visions si terribles, qu'il se précipita sur une hache, et que sa femme eut à peine le
temps de fuir en toute hâte pour éviter ses coups. Lorsque j'arrivai près de lui, quatre hommes étaient presque impuissants à le contenir : sa terreur et son exaltation étaient au comble; ses traits étaient bouleversés ;
les fantômes les plus épouvantables se livraient devant
ses yeux égarés à une ronde infernale ; il faisait des
efforts surhumains pour échapper aux bras qui l'étrei-
gnaient ; de temps en temps il parvenait à se frapper
violemment la tête contre la muraille ou le bois de son
lit, de manière à y laisser une trace de sang ; celui-ci
maculait son visage ; la sueur ruisselait de tout son corps,
et il répétait continuellement, sur un ton déchirant et
lamentable, avec l'accent de la plus vive détresse : « Je
suis perdu, nous sommes perdus. » Ce malheureux resta

plusieurs jours dans cet état, vociférant continuellement. Quand l'organisme se trouva épuisé de fatigue, un sommeil bienfaisant et prolongé vint rendre à ses facultés mentales l'exercice régulier de leurs fonctions.

OBSERVATION XXXVII. J'ai visité un malheureux boulanger que l'abus de l'eau-de-vie avait conduit au *delirium tremens*.

Quatre hommes suffisaient à peine pour contenir ses mouvements désordonnés ; au milieu de la nuit, la fatigue et le sommeil ayant engourdi la vigilance de ces gardiens dans un moment où le malade paraissait plus calme et disposé à s'assoupir, celui-ci s'échappa furtivement et se sauva à travers champs ; le lendemain, après de longues recherches, on le trouva, à 10 kilomètres de son domicile, noyé dans un ruisseau.

J'ai vu d'autres ivrognes, sous l'empire du *délire tremblant*, se tuer en se précipitant la tête contre un mur ou un angle d'escalier.

Nous avons vu l'ivresse furieuse faire de l'homme un assassin, un parricide que l'on isolait sous les verrous d'une prison.

Le *délire tremblant* conduit aux mêmes conséquences : ou bien, si les actes du buveur sont moins graves, s'il ne fait entendre que des menaces, des vociférations qui troublent la paix publique et la sécurité des individus, on se contente de l'enfermer dans une maison d'aliénés. Un grand nombre d'ivrognes vont finir leur misérable existence dans ces tristes asiles.

**Démence. Paralysie générale.** — Les désordres intellectuels et moraux causés par l'alcoolisme, quelle que soit la forme qu'ils aient revêtue, finissent presque toujours par aboutir à la *démence* et à la *paralysie générale*. Dans cette affreuse position, l'ivrogne est bien inférieur aux animaux les plus immondes. Il a besoin d'être surveillé et soigné comme un enfant au berceau ; il devient *gâteux* (1), malpropre ; il inspire un tel dégoût que l'on bénit la mort quand elle vient trancher une existence humaine aussi avilie.

### II. Troubles de la sensibilité.

Les ivrognes deviennent beaucoup moins sensibles à la douleur que les hommes vivant sobrement.

L'imbibition des tissus par l'alcool explique l'action anesthésique de ce liquide. On a pu couper des membres à des individus enivrés sans qu'ils aient ressenti la moindre douleur. Le docteur Maisonneuve a raconté qu'il y avait autrefois aux environs de Paris des rebouteurs qui parvenaient à réduire des luxations ayant résisté aux efforts des médecins les plus habiles. Tout leur secret consistait à enivrer leurs malades. Ils obtenaient ainsi la cessation des contractions musculaires qu'on obtient maintenant au moyen du chloroforme.

Observation XXXVIII. Un ivrogne, âgé de 34 ans, rentre le soir dans un état d'ivresse déjà bien avancée ; au lieu de céder aux sollicitations de sa femme qui le presse de venir se coucher, il descend à la cave, monte un pot de vin, le met sur la table à côté d'une lampe, et se met

(1) Se dit des aliénés qui vivent au milieu de leurs excréments.

à boire ; le sommeil et l'ivresse finissent par engourdir ses sens à un point tel, qu'il s'affaisse sur la table, le dos contre la lampe ; celle-ci met le feu à ses vêtements ; tout à coup l'ivrogne est réveillé par une douleur vive ; il appelle sa femme à son secours ; tout son dos est en feu ; point d'eau à la maison pour l'éteindre, ce malheureux court précipitamment jusqu'à un ruisseau peu éloigné et s'y plonge ; mais il n'était plus temps ; sa femme le ramène dans son lit et m'envoie chercher. Je trouve une brûlure au troisième degré occupant toute l'étendue du dos et de la nuque ; figure décomposée ; pouls misérable ; mort dans les 24 heures.

Observation XXXIX. J'ai soigné un autre ivrogne qui s'était endormi dans les mêmes circonstances, assis devant son foyer ; durant son sommeil, ses pieds s'approchèrent du feu qui prit à sa chaussure ; il ne se réveilla que lorsque les orteils furent si profondément brûlés. que plusieurs d'entre eux perdirent une ou deux phalanges.

D'autres fois, la sensibilité n'est pas éteinte, mais profondément pervertie.

Observation XL. J'ai soigné un ivrogne qui, à plusieurs reprises, avait eu des accès d'aliénation mentale et de délire tremblant. Durant une de ces crises, dont la durée fut assez longue, il lui était impossible de supporter aucun vêtement sur le corps ; aussitôt qu'il se sentait couvert du linge le plus léger, il entrait en fureur et le mettait en pièces. Quand on prenait le parti de le laisser 'dans un état de nudité complète, il était calme ; seulement, il avait la manie de circuler à travers la maison dans ce costume primitif : il trouva même le moyen de s'échapper quelquefois dans la rue, et on fut obligé de l'enfermer dans une maison de santé où il est mort dans la démence et la paralysie générale. D'où venait cette répulsion insurmontable pour toute espèce de tégument ? Rien, dans son langage et ses allures, n'annonçait des pensées érotiques ou obscènes ; on ne pouvait attribuer cette manie singulière qu'à une perversion de la sensibilité cutanée qui lui rendait intolérable le contact d'un vêtement et la chaleur qu'il provoquait à la surface du corps.

Un autre ivrogne m'a offert un trouble de la sensibilité cutanée entièrement différent de celui que présentait le sujet de l'observation précédente.

Observation XLI. Cet homme se rendait à la ville quatre ou cinq jours par semaine pour des marchés et d'autres affaires ; il en revenait toujours fortement alcoolisé. Il ne restait chez lui que le mercredi et le jeudi ; durant ces deux jours, n'ayant pas les mêmes occasions de boire, il tombait dans un état de dépression nerveuse tel, qu'il lui semblait que tout son corps devenait froid ; rien ne pouvait le réchauffer. On me l'amena pour savoir d'où pouvait venir cette maladie étrange qui éteignait chez lui le sentiment de la chaleur, au point qu'il lui semblait que son corps était plongé dans une eau glacée : je trouvai que sa peau était à une température plus élevée même que chez un homme bien portant ; cette sensation de refroidissement à la surface du corps ne venait que de l'absence de son excitant habituel et d'une perversion de la sensibilité causée par les excès bachiques.

### III. Troubles de la motilité.

C'est dans le cerveau et dans la moelle épinière, que réside ce principe de vie qui préside à la coordination de tous nos mouvements

**Défaut de résistance.** — Est-il surprenant que les centres nerveux, après avoir été ébranlés long-temps par les excès bachiques, finissent par perdre leur force de résistance et s'affaiblissent à ce point que, même dans les moments où l'alcool ne porte aucun trouble dans les organes, ceux-ci ne puissent reprendre l'exercice régulier de leurs fonctions.

Tous les chirurgiens ont été frappés de ce manque de résistance, de cette détente qui affecte tous les ressorts de la vie, dans le corps des ivrognes, ce qui fait que les opérations chirurgicales sont rarement suivies de succès chez les sujets dont la constitution est viciée par les excès alcooliques.

Lorsque les personnes qui abusent habituellement des boissons alcooliques sont affectées de maladies aiguës et qu'on les soumet à l'usage des boissons adoucissantes, il arrive que ces malades, privés de leur stimulant ordinaire, tombent dans un état d'a-battement et de prostration profonde. On dirait que chez eux les forces vitales ont perdu tout leur ressort et qu'elles ne peuvent plus réagir contre le mal qui menace de les détruire. C'est alors que le méde-cin est obligé d'introduire un peu de vin dans la ti-sane des malades, tant l'influence de cette excitation artificielle est devenue, par la force de l'habitude, indispensable à l'exercice de leurs fonctions organiques. Mais on comprend les inconvénients que cette nécessité peut entraîner pour le fonds de la maladie, et combien le principe irritant des liquides alcooliques est contraire à la fièvre et aux inflammations.

**Tremblement.** — Rien n'est plus commun que d'entendre les ivrognes, quand ils sont à jeun, de sang-froid, se plaindre de vertiges très-pénibles, d'étourdissements qui rendent leurs pas incertains. Leurs jambes tremblent; ils chancellent quelquefois comme s'ils avaient trop bu; et ils courent à la bouteille pour se donner une vigueur factice, une force passagère que suivra chaque fois une dépression plus profonde de l'énergie musculaire. Quelquefois ce tremblement devient si fort, que l'ivrogne ne peut plus tenir son verre.

Observation XLII. Un homme de 50 ans, un grand et vigoureux Jurassien, me fait appeler pour voir s'il n'y aurait pas de remède à apporter à ce tremblement qui agite ses mains tellement, que sa fille est souvent obligée de le nourrir comme un enfant, par la raison qu'il ne peut porter une cuillère de soupe à sa bouche sans la renverser. Je lui prescris pour la forme quelques moyens de traitement et lui recommande surtout de boire beaucoup moins. Au bout de quelque temps, voyant que mes remèdes, dont il attendait l'effet très-sérieusement, ne produisaient rien, il quitta un jour la table brusquement, après avoir vainement tenté plusieurs fois de porter son verre à ses lèvres. Il sortit : on crut que, selon son habitude, il allait causer chez quelque voisin. Le soir, comme il ne reparaissait pas, on le chercha partout, et on finit par le trouver pendu dans sa cave.

Observation XLIII. Un autre ivrogne, dont le tremblement portait principalement sur les jambes, étant tombé plusieurs fois dans les escaliers de sa cave, finit par ne plus pouvoir les descendre et prit le parti de se traîner sur son derrière pour éviter de nouvelles chutes.

Je le surpris un jour dans cette singulière allure, et, comme je lui en témoignai ma surprise : « Écoutez, me dit-il, il y a là dedans un diable qui m'attire : *C'est un petit tonneau d'eau-de-vie auquel je pense toujours* ; quand je ne pourrai plus aller le visiter, je serai *bientôt mort.* » Il disait vrai ; peu de temps après, il mourut d'apoplexie à 58 ans ; son père, qui avait été sobre, était devenu *nonagénaire !*

**Fourmillements. Paralysie.** — Quelquefois le mal se concentre sur la moelle épinière qui devient le siége de douleurs vives accompagnées de fourmillements, de roideurs dans les extrémités inférieures ; celles-ci finissent par être privées de mouvement, quelquefois de sensibilité ; la paralysie gagne la vessie et l'intestin ; le malade ne peut plus rendre ses urines et ses matières fécales ; il faut que la sonde et la seringue viennent à chaque instant en aide à sa nature impuissante, ou bien il ne peut plus retenir ses excréments, qui s'échappent malgré lui, et il passe sa vie au milieu de ses ordures. — J'ai vu un de mes vignerons, que rien n'avait pu guérir de sa malheureuse passion pour l'eau-de-vie, finir ainsi misérablement à un âge peu avancé.

**Tétanos** — D'autres fois, les accidents dont la

moelle épinière est le siége prennent de prime abord un caractère beaucoup plus grave et une intensité qui amène promptement la mort. Le mal prend alors la physionomie du tétanos.

Observation XLIV. Un ami de la bonne chère et des vins généreux, âgé de 50 ans, d'une constitution athlétique, très-nerveux, très-impressionnable, m'écrit qu'il désire ma visite parce qu'il éprouve depuis le matin un *serrement* dans les mâchoires qui l'inquiète. Je le trouve se promenant encore dans son jardin : mais il ne pouvait écarter les mâchoires et éprouvait déjà quelques secousses dans le tronc. Bientôt les membres furent envahis, et des crises tétaniques, se succédant coup sur coup, avec une intensité effrayante, brisèrent en moins de quarante-huit heures cette organisation si puissante.

Le cerveau conserva jusqu'à la fin l'intégrité de ses fonctions, à tel point que, un prêtre récitant près de son lit les prières des agonisants quelques minutes avant qu'il expirât, il faisait lui-même les réponses, que venaient à chaque instant interrompre les secousses tétaniques.

Quelles circonstances avaient pu provoquer cette affreuse maladie ? Il disait s'être piqué à la main en tondant une haie d'aubépine : mais cette piqûre datait de plusieurs jours ; elle ne s'était nullement enflammée, et, à l'époque où le mal fit son invasion, elle était à peu près complétement cicatrisée.

Le tétanos ne pouvait dépendre d'une lésion aussi minime : il me parut devoir être attribué à l'excitation habituelle dont le corps de cet homme était le siége par l'effet d'un usage très-copieux des boissons alcooliques et d'une alimentation fortement assaisonnée : on ne l'avait jamais vu dans le deuxième degré de l'ivresse ; mais le premier degré lui était très-familier.

Observation XLV. J'ai vu mourir de la même façon un robuste campagnard qui, par une chaleur excessive, avait ramené de la foire une vache très-difficile à conduire ; pour être plus sûr de ne pas la laisser échapper, il lui avait mis un licol dont il tenait la corde enroulée autour de sa main ; l'animal se livrait continuellement à de grands efforts pour s'échapper. Cet homme fit ainsi un trajet de plusieurs heures. La nuit suivante, ne pouvant dormir par l'effet de douleurs intolérables qu'il éprouvait dans la main, il se leva et alla plonger cette main brûlante et gonflée dans l'eau d'une fontaine très-fraîche. Il en ressentit un saisissement si vif, que ses mâchoires se serrèrent instantanément ; tout son corps se roidit. Il ne put rentrer chez lui ! le tétanos éclatait, un tétanos foudroyant ; vingt-quatre heures plus tard il avait cessé de vivre. Quand je demandai à ses amis quelle pouvait être la cause qui, dans des circonstances si ordinaires, avait pu faire éclater chez cet homme des accidents si terribles, ils me répondirent qu'il avait *trop bu* à la foire, et que, d'ailleurs, ses nerfs devaient *être gâtés*, depuis longtemps, par l'abus des boissons.

IV. Troubles fonctionnels et altérations matérielles des organes des sens. (Vision et audition.)

**Mouches.** — Rien n'est plus commun que d'entendre les ivrognes se plaindre d'avoir, dans les yeux, des *mouches*, des *fils d'araignée* (1) ; ces accidents sont quelquefois purement nerveux, et l'exa-

(1) Voy. X. Galezowski, *Traité pratique des maladies des yeux.* Paris, 1870.

men des organes n'y fait découvrir aucune altération. Mais, dans d'autres cas, ils sont l'effet de modifications survenues dans les tissus mêmes.

OBSERVATION XLVI. Un ancien militaire, fameux par ses
exploits bachiques, avait, depuis longtemps, le nez et le
reste de la face parsemés de ces rubis qu'y fait éclore le
jus de la treille, lorsqu'il vint se plaindre à moi d'éprouver dans la vue des troubles très-pénibles ; il voyait des
mouches voltiger autour de lui ; les objets qu'il regardait
lui paraissaient criblés de taches noires ; en examinant
le fond de son œil avec l'ophthalmoscope, je vis sur la
rétine des espèces de boutons analogues à ceux que présentait la face, et je ne doutai pas qu'ils eussent la même
origine. Cet homme ayant continué à boire démesurément, la vue s'altéra de plus en plus, et il a fini par devenir complétement aveugle.

J'ai été maintes fois frappé de ce fait, que les
amis de la table et de la bouteille, dont la figure est
ordinairement très-animée, étaient obligés de se servir de lunettes beaucoup plus tôt que les hommes
sobres.

**Ophthalmies.** — J'ai soigné des enfants pour des
ophthalmies très-graves, suivies quelquefois de la
perte plus ou moins complète de la vue, dont la
cause première était une éruption de boutons à la
tête et sur la face, éruption qui était elle-même la
conséquence de la funeste habitude qu'avaient les
parents de leur donner à boire du vin pur sous prétexte de les fortifier ; les boutons de la tête avaient
fini par envahir les yeux.

**Inflammation de l'oreille.** — D'autres fois, c'est sur les oreilles que se fait la congestion ; alors peuvent éclater les inflammations les plus douloureuses. J'ai vu des malades crier des nuits entières sous l'impression de tintements et de bruissements très-incommodes, de souffrances intolérables dans les profondeurs de l'oreille; celles-ci ne cessaient que par la perforation du tympan qui livrait passage à un flot de pus. Les malades restaient sourds (1), mais heureux encore d'en être quittes à ce prix, car, en pareil cas, j'ai vu le pus, au lieu d'ouvrir le tympan, se frayer une voie du côté du cerveau et y faire éclater une méningite mortelle.

### § II. Système sanguin.

Le système sanguin remplit dans l'organisation un rôle plus passif que celui du système nerveux ; mais il est néanmoins d'une extrême importance. Toutes les parties du corps sont sillonnées en tous sens par des artères et des veines; les artères portent le sang du cœur aux extrémités, les veines le ramènent au cœur; leurs ramifications innombrables entrent dans la composition de tous les organes. C'est par le sang que le poison alcoolique est porté vers tous les tissus; elles sont les premières à en recevoir l'impres-

(1) Voyez Bonnafont. *Traité pratique des maladies de l'oreille et de l'audition.* Paris, 1860, in-8. — Itard, *Traité des mal. de l'oreille.* 2e édition. Paris, 1842.

sion irritante ; aussi subissent-elles de notables modifications.

On peut distinguer trois sortes de lésions produites dans le système sanguin par l'usage immodéré des boissons spiritueuses, celles qui modifient la manière d'être du sang, celles qui atteignent les artères et les veines, et, en dernier lieu, celles qui surviennent dans le cœur.

Le cœur, centre et moteur principal du système sanguin, représente une pompe aspirante et foulante qui est incessamment traversée par le sang revenant de toutes les parties du corps ; ce sont ces mouvements qui impriment au fluide sanguin son mouvement circulatoire , aussi devient-il communément chez les ivrognes le siége d'altérations graves.

I. Modifications dans la manière d'être du sang.

La présence de l'alcool dans le sang artériel et son action sur le sang sont mis en évidence par une expérience qu'a faite M. Bouchardat (1), et dont les résultats apparaissent avec la plus grande facilité.

« On sait, dit cet auteur, que peu d'animaux ont de l'appétence pour l'eau-de-vie, et même que quelques-uns, comme le lapin, sont tués par de faibles quantités de ce liquide : mais il en est d'autres, comme certains coqs, qui recherchent avidement les mets qui en sont imprégnés. Nos expériences ont été faites sur un vieux coq, qui avait un goût prononcé pour le pain trempé dans l'eau-de-vie. Il le mangeait avec tant d'avidité

(1) Bouchardat, *Annuaire de thérapeutique*, 1847, p. 274.

qu'il ne tardait pas à présenter les principaux phénomènes de l'ivresse : yeux brillants, marche vacillante, absolument comme celle d'un ivrogne ; mais le fait sur lequel je désire actuellement appeler l'attention, c'est la modification de couleur qui survenait dans sa crête. A la couleur rouge, rutilante, qu'elle a dans l'état normal, succédait une couleur noire ; le sang artériel qu'elle contenait était remplacé par un sang présentant le caractère de coloration du sang veineux. Cette observation démontre la présence de l'alcool dans le sang artériel met en évidence son action sur ce sang, et donne une explication satisfaisante des cas de mort subite par asphyxie qu'on a notés chez des ivrognes. J'ai eu des occasions nombreuses de voir de ces morts subites par empoisonnement alcoolique dans un bouge de la rue de Glatigny : les ivrognes, à bout de ressources pour satisfaire leur passion, avaient trouvé ce moyen d'en finir avec la vie. »

**Hydropisie de poitrine.** — On voit très-fréquemment des personnes qui ont abusé des boissons spiritueuses succomber dans un âge encore peu avancé, à ce qu'on appelle vulgairement une *hydropisie de poitrine*, maladie caractérisée par d'horribles étouffements, et accompagnée d'une enflure générale du corps que produit un épanchement d'eau séreuse infiltrée sous la peau. C'est à l'occasion de cette fin si commune des ivrognes, qu'est né ce fameux proverbe : *Qui vivit in vino morietur in aquâ ; celui qui vit dans le vin mourra dans l'eau.*

L'examen du cadavre des sujets qui succombent à cette maladie démontre qu'elle dépend d'une alté ration profonde survenue dans l'organe central de la circulation.

**Coagulation du sang.** — Plusieurs observateurs ont été frappés de l'état de coagulation du sang dans les vaisseaux des ivrognes morts en état d'ivresse ; Hipp. Royer Collard (1) en a cité plusieurs exemples.

OBSERVATION XLVII. J'ai vu mourir une femme âgée de 58 ans qui, depuis longues années, abusait continuellement de l'eau-de-vie. Elle ne présentait aucun signe de maladie interne ; mais elle s'était alitée par suite d'une faiblesse très-grande avec refroidissement des extrémités. Celles-ci n'offraient guère plus de chaleur que sur un cadavre. En cherchant le pouls, je fus frappé de sa disparition complète ; je cherchai des battements artériels dans le pied, dans le creux du jarret, sur la région temporale, au pli du bras ; je n'en trouvai sur aucun de ces points ; on sentait encore un frémissement à l'aine et à l'aisselle ; les battements aortiques étaient très-faibles ; les bruits du cœur tellement sourds qu'ils semblaient presque éteints ; elle vécut encore quelques jours dans cet état et, quand elle exhala son dernier souffle, tout son corps, surtout les extrémités, était privé de chaleur comme un cadavre refroidi, le sang s'étant figé presque partout assez longtemps avant la mort. Si j'avais pu en faire l'autopsie, je suis convaincu que j'aurais trouvé une coagulation remarquable du sang.

OBSERVATION XLVIII. Un vieillard de 64 ans, buveur d'eau-de-vie et de vin généreux, me fit venir pour des douleurs vives, ou, plutôt, pour un engourdissement

(1) Royer Collard, Thèse pour le concours d'hygiène, 1836.

très-douloureux qu'il éprouvait dans toute la longueur d'un des membres inférieurs : on n'y voyait ni rougeur, ni gonflement ; les orteils offraient une teinte violacée et une réfrigération très-sensible ; en pressant sur le membre dans le trajet des gros troncs artériels, on provoquait une douleur assez vive. Bientôt les orteils noircirent, se desséchèrent comme ceux d'une momie ; une ligne rouge établit une démarcation entre eux et les parties vivantes ; ils finirent par se détacher les uns après les autres ; à peine était-il guéri d'un côté, que les mêmes accidents se montrèrent à l'autre pied et eurent la même terminaison. Dans la pensée que la douleur qui se montrait dans le trajet des artères dépendait d'une inflammation de leur paroi interne, laquelle inflammation devait favoriser beaucoup la coagulation du sang et le défaut de circulation, qui causait les accidents gangréneux, je dirigeai mes moyens de traitement surtout contre l'inflammation des canaux artériels, et ce vieillard dont j'avais, en même temps, profondément modifié le régime, a bien guéri : il en a été quitte pour la perte de ses orteils.

Les ravages causés par la gangrène, dans des cas pareils, ne sont pas toujours aussi limités.

OBSERVATION XLIX. Vigneron, âgé de 56 ans ; habitudes anciennes d'ivrognerie. Au début, douleurs sourdes dans toute la jambe et la cuisse ; bientôt ces douleurs deviennent aiguës. Très-rapidement toute la jambe se refroidit ; on m'appelle en consultation dans le dernier période du mal. Je trouve une jambe en putréfaction, absolument comme celle d'un cadavre qui a séjourné trois semaines dans un amphithéâtre ; le mal datant de trois mois, la jambe était déjà séparée, en grande partie, des chairs vivantes, au-dessus du genou : quelques coups de bistouri et un trait de scie suffirent pour détacher complétement le membre, sans la moindre douleur ; l'opéré a bien guéri.

II. Lésions des vaisseaux (artères et veines).

L'alcool qui circule avec le sang doit porter son action irritante sur la membrane délicate qui tapisse l'intérieur des artères et des veines. Chez les animaux que l'on fait mourir dans l'ivresse, on trouve ces membranes d'un rouge vif et caractéristique.

OBSERVATION L. Un homme âgé de 56 ans accusait des douleurs aiguës dans un des côtés de la tête : il les attribuait à une névralgie ; en examinant cette région attentivement, je remarquai des lignes rouges qui suivaient très-régulièrement le trajet de l'artère temporale et les méandres nombreux que ses rameaux décrivent à la surface du crâne ; en pressant sur ces lignes rouges, on causait une douleur vive ; c'était évidemment une inflammation occupant toute l'épaisseur des parois de l'artère temporale. Cet homme était un ivrogne de profession.

Cette irritation habituelle des parois artérielles détermine facilement une altération fixe de ces parois ; elles s'indurent, s'ossifient, deviennent rugueuses, et ces modifications apportent une gêne notable à la circulation du sang. En tâtant le pouls des ivrognes qui ont dépassé 50 ans, le médecin reconnaît souvent qu'il a perdu de sa souplesse, que le canal artériel offre au doigt qui le presse une résistance, une dureté anormales.

Il est encore un autre changement qui s'opère dans les vaisseaux sanguins sous l'influence des excès bachiques. La présence de l'alcool dans le sang, augmentant l'énergie et la fréquence des contractions du cœur, donne lieu à un état d'éréthisme et de turgescence de tous les organes, comme chez les sujets qui ont la fièvre ; il doit en résulter qu'à la longue les vaisseaux sanguins se dilatent, et leurs parois s'amincissent. Cet effet est surtout inévitable pour ces petits vaisseaux qui, à raison de l'étroitesse de leur calibre, ont reçu le nom de vaisseaux capillaires (*capillus*, cheveu), et qui sont tellement répandus dans le corps, qu'on ne peut en piquer un point quelconque sans ouvrir une veine capillaire.

Les vaisseaux doivent en même temps subir une certaine élongation qui rend leur direction plus flexueuse.

Quand on tâte le pouls des ivrognes d'un certain âge, on est souvent frappé des ondulations que décrit l'artère du poignet.

Ces deux circonstances, dilatation des vaisseaux et augmentation de leurs flexuosités, ont pour conséquence inévitable de diminuer la rapidité de la circulation, et de rendre les engorgements plus fréquents et plus rebelles. L'amincissement de leurs parois doit les prédisposer à des ruptures et favoriser les hémorrhagies.

Ces modifications qui s'opèrent dans les capillaires, sous l'influence de l'abus des liqueurs fermentées, sont très-sensibles sur la face de beaucoup d'ivrognes, surtout de ceux dont le tempérament est sanguin et lymphatique : on voit la peau de leurs joues, celle du nez, de même que la conjonctive oculaire, parcourues par des arborisations vasculaires qui y dessinent un réseau très-apparent et très-compliqué. L'enveloppe cutanée de ces régions est comme transformée en tissu érectile. Le nez des ivrognes est quelquefois tellement défiguré, qu'il ressemble, pour la couleur, la forme et la mobilité même, à une énorme crête de coq d'Inde.

La figure, dans les cas de ce genre, traduit au dehors les modifications corrélatives dont le tissu des organes intérieurs devient également le siége, surtout dans les parties les plus riches en vaisseaux sanguins.

### III. Lésions du cœur.

Les boissons spiritueuses exercent sur lui une excitation directe et très-prononcée, comme le témoignent assez la fréquence et la dureté du pouls. Cette stimulation directe exercée sur le cœur est bien capable de donner lieu à des inflammations de son enveloppe ou de sa membrane interne, à une turgescence de son tissu qui en augmente insensiblement le volume. Mais elle ne me paraît pas suffire pour expliquer, dans tous les cas, le développement de ces affections si fréquentes et si redoutables, connues sous le nom d'*anévrysme* et d'*hypertro-phie du cœur* ; d'autres particularités, qui jusqu'ici n'ont pas été signalées, me paraissent contribuer puissamment à leur donner naissance.

J'exposerai brièvement les idées qu'une observation longue et attentive m'a suggérées sur cette question ; mais, forcé d'entrer dans des détails dont l'intelligence exige des connaissances anatomiques et médicales, j'ai écrit les considérations qui vont suivre principalement pour les médecins.

**Anévrysme. Hypertrophie du cœur.** — Une des maladies les plus communes et les plus graves, surtout après l'âge de retour, est celle qui est connue sous le nom vague de *maladie organique du cœur, d'a-névrysme, d'hypertrophie*, et dont les accidents principaux sont les étouffements, les palpitations et l'enflure générale ou anasarque. J'ai cru longtemps, et cette opinion m'était restée de mes études classiques, que ces accidents dépendaient presque toujours d'un obstacle à la circulation, siégeant dans les orifices du cœur (ossification, atrésie, végétation, etc.), et que la dilatation et l'hypertrophie de l'organe n'étaient elles-mêmes qu'une conséquence de l'altération de ces orifices. J'étais pourtant frappé souvent de ce fait que, dans les cas de ce genre, on était loin de toujours entendre à l'auscultation les bruits signalés par les auteurs, comme annonçant ces lésions des orifices cardiaques.

Souvent on ne rencontre, comme symptôme de la maladie du cœur, que l'augmentation du volume de l'organe, la difficulté qu'il éprouve à fonctionner, caractérisée par l'irrégularité de ses battements, leur fréquence tumultueuse, et par des bruits *sourds*, n'ayant plus leur éclat, leur *pureté* habituelle. J'ai fait l'autopsie d'un grand nombre de malades morts à l'hôpital d'Arbois avec tous les symptômes de l'anévrysme et de l'hypertrophie ; j'ai fort souvent trouvé les valvules intactes et les orifices dans l'état normal. Les cavités étaient plus larges, les parois plus épaisses.

Je me suis demandé alors quelle pouvait être, dans les cas où l'on ne rencontre aucune modification aux orifices du cœur, la cause organique assez puissante pour déterminer des changements aussi graves dans les parois et les cavités du cœur. Au lieu de trouver dans cet organe l'obstacle qui gêne primitivement la circulation, il m'a paru qu'il serait plus rationnel de le placer dans le réseau capillaire et dans le système des vaisseaux veineux et artériels. En effet, quelles sont les modifications subies, sous l'influence des progrès de l'âge, par les capillaires, les artères et les veines? Leur direction devient flexueuse, en même temps que leur canal se dilate. Ces changements sont surtout très-prononcés dans les veines des extrémités inférieures qui deviennent si fréquemment variqueuses; chez les sujets âgés de plus de 50 ans, on les voit décrire d'innombrables sinuosités à travers lesquelles la circulation se fait plus difficilement. J'ai déjà indiqué les flexuosités que présente la radiale au poignet chez les vieil-

BERGERET, Boissons.                               6

lards; plus d'une fois j'en ai constaté l'existence avant l'âge de 50 ans.

Il résulte de ces changements survenus dans les vaisseaux, que la colonne du sang qui y circule doit éprouver dans son cours des frottements plus considérables, que sa projection à travers des artères ainsi conformées doit être plus laborieuse, en même temps que, d'après les lois de l'hydraulique, l'augmentation du calibre des canaux vasculaires diminue la vitesse du courant. Si de telles modifications se produisent dans les principaux rameaux des veines et des artères, à plus forte raison doivent-elles s'effectuer dans les vaisseaux capillaires dont les parois sont moins résistantes. Qu'on examine la face de la plupart des personnes sur lesquelles pèse déjà un demi-siècle d'âge, on y verra un lacis très-apparent que dessinent les capillaires dilatés.

Qui oserait douter, d'une autre part, de l'influence des contractions du cœur sur la circulation veineuse et capillaire, du *vis à tergo* qu'elles lui impriment ? Comment ne pas reconnaître que l'embarras occasionné dans la circulation capillaire et veineuse par la modification anatomique signalée plus haut, ne soit de nature à faire refluer le sang dans les artères, à empêcher au moins que celles-ci ne se désemplissent assez promptement du sang qu'elles viennent d'admettre, pour en recevoir une nouvelle quantité.

S'il en est ainsi, il est facile de comprendre que le cœur est obligé, pour surmonter tous ces obstacles, de se livrer à des efforts extraordinaires qui, à la longue, doivent en amener l'hypertrophie et la dilatation, de la même manière qu'un obstacle à l'émission des urines, sur un point de la longueur de l'urèthre, produit *les vessies à colonnes* dont les parois deviennent presque aussi charnues que celles du cœur ; enfin, comme conséquence inévitable de cet antagonisme entre le cœur et les vaisseaux, les étouffements, les infiltrations et la cessation des fonctions vitales.

Quel est le médecin qui n'a été frappé de la dureté du pouls chez les vieillards ? Bichat a insisté sur ce fait que, tandis que tous les organes s'affaiblissent et s'atrophient avec les progrès de l'âge, *le cœur seul augmente de force et de volume.* Cette espèce de contradiction bizarre, que paraissaient présenter les lois de l'organisme, s'explique parfaitement par les modifications qui surviennent dans l'arbre vasculaire et dont la conséquence est de contraindre le cœur à un excès d'action.

Les faits observés par la pathologie confirment parfaitement cette théorie. En effet, l'anévrysme et l'hypertrophie du cœur atteignent principalement les personnes chez lesquelles des circonstances particulières déterminent prématurément dans les vaisseaux sanguins les mêmes modifications qui, chez tous les sujets, sont le résultat du progrès des années. Ces personnes sont : 1° les ivrognes ; 2° les individus obèses et pléthoriques ; 3° les sujets à fibre molle, lâche, à peau fine, et dont souvent, même à un âge peu avancé, la face est remarquable par un réseau capillaire très-prononcé. Les sujets que nous venons d'énumérer sont précisément ceux chez lesquels les canaux sanguins sont soumis aux causes les plus actives de dilatation et de déformation, soit par la turgescence habituelle des tissus, comme chez les ivrognes, soit par la trop grande abondance du sang, la plénitude et la distension des vaisseaux, comme chez les gastronomes ; soit, enfin, par une faiblesse native et constitutionnelle de la fibre vivante.

Mais, de tous les individus chez lesquels ces phénomènes s'accomplissent, les ivrognes sont les plus nombreux.

Dans nos pays vignobles, où l'on abuse généralement des boissons spiritueuses en même temps qu'on se livre aux travaux si pénibles de la viticulture sur un terrain très-fortement accidenté, qui exige que le vigneron gravisse chaque jour des pentes plus ou moins rapides, circonstance qui imprime au cœur des mouvements exagérés, les maladies organiques du cœur sans lésion valvulaire sont très-fréquentes. Elles font mourir la moitié des sujets âgés de plus de cinquante ans.

**Atrophie graisseuse** — Le D<sup>r</sup> Aug. Voisin a signalé une altération du cœur qu'il a rencontrée plusieurs fois en ouvrant des cadavres d'ivrognes ; c'est une dégénérescence *graisseuse* des parois de cet organe (1).

J'ai vu mourir un si grand nombre de sujets de

(1) A. Voisin, *Op. citato, passim.*

maladies du cœur consécutives aux excès de table, que je suis embarrassé dans le choix des exemples que j'en pourrais citer ; que de malheureux ont succombé sous mes yeux, le cœur serré par cette *griffe* impitoyable dont Mirabeau mourant accusait les cruelles étreintes.

OBSERVATION LI. J'ai vu un jeune homme de 26 ans succomber rapidement à une inflammation des enveloppes du cœur qui donna lieu à un épanchement de liquide si abondant autour de cet organe, que celui-ci y fut en quelque sorte noyé. Ce jeune homme passait sa vie dans les cafés : comme il était riche, on l'y voyait sans cesse entouré d'un cercle de parasites qui flattaient ses passions en l'excitant à boire. Ce régime incendiaire lui fit pousser à la peau d'énormes boutons qui couvraient son corps de la tête aux pieds.

Avant que ces boutons parussent, il avait engraissé démesurément, et l'éruption ne fut, en vérité, qu'un débordement de cet excès d'humeurs en fermentation que son régime accumulait dans tout son être. La maladie de peau avait éclaté durant les chaleurs de l'été. Quoiqu'elle fût très-incommode, il n'en continua pas moins, malgré mes avertissements réitérés, de se livrer à ses excès. Les premiers froids de l'hiver firent disparaître en grande partie les boutons ; mais l'ennemi était rentré dans la place ; il se mit à tousser, d'une toux sèche, à quintes saccadées et violentes. Au mois de janvier, il est pris de suffocations terribles ; je le trouve assis sur son lit, pressant la région du cœur de ses deux mains enlacées, et s'écriant à chaque instant : *J'étouffe, j'étouffe.*

La face est décomposée, baignée d'une sueur froide ; le pouls est misérable, d'une petitesse et d'une irrégularité désespérantes. Le cœur ne peut plus frapper contre les côtes ; il est plongé dans une masse de liquide dont l'abondance est telle, que ses bruits eux-mêmes ne sont entendus que fort confusément, à une grande profondeur. Ce jeune homme succomba en moins de trois jours à cette inflammation suraiguë des enveloppes du cœur.

D'autres fois, l'inflammation se porte sur la membrane interne du cœur, et, dans ce cas, le sang, déjà échauffé et épaissi par les excès de table, peut rapidement, au contact de la surface enflammée, former un caillot qui bouche les orifices du cœur et donne lieu à une mort instantanée.

OBSERVATION LII. Un riche propriétaire gastronome, ami des vins généreux et des liqueurs, d'un embonpoint remarquable, pléthorique, âgé de 60 ans, paraissait jouir d'une santé florissante ; il excitait l'envie des hommes moins bien nourris que lui. Depuis quelques jours il accusait à sa famille une sensation désagréable qu'il éprouvait dans la région du cœur ; mais cet accident était si léger, qu'il ne dérangeait en rien son appétit et ses habitudes. Il venait de faire encore une course assez longue, et, assis au coin du feu, il paraissait goûter avec délices un moment de repos, lorsque, tout à coup, il porte la main sur son cœur, essaie de pousser un cri qui vient expirer sur les lèvres : il était mort. Cette fin soudaine ayant éveillé les soupçons de la justice, je fus chargé d'en faire l'autopsie. Je trouvai sur les parois internes du cœur les traces d'une inflammation évidente et un gros caillot de sang dont la surface extérieure adhérait, en partie, à ces parois ; le sang avait commencé à se coaguler contre la surface enflammée ; puis, ces premiers caillots en avaient produit d'autres ; ceux-ci, en se réunissant, avaient formé ce gros caillot qui, entrant brusquement dans une des ouvertures du cœur, avait déterminé un arrêt soudain dans la circulation et tué aussi promptement qu'un coup de poignard.

## § III. Systèmes lymphatique, cellulaire et graisseux.

Les fonctions des glandes et des vaisseaux lymphatiques se rattachent principalement à celles de la nutrition. Ce système ne remplit un rôle très-actif que dans l'enfance et durant la période d'accroissement du corps. Plus tard, lorsque le sujet est adulte, l'action du système lymphatique ; dans le jeu des forces vitales, devient secondaire ; aussi les maladies qui l'atteignent dans cette phase de l'existence humaine sont-elles beaucoup plus rares que dans l'enfance.

**Engorgements ganglionnaires du cou.** — J'ai vu pourtant des ivrognes déjà âgés, que leurs habitudes conduisaient à n'observer aucune des règles de l'hygiène, qui couchaient dans des bouges, des galetas infects, souvent exposés au froid, à l'humidité, aux intempéries atmosphériques, contracter des engorgements ganglionnaires autour du cou comme les scrofuleux.

Observation LIII. Célibataire ; issu d'un père et d'une mère qui sont devenus presque octogénaires et étaient d'une constitution, d'une santé magnifiques. Cet homme aurait pu se créer une excellente position : son père, ayant de la fortune, n'avait rien négligé pour lui donner une belle éducation. Mais les mauvaises compagnies l'entraînèrent de bonne heure dans les cafés; il y y flétrit d'abord ses facultés morales et intellectuelles; plus tard, quand ses parents furent morts, il dévora promptement son patrimoine, et, privé de ressources, réduit aux expédients les plus humiliants pour subsister, il traîna de cabarets en cabarets sa misérable existence, rendant partout quelques services, comme le plus humble des valets, pour gagner le vin et l'eau-de-vie qu'il consommait; réduit souvent à coucher au fenil, à l'écurie. Quand je le vis pour la dernière fois, quelques mois avant sa mort, qui arriva à l'âge de 53 ans, il portait autour de la mâchoire inférieure, jusque sous les oreilles, un énorme chapelet de glandes engorgées et suppurantes qui donnaient à sa physionomie l'aspect le plus étrange et le plus hideux. Il est mort de phthisie pulmonaire.

J'ai vu tous les membres d'une famille livrée à l'ivrognerie, père, mère, enfants de tous âges, être pris ainsi d'engorgements glanduleux.

**Scrofules.** — L'alcoolisme détermine à la longue une dégénérescence de l'organisme qui, aidée de quelques circonstances hygiéniques plus ou moins débilitantes, conduit bien facilement aux scrofules.

**Dégénérescence graisseuse.** — L'abus des boissons spiritueuses a souvent pour effet primitif, chez certains sujets disposés à l'embonpoint, de développer une masse de graisse dans le tissu cellulaire;

celui-ci, comme une gangue, entoure tous nos organes : il pénètre même dans l'intimité de leur trame, de manière à ce que chacune des granulations ou des fibrilles qui entrent dans leur composition soit séparée de la fibrille ou de la granulation voisine par une lamelle de tissu cellulaire qui les unit. Partout où s'étend le tissu cellulaire, peuvent se déposer des molécules graisseuses ; celles-ci, quelquefois, s'accumulent en si grande quantité dans les organes des ivrognes, qu'elles compriment et flétrissent les granulations, les fibrilles qu'elles avoisinent ; il en résulte que la graisse prend la place des chairs et que l'on peut voir, chez des hommes encore peu avancés dans la vie, une dégénérescence graisseuse des tissus, comme chez les vieillards. — Le docteur Lancereaux (1) a parfaitement décrit ce genre d'altération résultant de l'abus des boissons spiritueuses.

Il en conclut qu'un des effets de l'alcoölisme est de produire une vieillesse anticipée.

J'ai vu des ivrognes que l'excès de graisse privait de tout mouvement ; les nerfs, les muscles, n'avaient plus de vitalité et de ressort ; tout était enseveli et paralysé dans la masse graisseuse ; l'intelligence, la sensibilité ne se trahissaient que par éclairs ternes et rares : on regardait avec pitié ou, plutôt, avec mépris, ces figures bestiales, ces corps informes, condamnés à passer leur existence dans un fauteuil, n'é-

(1) Voy. Lancereaux, *Étude sur les altérations produites par l'abus des boissons alcooliques (Bulletin de l'Académie de médecine,* 4 juillet 1865, tome XXX, p. 952).

tant plus, comme les polypes, que des *poches* à digérer.

Observation LIV. Un commis voyageur, âgé de 28 ans, vient m'offrir des échantillons de vin de Bordeaux : ce jeune homme est déjà *pansu* comme un gastronome de 50 ans. Ses traits sont ensevelis dans une couche graisseuse qui donne à sa physionomie l'expression de la stupidité; son esprit et son langage ne paraissent pas moins empâtés; curieux de connaître les causes de cet embonpoint prématuré et vraiment extra ordinaire, je le questionne et apprends que, du matin au soir, les petits verres et les grands, provoquant un appétit insatiable, conduisent à cet engraissement précoce le digne enfant des bords de la Garonne qui veut, par son exemple, pousser à la consommation des produits de son pays natal.

J'ai vu des filles et des femmes encore jeunes, belles, acquérir prématurément, sous l'influence de l'abus des boissons alcooliques, cet embonpoint qui contrarie tant certaines femmes de 45 ans, parce qu'il fait disparaître la finesse de leur taille, la grâce et la pureté de leurs traits.

Il est une partie du corps des buveurs qui, plus que les autres, montre une disposition malheureuse à prendre une exubérance qui peut finir par la rendre hideuse : je veux parler du nez

On reconnaît volontiers un ivrogne à la couleur pourpre de son nez et aux rubis qui le décorent. Mais l'altération de cette partie chez les ivrognes ne se borne pas seulement à de la rougeur et des boutons, j'ai vu le nez grossir et s'allonger à tel point, qu'il trempait dans le verre quand le buveur le portait à ses lèvres; il tremblotait au moindre mouvement de la façon la plus grotesque. Cette saillie anormale, exposée à toutes sortes d'irritations sous l'influence du froid, des chocs, des frottements, s'enflammait avec la plus grande facilité, et devenait le siège d'ulcérations dégoûtantes.

Enfin j'ai vu un ivrogne qui est mort par le nez d'une façon assez singulière.

Observation LV. C'était un homme âgé de 54 ans, obèse, à nez rouge et énormément développé par l'ivrognerie. Au milieu d'une rixe avec d'autres ivrognes, un de ses adversaires lui assène un vigoureux coup de poing sur son gros nez. Celui-ci, fortement contusionné, s'enflamme : un point noir paraît à l'extrémité ; c'était de la gangrène ; la tache sombre s'étend, gagne de proche en proche, envahit tout le nez ; une fièvre vive s'allume, et l'ivrogne meurt au moment où son nez, entièrement gangrené, allait se détacher de sa figure ; un érysipèle avait éclaté autour des parties tombées en putréfaction ; cet érysipèle envahit le cuir chevelu, amena du délire et tous les signes d'une inflammation du cerveau ; l'ivrogne fut enlevé rapidement.

### § IV. Système articulaire.

Les articulations ne subissent pas une action particulière de l'abus des boissons, mais elles sont le siége de prédilection de la goutte et du rhumatisme.

**Goutte et Rhumatisme.** — L'influence des excès bachiques sur la production de ces deux maladies n'est que trop démontrée. *Ex Venere et Baccho nascitur podagra*, dit un proverbe très-ancien ; *la goutte est fille de Vénus et de Bacchus.* Les faits que j'ai observés me portent à croire qu'elle sévit encore plus souvent, et plus cruellement sur les disciples du Dieu du vin que sur les adorateurs de la déesse d'Amathonte.

« Boire des liqueurs fortes, c'est infuser la goutte dans le corps, » a dit Réveillé-Parise (1). Cette vérité est parfaitement applicable au rhumatisme chez les sujets qui y sont prédisposés.

OBSERVATION LVI. J'ai soigné un homme riche que des atteintes cruelles et répétées de goutte n'avaient pu corriger de la fatale habitude de boire à ses repas énormément de vin pur. Ce régime fut supporté par lui assez longtemps, grâce à la précaution qu'il prenait de se vêtir très-chaudement, de manière à favoriser beaucoup les fonctions de la peau ; il avait toujours le corps couvert de laine, et transpirait abordamment. Sa sueur exhalait une odeur très-forte ; ses vêtements en étaient si imprégnés que, partout où il passait, on aurait pu le suivre à la piste. Lorsque la goutte le clouait sur son lit, ses transpirations devenaient si abondantes qu'il inondait les matelas.

Rien n'est plus commun que de voir les ivrognes encore jeunes être atteints de rhumatismes aigus très-douloureux.

(1) Réveillé-Parise, *Guide pratique des goutteux*, 3ᵉ édition. Paris, 1847. — Voy. Donné, *Hygiène des gens du monde*, Paris, 1870, p. 477. *De la goutte.*

Mais, tandis qu'une atteinte de rhumatisme ne sera souvent qu'une crise passagère chez un homme frugal, on la verra se prolonger indéfiniment chez l'ivrogne, se fixer osbtinément sur une articulation, y déterminer ces dégénérescences qui sont suivies de tumeurs blanches, d'abcès, de carie des os, et, en définitive, elle pourra conduire à la fatale extrémité de l'amputation du membre, ou, au moins, à l'ankylose, c'est-à-dire à la soudure de l'articulation.

**Luxations.** — Il est une autre lésion des jointures, qui est le résultat fréquent de l'ivrognerie ; c'est la *luxation.* Que de membres démis dans les chutes causées par l'ivresse ! Mais, ce qu'il y a de plus triste, c'est qu'il est souvent impossible de réduire ces luxations promptement, à cause de la surexcitation dans laquelle se trouvent les blessés, et qui les empêche de se prêter convenablement aux manœuvres qu'exige la réduction ; j'ai été obligé plusieurs fois de renvoyer l'opération au lendemain, parce que l'ivrogne, l'esprit troublé par les fumées du vin, ne comprenant pas ce qu'on voulait lui faire, s'agitait violemment, et frappait les personnes qui voulaient le contenir. Mais, le lendemain, la jointure luxée était le siége d'une inflammation et d'un gonflement considérables, qui rendaient la réduction beaucoup plus difficile et plus douloureuse.

Il arrivait aussi que, le lendemain, de nouvelles libations avaient ramené l'agitation de la veille, et que les mêmes difficultés renaissaient.

OBSERVATION LVII. Fille de 35 ans, domestique dans

un cabaret, chute sur le bras, le soir, dans un état d'i-
vresse au deuxième degré ; douleur vive dans l'épaule
et impuissance du membre ; on me l'amène ; je re-
connais une luxation de l'humérus. Mais j'essaie en
vain de la réduire ; les tractions exaspèrent la malade
qui rugit et frappe. Je l'envoie cuver son vin jusqu'au
lendemain. Mais, le lendemain, elle avait trouvé moyen
de se griser encore, et je me trouvais en face des mêmes
embarras. J'eus alors la pensée de recourir au chloroforme qui la plongea dans une telle prostration du
système musculaire, que la réduction devint très-facile.
Mais le chloroforme n'avait conduit à ce résultat qu'en
déterminant tous les phénomènes du troisième degré de
l'ivresse, de cet état si voisin de la mort.

### § V. Système osseux.

Le système osseux, quoique plus inerte et beaucoup plus résistant que les autres, finit néanmoins
par subir, à son tour, les conséquences des excès
bachiques.

**Fractures.** — Les fractures sont souvent les résultats de l'ivresse, et leur gravité devient exceptionnelle, à raison de la difficulté qu'a souvent le chirurgien de les panser convenablement chez des sujets
qu'il est souvent plus difficile de maîtriser que s'ils
étaient des animaux domestiques.

**Gonflements osseux.** — L'alcoolisme, comme les
maladies spécifiques, la syphilis, la scrofule, donne
lieu quelquefois à des gonflements de certains points
du système osseux.

Observation LVIII. Homme de 50 ans, d'unebonne constitution — jamais de syphilis ; — abus des boissons caractérisé par une figure empourprée, des boutons nombreux et un nez exubérant ; se plaint de douleurs sourdes sur le milieu du front où apparaît une tumeur large comme un œuf de pigeon, d'une dureté osseuse ; c'est évidemment une tuméfaction de l'os frontal et de son enveloppe périostique. Il paraît que toute l'épaisseur de l'os est affectée et qu'à sa face interne, du côté du cerveau, existe une tuméfaction pareille à celle qu'on remarque au dehors : en effet, le malade accuse une douleur habituelle et des pesanteurs dans la tête; sa femme me dit à part qu'il délire souvent et tombe sans connaissance avec des mouvements épileptiques. Quelques mois après, j'ai appris qu'il était mort dans le délire.

Observation LIX. J'ai vu succomber de la même manière un ancien militaire qui n'avait jamais eu de syphilis, mais dont l'alcoolisme avait profondément gâté la vigoureuse constitution ; chez lui, la tumeur osseuse occupait le haut du crâne; il s'y forma un abcès que j'ouvris ; au fond du foyer, je sentis les os cariés, et j'en retirai même un fragment assez volumineux que le pus avait isolé. La suppuration étant arrivée aux enveloppes du cerveau, celles-ci s'enflammèrent, et il mourut au milieu des symptômes de la fièvre cérébrale.


J'ai vu un homme succomber exactement de la même façon, sous l'influence d'une carie des os de la tête, qui résultait d'une maladie vénérienne.

Syphilis, scrofule, alcoolisme : voilà trois altérations des humeurs, trois dégénérescences de l'organisme humain, dont les ravages présentent souvent une frappante analogie.

### § VI. Appareil digestif.

Les organes digestifs sont les premiers qui reçoivent l'impression des boissons spiritueuses et soient en contact immédiat avec elles.

La bouche des ivrognes est chaude, la langue pâteuse; rien n'est plus commun chez eux que des rougeurs, des aphthes, des ulcérations se développant sur les gencives et les parois buccales.

Cet échauffement de la bouche donne de l'acidité au mucus qui l'humecte; les dents en sont corrodées, la carie les envahit, ou bien les gencives gonflées se ramollissent, et les dents tombent sans être gâtées.

Chez les ivrognes dont le système digestif est profondément usé par les excès alcooliques, on voit souvent la langue s'amincir, se flétrir, perdre ses papilles et devenir lisse comme du parchemin; en même temps, l'appétit languit, et le palais trouve les aliments insipides.

Les glandes salivaires surexcitées donnent lieu, chez certains sujets, surtout chez les jeunes ivrognes, à une sputation, à un crachotement continuel; d'autres fois, surtout chez les alcoolâtres déjà âgés, il y a, au contraire, une sécheresse extrême de la bouche.

**Angines.** — Le pharynx, les amygdales, sont sujets aux mêmes inconvénients, et alors se fait sentir un besoin continuel de *racler* le gosier et de boire pour éteindre la chaleur, la sécheresse qu'on éprouve, ou faire descendre les glaires qui s'y accumulent.

J'ai soigné un grand nombre de cas de cette variété d'angine que les médecins appellent *angine granuleuse*, et qui ne reconnaissaient pas d'autre cause que les excès bachiques. La maladie se montre très-tenace chez les ivrognes, et ne cède que lorsqu'ils prennent l'héroïque résolution de modifier leurs habitudes.

**Rétrécissement de l'œsophage.** — Il est une maladie affreuse, mais heureusement très-rare, c'est le squirrhe ou le rétrécissement organique du canal qui conduit les aliments de la bouche à l'estomac et qu'on appelle l'*œsophage*. Quand je passe en revue les cas de ce genre que j'ai eu à traiter, je vois que plus des trois quarts se sont offerts chez des amis de la table et de la bouteille.

Observation LX. Homme de 49 ans bien constitué, cabaretier. Pendant toute sa jeunesse, comme il était pauvre, il a travaillé avec ardeur, menant une conduite régulière, vivant très-frugalement ; aussi, ses affaires ont prospéré, et, à l'âge de 45 ans, il s'est trouvé dans une belle aisance. Alors il a commencé, comme il le disait, à *jouir de la vie* ; il invitait souvent ses amis, tenait table ouverte, faisait bonne chère et buvait gaillardement. Mais il s'aperçut un jour que ce qu'il avalait, après avoir descendu assez bas, éprouvait une certaine difficulté à pénétrer dans l'estomac ; il ne s'en préoccupa d'abord que médiocrement ; au bout d'un temps assez long, cet accident devint si pénible, qu'il fallut consulter un médecin. Tous les symptômes qu'il décrivait formaient un tableau saisissant qui ne pouvait laisser aucun doute sur la cruelle maladie dont il subissait les atteintes ; cette maladie siégeant dans les profondeurs de la poitrine, la chirurgie ne pouvait l'en délivrer, la médecine épuisa vainement tous ses moyens ; il finit par ne plus rien avaler et mourut véritablement de faim. Dans les derniers temps de sa vie, je le soutenais encore au moyen d'une sonde élastique plongeant dans l'estomac, et servant à y faire pénétrer un peu de vin et de bouillon : mais la sonde elle-même se heurta un jour à un obstacle infranchissable.

**Crampes d'estomac.** — Les fonctions de l'estomac s'accomplissent mal chez les ivrognes. Ils mangent peu, et leur digestion est troublée ; ils souffrent de spasmes de l'estomac qu'ils appellent *leurs crampes*.

On voit un grand nombre d'ivrognes qui, tous les matins, en s'éveillant, sont pris d'efforts de vomissements violents, et rendent une matière filante qu'ils appellent leur *pituite*. Ce liquide est une sécrétion anormale provoquée par l'état d'irritation permanente dont les muqueuses sont affectées au contact des boissons alcooliques ; et pourtant ces malheureux courent à la bouteille pour soulager le malaise insupportable qu'ils éprouvent. Ils vont chercher le remède au mal qui les tourmente dans le poison même qui l'a provoqué ; pareils à ces insectes nocturnes qui, attirés par la lumière d'une bougie, se précipitent sur elle, brûlent l'extrémité de leurs ailes, s'enfuient à la hâte, mais reviennent bientôt, éblouis de nouveau par l'éclat de la flamme, voltigent autour de la lueur qui les séduit, vont s'y brûler deux ou trois fois encore, jusqu'à ce qu'enfin, leurs ailes consumées, ils soient livrés tout entiers à une combustion qu'ils ne peuvent plus éviter.

Quelquefois les nausées, les vomituritions, se répètent dans la journée ; la langue est sale à son centre, rouge sur son pourtour ; l'ivrogne ressent un malaise général, une grande anxiété au creux de l'estomac ; tout son corps tremble ; quand il en est à ce point, on a tout lieu de redouter l'invasion prochaine de ces terribles accidents que j'ai décrits sous le nom de *délire tremblant des ivrognes.*

L'ivrogne peut arriver à ressentir un tel malaise vers l'estomac, qu'il enfonce profondément ses doigts dans son gosier pour provoquer des vomissements.

Observation LXI. J'ai soigné un homme riche qui ne vivait que pour boire et manger ; il connaissait si peu la mesure de son estomac, ou, plutôt, sa sensualité l'entraînait si loin, qu'il se faisait ainsi vomir presque chaque jour, et, l'estomac vidé, il allait recommencer à boire ; un jour que son anxiété stomacale était portée au plus haut degré et que ses tentatives de vomissement restaient infructueuses, il disait à son valet, dans son désespoir : *Va chercher mon pistolet, et fais-moi sauter la cervelle.*

C'est ce malaise de l'ivrogne qu'un croquis de Charlet a si bien exprimé. Le dessin représente un homme riche, engourdi par les fumées du vin et une digestion laborieuse. Un pauvre lui tend la main pour lui demander l'aumône en disant : *Monsieur, je meurs de faim et de soif.* — *Tu meurs de faim et de soif*, dit l'ivrogne trop repu, *ah ! que tu es heureux, coquin !*

**Gastro-entérite.** — La fatigue, l'irritation de l'estomac et des intestins se portent principalement sur la membrane interne qui le tapisse : elle acquiert quelquefois une telle intensité, qu'elle fait éclater des gastro-entérites qui entraînent plus ou moins rapidement la mort des sujets.

Observation LXII. C'est de cette façon que j'ai vu succomber les deux chefs d'une famille de vignerons qui jouissait d'une belle aisance, et que l'abus des boissons spiritueuses, porté au plus haut degré, a moissonnés à la fleur de l'âge. Jamais je n'oublierai le spectacle hideux que m'offrit l'intérieur de ce ménage, la première fois que j'y pénétrai. Père, mère, enfants, toute la famille était plongée dans l'ivresse. Le père était alité, avec tous les symptômes d'une inflammation grave des organes digestifs, et il avait pour tisane, à côté de lui, une bouteille d'eau-de-vie. Autour de ce malheureux, presque mourant, je ne voyais qu'une femme et des enfants, dont la raison, noyée dans le vin, était incapable de comprendre et d'appliquer les prescriptions de la médecine. Cet homme était d'une belle constitution, un grand et beau Jurassien ; sa funeste passion l'avait réduit depuis plus d'un an à l'impotence ; il ne tarda pas à mourir. Sa femme le suivit quelques mois plus tard. L'inflammation des voies digestives prit chez elle une forme aiguë d'une intensité effrayante : elle rendait un sang noir, décomposé et infect par la bouche et par l'anus ; sa langue devint sèche comme du parchemin ; un feu dévorant s'était jeté dans son gosier et ses entrailles ; de tout son corps s'exhalait une odeur insupportable de décomposition, elle succomba rapidement laissant quatre orphelins. La constitution de ces jeunes sujets était tellement minée par la participation qu'ils avaient eue à la fatale habitude de leurs parents, qu'ils sont toujours restés débiles et cacochymes.

L'homme se livre quelquefois aux excès alcooliques pour un autre motif que le plaisir de boire ; il le fait dans le dessein de se donner une force factice.

Observation LXIII. Un homme, âgé de 60 ans, veuf depuis longtemps, avait pris à son service une jolie servante dont le voisinage habituel réveillait en lui des instincts qu'avait assoupis un veuvage de 20 ans, durant lesquels il avait vécu très-sagement. Il était parvenu à corrompre la jeune fille. Mais, quand il eut triomphé de ses résistances, il s'aperçut trop tard que la saison des amours était passée pour lui, que les glaces de son âge ne pouvaient plus s'allier avec les feux de la jeunesse. Il eut alors la pensée de changer son régime, qui était très-sobre. Il usa d'une nourriture substantielle, but des vins généreux, des liqueurs. Il éprouva d'abord un moment de regain juvénile dont il était tout fier : mais sa joie fut courte ; au bout de quelques jours, une inflammation violente s'empara de l'estomac et des intestins : il en mourut assez promptement.

D'autres fois, l'homme se livre à un usage immodéré des boissons spiritueuses, dans le but de tripler ses forces pour travailler.

Ce faux et dangereux calcul est fait surtout par des hommes ambitieux que l'amour-propre aveugle, qui veulent promptement devenir riches, ou qui, s'ils ont déjà de l'aisance, ne savent pas mettre sagement un frein à leur cupidité, à leur désir de richesse.

OBSERVATION LXIV. J'ai vu succomber, dans de pareilles conditions, deux frères qui, quoique jeunes et très-vigoureux, ne trouvaient pas leurs forces suffisantes pour accomplir tous les travaux qu'ils avaient entrepris; afin de se donner une vigueur factice, ils buvaient beaucoup de vin pur. Ils ne s'enivraient pas pourtant; comme ils étaient jeunes, qu'ils travaillaient à la culture en plein air, ils supportaient en apparence assez bien cette consommation extraordinaire de boisson alcoolique. Ils mangeaient d'ailleurs énormément, le genre de vie qu'ils menaient excitant beaucoup l'appétit, et ils se nourrissaient surtout de viandes salées. Ces deux frères parvenaient ainsi à faire autant de besogne que quatre, comme ces chevaux à qui on donne double ration d'avoine quand on veut faire double poste. Mais la santé la plus robuste n'aurait pu résister à un pareil régime. Le cadet, le plus faible, fut pris un matin de vomissements suivis de diarrhée. A partir de ce jour, les fonctions digestives devinrent profondément troublées, et ne purent jamais se rétablir. Cet homme traîna quelques mois, et mourut dans un état de maigreur telle, qu'il n'avait plus que la peau sur les os. Son frère, frappé de cette mort, atteint lui-même d'un dérangement d'estomac et d'entrailles, fut pris d'un flux de sang qui l'emmena rapidement : les deux frères moururent à un mois d'intervalle.

Quelquefois les hommes sont poussés à ces excès dans le boire et le manger par des femmes d'un caractère vif, remuant, qui trouvent que leur mari est indolent, phlegmatique, qu'il ne fait jamais assez de besogne et les excitent, par des scènes fréquentes, à mettre tout en œuvre pour décupler leurs forces.

Observation LXV. J'ai vu mourir ainsi deux hommes qui avaient été, l'un domestique, l'autre militaire, et qui, dans cette position, s'étaient fait remarquer par leur frugalité. Ils étaient, par tempérament, assez mous et apathiques. Ils eurent le malheur d'épouser chacun une femme vive, ardente au travail, convoitant la richesse et trouvant que leur mari ne travaillait jamais assez. Voulant avoir la paix dans le ménage à tout prix, entraînés, peut-être aussi, par l'ascendant que leurs femmes avaient pris sur eux, dans l'ordre d'idées qui les dominaient, ils firent, comme les deux frères de l'observation précédente, la spéculation dangereuse de multiplier la somme de force que la nature leur avait départie, en usant d'une alimentation plus copieuse, plus stimulante, arrosée largement de vin pur. Ce régime fut supporté quelque temps : mais les voies digestives finirent par s'insurger contre cet excès de travail qu'on leur imposait, et leur révolte se manifesta par une inflammation qui les fit languir longtemps, les privant de toute faculté digestive ; par moments, l'appétit paraissait se ranimer, et ils essayaient de manger ; mais ce réveil des organes n'était qu'une illusion ; les aliments ne passaient pas, et une indigestion ou des coliques venaient ajouter un degré de plus à la gravité de leur position ; ils moururent dans un état de maigreur squelettique.

L'inflammation des voies digestives ne suit pas toujours une marche aussi aiguë et aussi rapide que dans les cas précédents. On voit alors les ivrognes languir indéfiniment et traîner l'existence la plus pénible sans avoir le courage de rompre avec leurs habitudes ; au contraire, plus leur malaise est grand, plus ils sont entraînés à le noyer dans des libations copieuses qui les étourdissent en émoussant leur sensibilité.

La forme lente, chronique, des irritations gastro-intestinales, est très-commune chez l'ivrogne. Mais elle finit presque toujours, comme la forme aiguë, par les conduire au tombeau.

OBSERVATION LXVI. J'ai vu mourir tout récemment un vigneron de 55 ans qui, depuis longues années, usait trop largement du produit de ses vignes ; malgré les avertissements que lui donnaient de temps en temps des nausées, des vomituritions pénibles, des coliques violentes, il ne connaissait pas d'autre remède que le vin pur. Je l'ai vu un jour, au moment du dîner, manquer d'appétit pour manger sa soupe qui, disait-il, lui restait au gosier. Alors il avala plusieurs verres de vin pur ; selon ses idées, cette ingurgitation préalable avait la propriété d'*ouvrir les voies* ; puis, il dîna assez bien. Cet homme a fini par un dégoût affreux que le vin ne pouvait plus dissiper. L'estomac ne supportait absolument rien : il avait achevé d'en désorganiser la mem-

brane muqueuse en faisant usage de poivre, de corni-
chons, de moutarde, pour stimuler la faim qui lui
manquait. Bientôt arrivèrent les vomissements, les
crampes d'estomac ; la langue se couvrit d'ulcérations
qui, insensiblement, la dépouillèrent presque entièrement de sa membrane muqueuse ; toute sa surface for-
mait une plaie vive qui en rendait le moindre mouvement très-douloureux. La langue étant le *miroir* de
l'estomac, en pareil cas, on peut se figurer les souffrances que devait y ressentir le malade au milieu des
efforts de vomissements qu'il éprouvait à chaque instant. J'ai vu ses parents exprimer le désir que la mort
vînt mettre un terme à ses tortures : il la réclamait
lui-même comme une délivrance, et l'appelait de tous
ses vœux.

**Vomissements de sang.** — Quelquefois l'irritation
de la muqueuse stomacale y attire un tel afflux de
sang, que les veines se déchirent. On voit alors sur-
venir des vomissements de sang si abondants, que les
malades sont plongés dans un état de pâleur et de
faiblesse excessives.

OBSERVATION LXVII. Un robuste vigneron, âgé de
45 ans, est pris d'une manière brusque, après des
séances bachiques très-pro'ongées, d'un vomissement
de sang si abondant, qu'à mon arrivée près de lui, je
le trouve dans un état de faiblesse et de pâleur mortelles ; des syncopes effrayantes alternent avec des crises
convulsives, épileptiformes, suivies d'un délire si complet, qu'un médecin avait cru devoir pratiquer une petite
saignée dérivative pour détourner le sang de la tête et
de l'estomac. Cet homme a résisté à un pareil ébran-

lement. Mais son intelligence a été singulièrement af-
faiblie. Il était naturellement très-gai et très-bavard ; il
est resté muet, sombre et taciturne.

Quelquefois l'estomac supporte mieux que les intestins le surcroît d'excitation et de travail que déterminent les excès de table.

OBSERVATION LXVIII. Homme de 35 ans ; brun, sec, très-
nerveux, d'une salacité extrême, dont sa femme s'était
plaint à moi maintes fois, parce qu'elle faisait des enfants coup sur coup, et que sa santé ainsi que son repos
avaient beaucoup à en souffrir. Cet homme mangeait et
buvait beaucoup pour subvenir à ses dépenses habituelles. Les intestins se révoltèrent. Des coliques, suivies
d'un flux de sang abondant, le condamnèrent à prendre
le lit. Il ne le quitta plus que pour être couché dans la
tombe : ses intestins ne purent jamais se rétablir, et
une diarrhée interminable finit par l'épuiser complétement.

**Entérite.** — Rien n'est plus commun que l'entérite alcoolique et l'entéro-péritonite chez les enfants de nos vignerons qu'on laisse boire du vin à
discrétion.

On ne doit pas être surpris de la fréquence de ces
maladies chez les enfants, quand on voit si souvent
les mères leur donner l'exemple des excès alcooliques. Combien de femmes, de mères de famille,
ai-je vu tomber dans la plus complète abjection par
l'effet de l'ivrognerie ! Quelquefois une inflammation des intestins vient les enlever à la fleur de l'âge,
comme dans l'exemple suivant :

Observation LXIX. Veuve de 28 ans ; belle brune, livrée, depuis bien des années, à l'ivrognerie la plus dégradante ; face abjecte, ignoble ; regard louche : haleine infecte : langue limoneuse ; dents gâtées, *coliques fréquentes* suivies d'un flux de sang abondant ; dépérissement graduel bientôt suivi de mort.

L'inflammation de la muqueuse intestinale peut donner lieu à des ulcérations graves de cette membrane. Il n'est pas nécessaire que ces ulcérations soient étendues et nombreuses pour mettre les ivrognes en péril de mort, témoin ce que j'ai vu arriver à un élève de l'École de médecine militaire de Strasbourg.

Observation LXX. La fréquentation des brasseries et des cafés avait déterminé chez ce jeune homme, âgé de 20 ans, une inflammation chronique des intestins caractérisée par des coliques sourdes et de la diarrhée : mais il n'était pas alité, continuait de faire son service le matin à l'hôpital et ne passait pas pour être malade. Il est pris un jour brusquement d'une douleur très-aiguë dans le ventre ; il pâlit ; sa figure se décompose ; il frissonne de tout le corps ; on l'emporte dans son lit, il y vomit coup sur coup ; une sueur froide l'inonde ; le pouls devient promptement misérable, et il succombe 36 heures après.

A l'autopsie, on trouva l'intestin percé d'une petite ouverture par laquelle un épanchement de matières fécales s'était fait dans le péritoine, et avait déterminé une péritonite générale dont l'issue devait être inévitablement et promptement fatale. Autour de la perforation se faisaient remarquer deux ou trois ulcérations larges comme des pois, plus ou moins profondes : elles résultaient d'une inflammation fort peu étendue de la muqueuse, et c'était une de ces ulcérations qui, creusant plus profondément que les autres, avait traversé toute l'épaisseur de la paroi intestinale.

OBSERVATION LXXI. J'ai vu un buveur d'eau-de-vie chez lequel des coliques violentes étaient l'accident précurseur de fortes attaques d'épilepsie. La répétition de ces accès a fini par le faire tomber dans l'imbécillité.

OBSERVATION LXXII. J'en ai soigné un autre dont les douleurs d'entrailles s'irradiaient fortement vers la moelle épinière et les nerfs qui en émanent. Il en résultait des crampes très-douloureuses dans les extrémités inférieures. Ces accidents étaient suivis bientôt d'un *délire tremblant* dans lequel ce malheureux voyait toujours sa femme se livrant à des amants. Lorsqu'il eut sa dernière crise, je l'engageai à entrer à l'hôpital dans l'espoir d'imprimer une autre direction à ses idées : il n'y passa qu'une nuit durant laquelle il se leva plusieurs fois, et courut dans la salle en faisant des gestes extravagants. A peine les portes de l'hospice furent-elles ouvertes, de grand matin, qu'il s'échappa, rentra chez lui, fit encore à sa femme une scène violente au sujet de ses prétendues infidélités, et sortit ensuite brusquement avec toutes les allures d'un homme égaré. Le soir, il ne rentra pas. Après plusieurs heures de recherches vaines, on découvrit son cadavre dans la rivière où il s'était jeté après avoir lié ses jambes avec une cravate.

Sa femme fut atteinte, six semaines après, d'une fièvre typhoïde que ses chagrins rendirent promptement mortelle. Les cinq enfants, dont le plus jeune était à la mamelle, n'ont plus eu pour soutien que la charité publique. Cet homme était un malheureux charpentier qui n'avait d'autre ressource que le travail de ses bras.

Pères de famille qui lisez ces lignes, que des exemples aussi terribles restent gravés dans votre mémoire, et vous servent de leçon.

**Squirrhe, Cancer.** — Les désordres du côté des voies digestives ne se bornent pas à des accidents inflammatoires ou nerveux ; ils font souvent germer sourdement, à la longue, des squirrhes, des cancers, toute cette famille de maladies incurables qui sont, pour l'humanité, la source des plus cruelles souffrances.

**Péritonite.** — D'autres fois, surtout chez les jeunes sujets adonnés à l'ivrognerie, l'irritation se porte principalement sur le péritoine, cette membrane délicate qui enveloppe tous les organes digestifs.

J'ai ouvert plusieurs fois à l'hôpital d'Arbois des cadavres d'enfants qui venaient y mourir de péritonites dont l'origine évidente était l'abus des boissons alcooliques, toléré par des parents coupables dont les excès leur avaient servi d'exemple. — Dans plusieurs cas, la surface du péritoine était criblée de granulations tuberculeuses.

J'ai soigné des jeunes gens et des hommes dans la force de l'âge chez lesquels l'irritation alcoolique du péritoine avait déterminé un épanchement de sérosité si abondant dans l'intérieur du ventre, que ce liquide refoulait en haut les poumons, amenait des suffocations, et mettait dans la nécessité de le faire évacuer par une ponction.

Observation LXXIII. Vigneron âgé de 32 ans ; ascite survenue sous l'influence d'excès alcooliques ; ventre tellement distendu, qu'une ponction devient indispensable ; évacuation de 12 litres de sérosité limpide ; guérison prompte. Aucun viscère ne paraissait affecté, et l'accumulation de sérosité dans le ventre n'était que l'effet de l'irritation causée par l'introduction journalière, dans l'estomac, d'une énorme quantité d'eau-de-vie. Cet homme, après la première ponction, continue le même genre de vie, et deux fois encore il revient à l'hôpital pour se faire vider le ventre. Mais, après la dernière ponction, il fut pris d'un violent frisson suivi de tous les symptômes d'une inflammation péritonéale qui le fit promptement mourir : à l'autopsie, je trouvai la cavité du péritoine remplie de séro-pus et de fausses membranes. Tous les viscères étaient sains, même les reins, quoique ses urines fussent fortement albumineuses.

Observation LXXIV. Jeune homme de 34 ans, grand, très-fort ; abus de l'eau-de-vie ; refroidissement. Il entre à l'hôpital avec un ventre énorme, plein de liquide ; il ne peut se tenir couché, parce que l'épanchement remonte vers la poitrine et lui cause des suffocations. La ponction fait évacuer 16 litres de sérosité limpide, le soulagement est grand. Mais l'enflure du ventre ne tarde pas à revenir ; je n'attends pas qu'il soit distendu, et, par une nouvelle ponction, je retire 8 litres de liquide. Je soumets ensuite le malade à un régime très-sévère et très-doux. — Je promène sur le ventre de larges vésicatoires pour attirer au dehors l'irritation péritonéale. Cet homme finit par bien guérir.

Il arrive souvent aussi que l'irritation intestinale retentisse dans les glands mésentériques, et que ces glandes tuméfiées forment des paquets volumineux, dans lesquels j'ai rencontré, à l'autopsie, des infiltrations purulentes.

D'autres fois, au lieu de sérosité, l'inflammation du péritoine fait exsuder, à la surface des intestins, une matière coagulable, appelée lymphe plastique; cette lymphe colle ensemble les intestins, les empêche de se contracter, de se mouvoir pour la circulation des matières qu'ils renferment. Il en résulte des coliques habituelles, le dépérissement des sujets, et toutes ses conséquences, — J'ai observé surtout cette inflammation dans le voisinage de la vésicule biliaire, et de cette partie du gros intestin, qu'on appelle le *cœcum*.

### § VII. Foie.

Le foie, à travers lequel, par l'intermédiaire de la *veine-porte*, les liqueurs alcooliques sont filtrées immédiatement après leur absorption dans l'estomac, le foie devient très-fréquemment le siége d'altérations graves, surtout chez les alcoolâtres qui sont en même temps gastronomes : *Calido jecori vina inimica*, dit un vieil aphorisme; « les vins sont ennemis du foie, organe déjà chaud par lui-même : » *vena porta, omnium porta malorum*, dit un autre proverbe; « la veine-porte est la porte de toutes les maladies. »

**Dégénérescence graisseuse.** — Le foie devient souvent le siége d'une dégénérescence graisseuse qui a été décrite par plusieurs auteurs (1).

(1) Voyez Frerichs, *Traité pratique des maladies du foie.* 2e édition, Paris, 1866.

**Cirrhose.** — La maladie du foie que j'ai observée le plus fréquemment chez les alcoolâtres, est la
*cirrhose ;* dans cette affection, le foie est en quelque
sorte brûlé, desséché par l'action de l'alcool ; son
tissu est flétri, son volume rapetissé, ratatiné ; il
prend une densité fibreuse, et crie sous le scapel qui
le coupe.

Observation LXXV. J'ai vu mourir successivement, à
quelques mois d'intervalle, et à un âge encore peu
avancé, quoiqu'ils fussent d'une forte constitution, trois
gourmands qu'un commun amour de la bouteille et des
morceaux friands réunissait presque tous les jours
autour de la même table. Souvent la séance commençait
le matin et durait une grande partie de la journée ; je
les ai visités l'un après l'autre à leur lit de mort ; ils
ont succombé tous les trois à la même maladie, à une
cirrhose du foie, accompagnée des mêmes souffrances,
parmi lesquelles la plus pénible peut-être était un dégoût
insurmontable pour toute espèce d'aliments et de boissons. Ils se sont éteints de la même manière, après avoir
langui longtemps et être tombés dans un état de bouffissure, d'hydropisie de tout le corps.

**État gras du foie.** — Au lieu de ce rapetissement,
le foie peut acquérir un volume énorme, par l'effet
de la transformation graisseuse ; c'est l'état qu'on désigne sous le nom de *foie gras.* Les marchands de
volailles mettent à profit cette propriété de l'alcool
pour arriver à charger promptement de graisse les
foies des volatiles destinés à la confection des *pâtés* de

foie gras. Ils mêlent à leurs aliments une certaine dose de spiritueux.

L'altération du foie des ivrognes peut envahir toute l'étendue de l'organe, comme le témoigne le fait suivant (1).

« J'ai eu, ces derniers jours, une occasion particulière de me convaincre des propriétés vénéneuses de l'alcool. Un serrurier qui travaillait chez nous, depuis plusieurs années, et passait pour un fort buveur d'eau-de-vie, sans être ivrogne proprement dit, tomba malade, il y a deux ans. Le médecin déclara que c'était un accès de *délire tremblant,* mais l'accès passa bientôt. Cet homme, retombé cet hiver, est mort l'autre jour à l'âge de 42 ans. Le docteur ne dissimula point qu'il avait succombé aux effets de l'eau-de-vie, il était mort de faim. L'estomac et le foie devaient être atteints d'une affection squirrheuse. L'autopsie accordée, j'y assistai. Le foie, tout enflammé et atteint çà et là de l'affection squirrheuse, était affreux à voir. On eut beau le partager en quatre : partout c'était le même aspect : un tout petit espace était resté intact, et je pus ainsi comparer l'état sain avec l'état maladif. L'estomac ne contenait qu'un peu de liquide ; toutes les parois en étaient enflammées, tandis que l'ouverture semblait presque fermée par le squirrhe; le médecin put à peine y passer le petit doigt. C'est pourquoi le malheureux ivrogne ne pouvait plus manger et dut à la lettre mourir de faim. Je m'attendais aux altérations de l'estomac, mais sans pouvoir soupçonner que le foie fût si gravement endommagé.

« Le docteur, tout en me faisant observer que l'alcool,

(1) *Statistiche chronik der alcohol-Vergiftung*, t. V, p. 75.

une fois dans le sang, doit irriter spécialement le foie, estimait que ces ravages étaient l'œuvre d'une dizaine d'années. Le sujet avait du reste le tempérament robuste et aurait pu atteindre un bon âge sans la violente épreuve à laquelle il s'était volontairement soumis. Chez un homme plus faible, la maladie eût été plus rapide. On pesa le foie de ce malheureux : il fut trouvé de 11 livres 2 onces, tandis qu'à l'état naturel ce viscère, dans un homme fait, pèse 4 ou tout au plus 5 livres. »

Le docteur Péters a constaté ce grossissement du foie chez les buveurs de rhum et d'eau-de-vie, dans soixante-dix cas qu'il a eu l'occasion d'observer.

« Chez les buveurs modérés, le foie était plus volumineux qu'à l'état normal, et sa surface marquée de plaques, d'infiltrations graisseuses de deux à trois lignes d'épaisseur ; le reste des viscères conservait la coloration naturelle.

« Chez ceux qui s'étaient plus livrés à l'usage des boissons spiritueuses, le foie était encore plus volumineux, les bords plus obtus, et les dépôts de graisse de la surface, plus nombreux et plus étendus.

« Chez les vieux ivrognes, le foie était très-gros, pesant au moins six ou huit livres, souvent dix ou douze ; les bords étaient arrondis et très-épais ; le parenchyme blanc de graisse, mou et friable, le péritoine qui le recouvrait se laissait déchirer facilement (1).

(1) Lallemand, Perrin et Duroy, *Du rôle de l'alcool et des anesthésiques dans l'organisme*, 1860, page 194.

« OBSERVATION LXXVI. Une femme de 30 ans, très-adonnée à l'ivrognerie, entre à l'Hôtel-Dieu le 17 décembre 1859, venait de consommer dans une seule débauche six bouteilles de vin et pour 15 centimes d'eau-de-vie. Elle meurt au bout de quelques heures. Dans l'autopsie, on trouve le foie si volumineux qu'il dépasse les côtes de trois travers de doigt, et la dégénérescence graisseuse qu'on y remarque avait atteint pareillement les reins et le cœur (1).

**Inflammation aiguë du foie.** — Quoique l'inflammation aiguë du foie soit rare dans notre climat tempéré, aussi rare qu'elle est commune dans les pays chauds, j'en ai observé quelques cas de loin en loin, toujours chez des ivrognes.

**Jaunisse.** — Les troubles du côté du foie se bornent quelquefois à une diminution notable de la sécrétion biliaire, surtout chez les ivrognes qui ont été soumis à des impressions morales brusques et pénibles, comme une vive frayeur, un violent chagrin. La bile reste alors dans le sang et produit la jaunisse.

Presque tous les ivrognes atteints de maladies du foie, quelle que soit la nature de l'affection, sont atteints en même temps de jaunisse.

**Coliques hépatiques.** — Il est une autre affection du système biliaire qui est loin d'être rare chez les alcoolâtres, ce sont les coliques hépatiques résultant de la formation de graviers dans le vésicule du fiel. Le trouble que les excès bachiques déterminent dans la sécrétion biliaire donne lieu à un

(1) Lallemand, etc., page 396.

épaississement de la bile qui ne peut plus couler aussi facilement dans ses canaux, et s'accumule dans la vésicule qui la reçoit ; au sein de cette bile épaissie se forment des grumeaux qui prennent à la longue une densité pierreuse. Ces graviers peuvent s'engager dans les canaux destinés à conduire la bile du foie dans l'intestin, les obstruer complétement, et alors la bile, refluant dans la vésicule, s'y accumulant outre mesure, donne lieu à des douleurs très-vives, à une inflammation des parties circonvoisines, suivie quelquefois de mort.

Observation LXXVII. J'ai ouvert à l'hôpital d'Arbois une femme qui avait ainsi, dans la vésicule du fiel, plusieurs graviers ; l'un d'eux était de la grosseur d'une petite noix ; elle avait succombé aux coliques et à l'inflammation provoquées par la présence de ces corps étrangers.

Observation LXXVIII. Un ivrogne m'a apporté 7 graviers qu'il avait rendus à la suite d'une attaque violente de colique du foie. Ces graviers étaient parvenus à franchir les canaux biliaires dans un moment où une forte dose d'opium avait amené chez le malade une torpeur profonde, durant laquelle les fibres des canaux biliaires, relâchées, avaient laissé passer les graviers de la vésicule vers l'intestin, en même temps que des efforts de vomissements, provoqués à dessein par une dose d'émétique, imprimaient au système biliaire une secousse destinée à chasser les graviers de la vésicule.

Il n'est pas nécessaire, pour que les maladies du foie les plus graves éclatent chez les hommes qui abusent des boissons fermentées, que cet abus soit porté bien loin. Si des causes morales viennent joindre leur influence à celle de l'alcoolisme, il suffit d'un usage un peu copieux et un peu fréquent des spiritueux pour faire éclater de sérieux accidents, sans que l'ivrogne tombe dans le second degré de l'ivresse. Il arrive fréquemment que des sujets, accablés par de profonds chagrins, par d'amères déceptions, vont imprudemment chercher au fond d'une bouteille l'oubli de leurs sombres préoccupations.

OBSERVATION LXXIX. Homme de 40 ans ; les perspectives les plus brillantes s'étaient ouvertes devant lui dans sa jeunesse ; intelligence élevée, patrimoine considérable, riche et heureux mariage, beaux enfants, tout lui souriait. Il eut le malheur de s'attacher par des liens étroits à un parti politique. Oubliant que, dans notre siècle tourmenté par tant de révolutions, un bon citoyen doit être français avant tout, il s'attacha corps et âme à ce parti, se fit de ses doctrines une sorte d'évangile politique, poussa jusqu'au fanatisme son ardeur de propagande, et aurait volontiers répété : *hors d'icelle point de salut*. Une révolution vint en quelques jours anéantir ses illusions : il s'exagéra les changements qu'elle apportait à son avenir et à celui de sa famille : il crut tout perdu. Sa gaieté habituelle disparut : il devint sombre, rêveur. On le vit rechercher la société des buveurs, des hommes de table, perdre ses habitudes frugales. Il ne s'enivrait pas : mais, tous les soirs, on le voyait animé d'une certaine *pointe* alcoolique durant laquelle il retrouvait un instant son enjouement d'autrefois. Le matin, surtout à jeun, ses idées tristes reprenaient leur empire.

Il était impatient, irritable, entrait dans des accès de fureur pour le motif le plus léger, pour un article de journal qui contrariait ses idées. Son appétit était très-capricieux : il ne vécut pendant plusieurs mois que de viandes salées, de mets fortement épicés et arrosés de vins généreux. Il prétendait ne pouvoir digérer sans leur aide : mais, je crois plutôt qu'il cherchait à y noyer sa mauvaise humeur. Il est pris un jour de vomissement de sang abondant : plus tard, se montrent des hémorroïdes fluentes. La maigreur fait des progrès incessants. Pendant que les bras et la figure s'émacient, les jambes s'infiltrent, le ventre devient tout bouffi ; la peau prend une teinte jaune qui ne laisse plus de doute sur l'altération des fonctions du foie. Les digestions ne se font plus ; les aliments sortent du corps comme ils y sont entrés, sans être élaborés dans le canal digestif. Le dégoût qu'éprouve le malade pour toute espèce d'aliment devient si insurmontable qu'il finit par refuser toute nourriture.

Il tombe alors dans un profond découragement entremêlé d'accès de colère pour les motifs les plus futiles. Quel désespoir, quelle aggravation dans son état quand il entrevoit l'abîme qu'il a creusé sous ses pas, qu'il presse le moment peu éloigné où il faudra quitter l'épouse aimée, les enfants aux joues roses! oh ! qu'il dut déplorer les égarements de la coterie aveugle dont il avait épousé les passions politiques! Dans les courts moments où un rayon d'espérance venait répandre sa douce lueur dans son âme, comme il faisait le serment de changer tout à fait, quand il serait guéri, ses anciennes habitudes! Il voulait ne plus lire les journaux, oublier le monde et ses folies. Il ne rêvait que les douceurs du foyer domestique, les saintes joies de la famille. Hélas !

vaines illusions! il mourut dans un état de profonde inanition.

J'ai vu un ivrogne mourir à 50 ans d'un engorgement énorme de la rate.

### § **VIII. Organes de la respiration.**

L'alcool absorbé par l'estomac est entraîné vers les poumons où il arrive en très-grande quantité à raison des vaisseaux nombreux et volumineux dont ces organes sont pourvus.

**Fétidité de l'haleine.** — L'haleine des hommes plongés dans l'ivresse exhale une odeur alcoolique très-forte et très-pénétrante.

Observation LXXX. Une dame d'un tempérament nerveux, délicate, impressionnable au plus haut degré, se plaignait à moi d'un accident qui lui était fort pénible. Chaque fois que son mari était ivre, et le fait se répétait souvent, il devenait très-bavard, et avait la manie de venir lui parler sous le nez : elle disait que sa bouche exhalait une si forte odeur d'alcool, qu'elle finissait par en être étourdie et par éprouver elle-même les symptômes d'un premier degré d'ivresse.

Qui ne connaît l'haleine infecte des ivrognes ?

**Altérations de la voix.** — L'irritation que détermine sur les cordes vocales le passage incessant d'une colonne d'air chargée d'alcool finit par altérer profondément les fonctions du larynx en donnant à la voix ce timbre creux et rauque appelé vulgairement *voix de rogomme.*

**Bronchite.** — J'ai observé plusieurs fois des bron-
chites graves chez des sujets atteints de maladies de
peau résultant de l'abus des alcooliques, lorsque des
refroidissements venaient refouler vers l'intérieur
du corps l'éruption cutanée.

OBSERVATION LXXXI. Riche propriétaire; 40 ans; embonpoint trop prononcé, par l'effet d'un régime substantiel et échauffant. Après avoir eu froid en voiture, sous
l'impression d'une bise saisissante, il éprouve à la surface
de tout le corps une démangeaison, des picotements,
une cuisson intolérable; bientôt apparaissent des éle-
vures sous forme de plaques arrondies, comme celles
que produisent les piqûres d'ortie; aussi les médecins
ont-ils donné à ce genre d'éruption le nom d'*urticaire*
(urtica, ortie).

Le malade accuse un malaise intolérable; il se découvre à chaque instant, ne pouvant supporter la chaleur du lit; mais alors l'éruption s'éteint, et la respiration
s'embarrasse. Des suffocations forcent le malade à se tenir
assis sur son lit; on entend dans les bronches des bruits
de toutes sortes, des sifflements, des ronflements, annonçant que l'air ne les traverse qu'avec beaucoup de difficulté. Le malade est dans un état d'angoisse inexpri-
mable. Je me hâte de faire une saignée du bras
très-copieuse qui le soulage promptement.

Au lieu d'une éruption éphémère, la peau peut être
parsemée de ces boutons tenaces que l'excitation
alcoolique engendre si facilement. La répercussion de
ces boutons sur les bronches donne lieu à des bron-
chites opiniâtres.

OBSERVATION LXXXII. J'ai soigné deux cafetiers d'Arbois
qui avaient eu la figure, le dos, la poitrine, couverts de

petits boutons rouges et suppurants (les médecins leur ont donné le nom d'acné, couperose). Ces deux hommes ont été pris d'une toux pénible, sèche, avec oppression. Les boutons de la peau avaient disparu. On entendait dans les bronches des bruits disséminés sur plusieurs points, comme si l'éruption de la peau s'était reproduite sur la muqueuse bronchique. Ces hommes ont traîné longtemps, dépérissant comme des phthisiques ; le public les croyait poitrinaires. En leur faisant suivre un traitement pareil à celui que l'on emploie pour combattre les maladies de la peau, en ranimant surtout les boutons éteints, je suis parvenu à les guérir et je n'ai pas douté que la maladie des bronches n'ait été chez eux de même nature que celle qu'ils portaient à l'extérieur du corps depuis longtemps.

**Catarrhes pulmonaires. Pleurésies, pneumonies.** — Il n'est pas nécessaire que les ivrognes aient à la peau des éruptions pustuleuses ou dartreuses pour que l'action du froid sur l'enveloppe cutanée fasse éclater secondairement des accidents du côté des voies respiratoires. La peau des personnes qui usent trop largement des boissons spiritueuses est toujours à une température très-élevée ; le besoin qu'a le corps imprégné d'alcool, d'éliminer ce poison par toutes les voies excrétoires, fait que la peau est souvent en moiteur ; la transpiration, plus abondante, exhale une odeur particulière. L'action du froid doit être plus fatale, dans ce cas, que chez les sujets dont la peau est sèche, douce et fraîche.

Est-il étonnant que les hommes plongés dans l'ivresse, ou adonnés à l'ivrognerie, contractent si souvent des catarrhes pulmonaires, des pleurésies, des pneumonies ?

Observation LXXXIII. J'ai soigné deux médecins, âgés de 50 à 55 ans, qui, jouissant d'une confiance générale, acquise par de longs services et un dévouement sans bornes à leurs malades, sentant que l'âge et les fatigues accumulées faisaient décliner leurs forces, avaient pris insensiblement l'habitude funeste d'user plus largement des boissons spiritueuses qu'ils ne le faisaient précédemment. Ils ne s'enivraient certes pas; mais l'excitation artificielle qu'ils se donnaient était suffisamment accusée par une coloration plus vive de la face, une conversation plus animée, une disposition plus grande au mouvement. Quand je leur serrais la main, je la trouvais beaucoup plus chaude que la mienne.

Ils faisaient des courses fréquentes en voiture et ne s'y abritaient peut-être pas suffisamment contre l'impression du froid. Tous deux ont été atteints d'une pleurésie lente, sourde, insidieuse, qu'ils ont négligée longtemps. Lorsque j'ai été appelé près d'eux, tout un côté de la poitrine était rempli de liquide et imperméable à l'air. Je songeais à pratiquer sur l'un d'eux une opération qui aurait eu pour effet d'évacuer ce liquide qui les suffoquait, lorsque, tout à coup, dans une quinte de toux, l'épanchement perfora le poumon, inonda les bronches et produisit une asphyxie presque instantanée. Dans le second cas, le malade s'effraya de l'opération, voulut temporiser et mourut épuisé par la fièvre.

Au lieu de suivre une marche lente, l'épanchement pleurétique peut arriver rapidement à des proportions telles que l'asphyxie est imminente, si l'on ne fait pas promptement évacuer le liquide.

OBSERVATION LXXXIV. C'est ce que j'ai vu arriver chez un vigneron d'Arbois, âgé de 36 ans, qui était resté plusieurs heures couché dans la neige, en état d'ivresse. La répercussion de la sueur avait agi principalement sur la plèvre gauche où s'était faite une accumulation de liquide si abondante, que tout le côté en était rempli, et que le cœur, refoulé au delà du sternum, battait à droite, au lieu de battre à gauche. Le malade implorait du soulagement. Tous les moyens ordinaires, saignées, dérivatifs, ayant échoué, je lui perçai le flanc avec l'instrument destiné à ce genre d'opération ; je retirai 5 litres de sérosité limpide. Après leur sortie, le cœur reprit immédiatement sa place. Mais le malade n'éprouva qu'un soulagement très-médiocre ; l'oppression avait pourtant bien diminué. Le malade ne se plaignait plus : mais il était tombé dans la somnolence, l'hébétude, une prostration complète des forces vitales ; il s'éteignit au bout de 36 heures.

Chomel racontait qu'en 1820 il avait observé une effroyable mortalité sur les ivrognes atteints de pneumonie ; ils ne réagissaient pas contre la maladie ; leur pouls était si faible qu'on n'osait pas les saigner. Il eut alors la pensée d'introduire un peu de vin dans leur tisane, et il vit la mortalité diminuer sensiblement. A l'exemple de Chomel, je me suis trouvé quelquefois très-bien de l'emploi des excitants à petite dose dans le traitement de la pneumonie des ivrognes.

OBSERVATION LXXXV. Homme de 60 ans ; très-fort ; habitudes invétérées d'ivrognerie, pneumonie grave qui, au neuvième jour, l'avait conduit à une situation qu'on pouvait prendre pour un commencement d'agonie. Déjà ses yeux renversés étaient voilés par cette toile glaireuse qu'on voit sur les cadavres. Il avait fini par refuser toutes les boissons, même aiguisées de vin. Comme le ventre était très-ballonné et gênait la respiration par son volume, j'eus la pensée de lui faire avaler de l'eau de sedlitz gazeuse, dans le but de provoquer des évacuations. Cette eau de Sedlitz, qui était très-chargée d'acide carbonique, lui rappela sans doute le vin de Champagne dont il était grand amateur ; il la but avidement ; elle seule avait le pouvoir d'impressionner ses papilles linguales. Il en redemandait sans cesse et avala toute une bouteille assez promptement. Bientôt arrivèrent des selles si nombreuses, que le ventre se détendit promptement ; la respiration devint meilleure ; le malade réclamant toujours sa nouvelle tisane, on lui en administra une seconde bouteille à doses plus faibles et plus éloignées. Bref, il guérit lentement, mais il échappa à la mort qui déjà saisissait sa proie.

Quelquefois la congestion sanguine se fait sur les deux poumons en même temps et, alors, malgré l'emploi des moyens les plus actifs, une mort précipitée vient, en quelque sorte, foudroyer les ivrognes par une prompte asphyxie. Chez d'autres sujets, les vaisseaux pulmonaires distendus par le sang se déchirent et peuvent donner lieu à une hémorrhagie mortelle.

OBSERVATION LXXXVI. Homme de 42 ans ; sec, maigre,

nerveux ; il avait eu déjà plusieurs crachements de sang qui ne l'avaient point fait revenir à des habitudes frugales. Un jour, après un effort un peu violent, le sang jaillit à flots de sa poitrine, il pâlit, éprouve des syncopes coup sur coup; on m'appelle ; il avait encore à peine la force de tousser ; à chaque secousse de la poitrine, le sang s'échappait en abondance de la bouche : malgré les soins les plus actifs, il expira peu de minutes après mon arrivée. C'était un cabaretier qui poussait les clients à la consommation en leur donnant l'exemple.

Le défaut de résistance, le manque d'énergie vitale, qui se remarquent chez les ivrognes atteints de fluxion de poitrine, font qu'ils se relèvent difficilement de ces maladies, que leurs convalescences sont souvent interminables, et que même, après avoir lutté longtemps, ils finissent par succomber.

J'ai pu maintes fois, à l'hôpital, ouvrir le corps d'ivrognes qui avaient eu des fluxions de poitrine répétées, et avaient enfin trouvé la mort dans une quatrième ou cinquième atteinte de la maladie. Leurs poumons étaient flétris, ratatinés, bridés de tous côtés par des fausses membranes déjà anciennes qui devaient singulièrement limiter le champ de la respiration et disposer les poumons à de nouveaux engouements.

Quelquefois la pneumonie des ivrognes est la conséquence d'accidents secondaires dont l'ivresse a été le point de départ.

OBSERVATION LXXXVII. Un homme de 40 ans sort le

soir d'une maison, où il avait bu copieusement, pour regagner son domicile distant de 8 kilomètres. Il était à moitié chemin, lorsque la nuit arriva, une nuit bien sombre. Mon homme, durant le jour, avait déjà peine à suivre les sentiers qui, à travers la campagne, devaient le conduire à son village ; il s'égara complétement. Pendant qu'il erre au hasard, une petite rivière se trouve devant ses pas ; il y tombe ; heureusement il y avait peu d'eau ; il en sort tout trempé, n'ose plus cheminer dans les ténèbres et prend le parti de se coucher sur l'herbe ; le frais le saisit, et quand, au point du jour, il peut rejoindre sa famille, un frisson violent lui fait claquer les dents : une pneumonie se déclare ; il meurt au bout de quelques jours.

Observation LXXXVIII. Un autre ivrogne, qui avait bu chez des voisins et rentrait un peu tard dans sa maison par une nuit sombre, ne pouvant retrouver sa porte, accablé par le sommeil, étourdi par les fumées du vin, prend le parti de se coucher dans la rue. Pendant son sommeil, comme la nuit était froide et glaçait sa peau, l'énorme quantité de liquide qu'il avait avalée sortit du corps par les voies urinaires, sans qu'il en eût conscience. Ses vêtements en furent inondés. Quand il se réveilla, à une heure avancée de la nuit, tout son corps était glacé. Il se hâta de rentrer chez lui ; mais bientôt le frisson, précurseur de la fluxion de poitrine, vint agiter ses membres ; malgré les soins les plus actifs, rien ne put conjurer la gravité de la maladie : il mourut au sixième jour.

Lorsqu'une pneumonie éclate chez un ivrogne, la fièvre qu'elle allume, retentissant sur un cerveau habituellement surexcité, peut donner lieu à un délire violent qui masque la maladie principale et peut conduire à un traitement tout à fait contraire à sa guérison.

OBSERVATION LXXXIX. Jeune homme de 28 ans, très-nerveux, se grisant fréquemment. Après un frisson de quelques heures, il est pris de fièvre, d'un délire tel, que deux hommes sont nécessaires pour le contenir. Un médecin ordonne des vessies pleines de glace pilée sur la tête, des sinapismes aux jambes, des bains frais ; il avait cru à une atteinte d'aliénation mentale, de transport au cerveau. Quand j'arrivai près du malade, ma première impression fut absolument pareille à celle de mon confrère. Il n'était question, bien entendu, ni de toux, ni de point de côté ; les parents n'étaient préoccupés que du délire. Je fus frappé de voir sur le drap du malade une tache due à du mucus légèrement sanguinolent, ce que les médecins appellent un *crachat rouillé* ; ce fut pour moi un trait de lumière ; j'appliquai l'oreille sur la poitrine du malade, et j'entendis dans une vaste étendue tous les signes d'une inflammation pulmonaire bien conditionnée. Persuadé que le délire n'était que secondaire, je fis enlever la glace pilée dont l'action ne pouvait être que très-nuisible, et je pratiquai une large saignée. Le malade eut une défaillance ; quand il revint à lui, il avait repris connaissance. Il put alors accuser très-nettement l'existence d'une douleur dans un des côtés de la poitrine, douleur dont la perception était trop confuse, au milieu de son délire, pour qu'il pût en donner connaissance. Vingt sangsues appliquées sur le point douloureux le firent disparaître ; le délire ne revint point, et la pneumonie suivit une marche rapidement décroissante. Que serait-il arrivé si l'on avait continué l'emploi de la glace et plongé ce jeune homme délirant dans un bain frais ?

**Phthisie pulmonaire.** — La phthisie pulmonaire est souvent le résultat des excès bachiques. On la voit tout naturellement et très-promptement éclater chez les sujets qui y sont prédisposés par tempérament ou par hérédité. Mais j'ai vu des hommes très-vigoureux être atteints de phthisie, quoique issus de parents très-sains et qui sont parvenus eux-mêmes à une vieillesse très-avancée.

Les sujets qui ont été ainsi enlevés sous mes yeux par une mort prématurée étaient des alcoolâtres qui fatiguaient leur poitrine du matin au soir par des dialogues très-animés, des cris, des chants.

OBSERVATION XC. J'ai vu succomber à un âge peu avancé, de 45 à 50 ans, deux avocats qui mettaient chaque jour leurs poumons à de rudes épreuves, l'un dans des plaidoiries où la surexcitation alcoolique l'entraînait à des éclats de voix souvent fort inutiles au triomphe de la cause, l'autre dans les cafés, les cabarets, les réunions politiques, où il allait vociférer en l'honneur de la république une et indivisible. Le flux de paroles qui s'exhalait chaque jour de leur bouche était entretenu et activé par de copieuses libations. Leurs poumons, quoique très-robustes, n'ont pu résister à de pareils ébranlements, et je les ai vus mourir l'un et l'autre de phthisie pulmonaire

Le dernier a transmis par contagion la maladie à son épouse, grosse et puissante femme dont le père et la mère ont atteint l'âge de 80 ans, tandis que la phthisie l'a enlevée avant la cinquantaine.

Mais il n'est pas nécessaire que des efforts considérables de la poitrine et de grands excès de parole viennent se joindre à l'abus des boissons pour amener la fatale maladie qui enleva ces deux avocats. Il suffit qu'un homme, ami de la table, recherche la société et s'y livre à des conversations très-animées.

Ainsi, j'ai vu mourir poitrinaires des hommes très-robustes que rien ne devait prédisposer à cette maladie. Je citerai, comme exemple :

OBSERVATION XCI. Un ancien militaire d'une constitution herculéenne, qui avait été sapeur dans un régiment de ligne.

OBSERVATION XCII. Un vétérinaire très-occupé et que ses clients faisaient trop longtemps jaser à table.

OBSERVATION XCIII. Un riche propriétaire qui passait ses journées à pérorer avec tant d'animation et d'emphase qu'on l'avait surnommé l'orateur.

Les excès de parole ne sont même pas toujours nécessaires pour déterminer la phthisie chez les alcoolâtres. J'ai soigné un grand nombre d'ivrognes, devenus phthisiques malgré le repos dans lequel ils laissaient leurs poumons. La phthisie pulmonaire est, le plus souvent, le résultat du développement, dans le tissu des poumons, de petites granulations que les médecins appellent des *tubercules ;* ceux-ci apparaissent sous l'influence de toutes les causes qui affaiblissent profondément l'organisme, vicient les humeurs et altèrent la composition du sang (1). Or,

(1) Voyez J. A. Villemin, *Études sur la tuberculose.* Paris, 1868.

l'alcoolisme produit à la longue tous ces résultats ; il détermine une espèce de *cachexie*, c'est-à-dire un dépérissement et une flétrissure du corps, à laquelle on a donné le nom de *cachexie alcoolique*. Est-il étonnant que des tubercules se développent sous cette influence profondément débilitante ?

### § VII. Organes génitaux.

L'abus des boissons spiritueuses agit différemment sur les fonctions génératrices selon la dose du liquide ingéré.

Dans le premier degré de l'ivresse, il peut provoquer une surexcitation, un surcroît d'énergie vers les organes reproducteurs ; dans le second degré, ces organes sont paralysés. — L'inertie génitale devient permanente chez les sujets livrés depuis longtemps à l'ivrognerie, et, comme elle n'éteint point l'imagination ni les désirs, cette impuissance devient quelquefois pour eux la source d'un sombre désespoir. On a dit souvent que l'ivrognerie et la luxure étaient sœurs : elles sont pourtant rarement réunies chez les sujets qu'elles tiennent sous leur domination. Mais elles sont sœurs comme les Parques, pour trancher prématurément le fil des jours de l'ivrogne, du luxurieux.

Il faut convenir pourtant que les mœurs ont fait de grands progrès.

Mais, si l'expérience et les progrès des lumières ont épuré les mœurs, ils n'ont pas fait disparaître jusqu'à la dernière trace des abominations qui souillent l'histoire des temps anciens ; on les voit encore quelquefois affliger les regards des moralistes de notre époque. Dans quelles circonstances osent-elles reparaître ? Principalement au milieu des orgies, des saturnales bachiques. Il faut à l'homme le vertige de l'ivresse pour se plonger dans les voluptés immondes.

**Première faute.** — Le premier degré de l'ivresse est une situation très-périlleuse pour les sujets des deux sexes qui peuvent avoir la moindre propension à tomber dans d'autres écarts. Que de jeunes hommes dont la conduite était irréprochable, que de jeunes filles, jusque-là restées pures, ont perdu leur avenir en commettant une première faute durant le vertige que produit le premier degré de l'ivresse !

> Dans le vice une fois il suffit qu'on débute,
> Une chute toujours entraîne une autre chute.

C'est au milieu des fumées d'un premier degré d'ivresse que les jeunes gens sont entraînés par leurs compagnons de table à franchir pour la première fois le seuil des maisons de prostitution, de ces lieux infâmes où tant de bons sujets sont allés ensevelir leur réputation, leur richesse et leur santé. Ils ne seraient pas tombés dans l'abîme de sang-froid ; mais l'alcool les avait étourdis et avait éteint momentanément dans leur cœur les sentiments de réserve, de prudence, qui dirigeaient ordinairement leur conduite. J'ai vu un exemple terrible des fatales conséquences où peut conduire, dans des conditions pareilles, un premier degré d'excitation alcoolique.

OBSERVATION XCIV. Un jeune homme d'une beauté remarquable, dont les formes élégantes, pures et gracieuses, rappelaient l'Antinoüs de la statuaire grecque, s'était épris d'une jeune fille non moins belle et était parvenu à la séduire. Mais leurs relations n'avaient pas fait d'éclat, et ils songeaient sérieusement à sortir de cette fausse position par le mariage, lorsqu'un soir le jeune homme, après une séance bachique avec des amis, un peu ébriolé, fut entraîné par eux dans un lupanar. Il y gagna une maladie vénérienne qu'il communiqua à sa maîtresse. Celle-ci, quand je lui appris la nature de sa maladie, entra dans une fureur telle, que sa bouche prononça le serment de ne jamais revoir son amant. Le jeune homme repoussé, obligé de suspendre son travail par l'effet de sa maladie qui était assez grave pour le retenir au lit, relisait sans cesse le billet que sa maîtresse lui avait adressé pour lui dire un adieu éternel. Sa tête s'égara ; le désespoir s'empara de lui. Un agent de police vint un soir me prier, de la part du procureur impérial, d'aller relever le cadavre d'un inconnu qu'on venait de découvrir dans un chemin écarté. C'était celui de ce malheureux jeune homme qui venait de se brûler la cervelle.

1. Chez l'homme.

**Excitation factice.** — On voit des hommes recourir à un premier degré d'excitation alcoolique pour réveiller en eux le sens génésique, assoupi par l'âge ou les excès, et que veut ranimer une imagination perverse.

OBSERVATION XCV. Riche propriétaire, âgé de 60 ans, ayant à son service une jeune fille qu'il a corrompue en lui remplissant la main d'or. Cette fille était courtisée par un jeune homme dont le vieillard était très-jaloux ; comptant la détourner de lui faire des infidélités en satisfaisant pleinement ses instincts génésiques, il se surexcitait par un régime stimulant, afin de multiplier ses forces et de se procurer un regain de jeunesse Il en résultait que, fréquemment, il se trouvait le soir dans un premier degré d'ivresse. Sa santé n'y tint pas longtemps. Il fut pris de tous les accidents d'une hépatite aiguë qui passa à l'état chronique, amena la jaunisse, le dépérissement et la mort.

OBSERVATION XCVI. J'ai vu une jeune fille mourir dans des conditions analogues. Elle n'avait que 20 ans et s'était laissée corrompre par un beau séducteur qu'un hasard fortuit avait mis sur ses pas : c'était un de ces hommes dangereux qui ne font aucun cas de l'honneur des femmes, séduisent une jeune fille innocente avec autant d'indifférence qu'ils en mettent à avaler un verre de champagne, et n'envisagent cette infamie que comme une prouesse de plus qui leur permettra d'inscrire un nouveau nom sur la liste de leurs bonnes fortunes.

Selon son habitude, après avoir bien accueilli pendant quelques jours sa nouvelle maîtresse, il la repoussa insensiblement pour voler à de nouvelles conquêtes. Mais la jeune fille, dont les sens étaient éveillés, qui s'était attachée à cet homme avec une de ces passions qui brisent tous les obstacles, trouvait moyen de le poursuivre partout, et, pour s'enhardir, pour s'étourdir aussi, sans doute, elle prenait des liqueurs à dose telle qu'il en résultait un premier degré d'ivresse. Son amant m'avait raconté son histoire comme un fait curieux et qui l'amusait. Mais on m'appelle un jour pour cette jeune fille qui éprouvait de violentes coliques et un flux de sang abondant. Je trouvai son état grave. Elle me confessa les excès dans lesquels sa passion l'avait fait tomber. Rien ne put éteindre la vive inflammation qu'ils avaient allumée dans les voies digestives et qui prit une forme suraiguë. Elle mourut au bout de quelques jours.

**Perversion des instincts générateurs.** — L'abus des boissons spiritueuses, surtout à son premier degré, au lieu d'exciter le sens génital, peut donner lieu à de singulières perversions des instincts générateurs.

Observation XCVII. Femme de 38 ans, mère de famille, se livrant habituellement à un usage copieux de vin pur qui la plonge dans un premier degré d'ivresse et la fait tomber dans une singulière hallucination. Elle se figure que tous les hommes qui lui adressent la parole, surtout ceux qui approchent d'elle pour un motif quelconque, sont des séducteurs qui conspirent contre sa vertu : elle se plaint de leurs allures trop libres, fabrique sur eux les récits les plus compromettants : son curé étant allé chez elle plusieurs fois, à l'occasion d'une affaire qu'il traitait avec le mari, elle causa beaucoup de désagréments à ce digne prêtre, en racontant qu'un jour, s'étant trouvé seul avec elle, il lui avait fait les plus singulières propositions.

Observation XCVIII. Fille d'un maître d'hôtel; 18 ans; comme elle avait constamment à sa disposition vins et liqueurs, elle avait pris l'habitude d'en user trop largement. On le voyait à l'animation de sa figure et au flux de paroles qui s'échappait sans cesse de sa bouche. C'était, du reste, une fille très-sage, encore parfaitement innocente, comme le démontrera le reste de son histoire.

Les organes digestifs s'insurgèrent à la longue contre ce régime incendiaire. Elle se mit au lit avec des coliques et un gonflement assez considérable de ventre. Appelé près d'elle, je la trouvai en proie à une agitation indescriptible et dont la maladie intestinale ne pouvait être la cause unique. Je devinai qu'elle était sous l'empire d'une grande préoccupation, d'une idée fixe et pénible. Je trouvai moyen d'éloigner la mère et je soumis la jeune fille à un interrogatoire pressant. Elle finit par m'avouer qu'elle craignait d'être enceinte. Voulant m'en assurer, je constatai chez elle tous les signes physiques de la virginité, et, par conséquent, l'absence de grossesse. Je lui demandai comment elle avait pu concevoir de pareilles craintes. Elle m'avoua qu'elle se figurait que, pour devenir enceinte, il suffisait qu'une fille fût serrée étroitement dans les bras d'un homme; qu'un des pensionnaires de leur hôtel l'avait ainsi pressée plusieurs fois dans ses bras en la rencontrant dans les corridors et les escaliers; que, la dernière fois, elle avait ressenti, durant cette étreinte, une sorte de bouleversement dans le ventre, et qu'à partir de ce jour, elle se figurait qu'elle avait conçu. J'emportai de ma conversation avec elle la conviction que cette jeune fille ne serait pas tombée dans de pareilles bizarreries et dans la détresse qui en était résultée, si sa raison n'avait pas été égarée par l'abus des spiritueux.

Quelquefois l'alcoolisme, en troublant la raison, réveille les sensations d'une époque déjà fort reculée, les pervertit et plonge les malades dans une vive agitation.

Observation XCIX. Femme de 50 ans, abus des boissons caractérisé sur la face par une rougeur vive semée de quelques boutons : revers de fortune qui, joint à une recrudescence dans ses habitudes bachiques, lui font perdre la tête. Au milieu de son délire, elle déchire tous ses vêtements, même sa chemise, veut être absolument nue, et, quand je l'engage à se couvrir, elle s'écrie : « Oh ! non, impossible, je ressens dans les « veines un feu brûlant, ce feu qui me dévorait quand « j'étais jeune, ce feu qui m'a perdue (sa vie avait été « très-licencieuse), ce feu que j'avais provoqué par des « habitudes solitaires, et qui a fait mon malheur. » Cette femme, en effet, avait déshonoré sa famille, compromis l'avenir de ses enfants. Comme la débauche génitale avait été l'origine de tous ses maux, elle se figurait que c'était vers les organes sexuels qu'elle était menacée des plus abominables maladies. Son imagination exaltée lui faisait éprouver dans cette région la sensation d'un feu dévorant ; elle avait constamment à côté d'elle un seau plein d'eau fraîche dans lequel on la voyait tremper à chaque instant des linges qu'elle s'appliquait ensuite sur le bas-ventre et sur les parties génitales.

D'autres fois, l'imagination égarée des alcoolistes leur fait croire qu'ils ont gagné des maladies vénériennes dans des aventures galantes qui leur sont arrivées durant l'ivresse.

Observation C. J'ai soigné une jeune femme qu'une préoccupation de ce genre rendait très-malheureuse :

son existence en était si empoisonnée qu'elle était poursuivie par des idées de suicide. Dans un moment où l'ivresse avait éteint chez elle tout sentiment de pudeur et de retenue, elle s'était abandonnée à un homme dont la conduite était très-dissolue et qui passait pour avoir eu des maladies vénériennes ; à peine la raison eut-elle repris chez elle tout son empire, qu'elle ne douta pas que cet homme ne l'eût, comme elle le disait, empoisonnée : elle tomba dans une véritable *syphilophobie* ou *syphilomanie*. Je ne lui trouvai pourtant aucune trace de maladie vénérienne. Mais je ne pus dissiper son idée fixe. Elle revint plusieurs fois à la charge, accusant toujours vers les parties génitales les sensations les plus douloureuses ; voyant qu il fallait agir vivement sur son imagination, je lui dis de me préciser l'endroit où elle souffrait le plus. Elle m'indiqua un point d'où elle prétendait que partaient toutes ses souffrances, disant qu'il était impossible qu'il n'y eût pas un bouton ou une plaie : je lui dis qu'en effet j'y apercevais une ulcération, mais que j'allais la brûler vigoureusement et qu'ensuite elle serait guérie. Loin de paraître redouter l'opération, elle applaudit vivement à mon idée. Je fis rougir au feu une petite broche d'acier et en appliquai l'extrémité sur le point qu'elle m'avait indiqué. Elle supporta courageusement la brûlure : je la fis, du reste, légère. Je lui donnai l'assurance formelle que tout était brûlé et qu'elle pouvait partir tranquille. Elle s'en retourna triomphante, et je ne l'ai plus revue.

**Paralysie des facultés génératrices, impuissance.** — Si un premier degré d'excitation alcoolique et une habitude récente des excès bachiques peuvent stimuler les appétits vénériens et augmenter l'énergie génitale, l'abus prolongé des boissons spiritueuses conduit à des conséquences tout opposées.

« L'ivrogne est faible au déduit vénérique, » a dit le bon Ambroise Paré (1).

Rien n'égale la déception de ces épicuriens, qui font consister tout le bonheur de la vie dans les voluptés sensuelles, lorsqu'ils voient leurs forces génitales défaillir.

OBSERVATION CI. Homme de 52 ans, d'une belle organisation physique et intellectuelle ; mais les circonstances, les incidents nombreux d'une vie très-agitée, les tendances naturelles de son tempérament, l'ont entraîné plutôt dans les jouissances de la matière que vers le culte de l'esprit. — Jusqu'à l'âge de 45 ans, sa forte santé a bien supporté tous les excès. Il quittait à une heure du matin les soupers de garçon pour se rendre chez ses maîtresses. A 45 ans, l'estomac commença à se plaindre. Les digestions devinrent pénibles, l'appétit capricieux. Il n'en tint pas encore grand compte et ne se préoccupa sérieusement du dérangement survenu dans sa brillante santé que lorsqu'il vit les troubles de l'estomac retentir vers les organes génitaux et diminuer sensiblement ses facultés viriles. Ce fut alors qu'il alla consulter toutes sortes de médecins, depuis les notabilités parisiennes jusqu'à ces guérisseurs, ces charlatans qui exploitent les vieux libertins en leur faisant les remèdes les plus bizarres dans le but de ranimer leurs organes engourdis ou défaillants.

Mais l'essentiel eût été pour lui de quitter ses habitudes : et il ne l'avait pas fait. Quand il vint me con-

(1) Amb. Paré, *OEuvres*, édit. Malgaigne. Paris, 1840.

sulter, ce fut le premier conseil que je lui donnai. Je vis qu'il n'était pas disposé à le suivre, et je désespérai de lui. En effet, après avoir encore essayé de toutes sortes de moyens pour ranimer ses facultés viriles, voyant que ses efforts étaient vains, il perdit la tête. Son délire prit les formes les plus étranges et plongea sa famille dans la douleur. Le dérangement cérébral ne fut pas de longue durée. Une attaque d'apoplexie vint mettre fin à son existence.

Les excès de table peuvent paralyser les facultés viriles à un âge beaucoup moins avancé que celui du sujet de l'observation précédente. J'ai soigné des hommes de trente-cinq et de quarante ans, qui avaient tellement concentré l'activité vitale sur les fonctions digestives que les forces génératrices s'étaient considérablement affaiblies. Aussi ces hommes avaient engraissé comme les eunuques, dont ils partageaient l'apathie génitale. Mais la plupart d'entre eux avaient conservé, par amour-propre, des allures galantes avec les femmes. Ils tenaient à passer toujours pour des hommes *complets ;* alors il n'était sorte d'artifices qu'ils ne missent en œuvre pour réchauffer leurs sens engourdis, et ils tombaient inévitablement dans les mains des prostituées les plus immondes ou des exploiteurs les plus ignobles. Ils en sortaient plus impuissants que jamais ; on aurait pu leur appliquer les paroles de Tacite stigmatisant les turpitudes honteuses des Romains de la décadence ; *et propter vitam, vivendi perdere causas.*

La puissance virile de l'ivrogne peut être compromise par des causes accidentelles dont l'ivresse a été l'occasion.

OBSERVATION CII. Un homme de 40 ans se fait amener chez moi en voiture, quelque temps après une chute qu'il avait faite, à minuit, sur le dos, en revenant d'une séance bachique. Il sentit en tombant, dans les reins, un déchirement et comme un *coup de fouet* qui lui aurait saisi tout le corps au niveau de la ceinture. Il eut peine à se relever et se traîna jusqu'à son domicile. Depuis cet accident, ses jambes sont très-faibles, il ne peut se livrer à aucun travail pénible ni soutenu ; l'intestin et la vessie fonctionnent mal ; mais, ce qui l'afflige le plus, dit-il, *c'est qu'il est comme si on l'avait châtré.*

### II. Chez la femme.

**Impuissance de l'homme : inconvénients pour la femme.** — L'impuissance de l'homme ivre ou de l'ivrogne entraîne pour la femme des inconvénients nombreux.

J'ai soigné plusieurs fois des femmes pour des inflammations vives des parties génitales, accompagnées d'écoulement, quelquefois d'ulcérations, qui n'avaient pas d'autre origine qu'un coït trop prolongé par l'effet de l'ivresse dans laquelle était le mari, et qui l'avait entraîné à fatiguer la femme par des efforts prolongés et impuissants.

Quelquefois la souffrance ne se borne pas à l'entrée des organes générateurs ; elle s'étend aux profondeurs de la matrice et donne lieu à des engorgements, à des catarrhes de cet organe.

Observation CIII. Vigneron d'Arbois, encore jeune, adonné à l'ivrognerie. Il épouse successivement deux femmes d'une belle santé, d'une organisation irréprochable et qui restent stériles. La première commençait à se plaindre de douleurs dans le bas-ventre lorsqu'une atteinte de choléra l'enleva rapidement. La seconde a été soignée par moi pendant longtemps pour des douleurs de matrice accompagnées d'engorgement de cet organe, et d'un écoulement de flueurs blanches très-abondant : avant son mariage, ses règles venaient sans douleurs ; depuis qu'elle est mariée, elle éprouve chaque mois des coliques si violentes qu'elle ne peut quitter le lit. L'une et l'autre de ces femmes se plaignaient amèrement d'être fatiguées par leur mari. Tous les soirs, cet homme était dans un état d'ivresse plus ou moins avancée qui détruisait l'équilibre entre ses forces viriles et la vivacité de ses désirs.

Non-seulement l'homme qui abuse des boissons spiritueuses voit baisser l'énergie de ses facultés viriles, mais encore, s'il parvient à féconder une femme, celle-ci ne mettra au jour, le plus souvent, qu'un être incomplet ou débile. L'alcool ne se contente pas de dépouiller l'individu de toutes ses facultés physiques et morales, de le dégrader et le précipiter prématurément dans la tombe, il le flétrit encore jusque dans sa race.

Les enfants des ivrognes deviennent scrofuleux, rachitiques, idiots, sujets à l'hydropisie du cerveau ou hydrocéphales. « De plus, dit le docteur Morel (1), ces êtres dégénérés sont frappés souvent d'impuis-

(1) Morel, *Traité des dégénérescenc.s.* Paris, 1857.

sance reproductive, et cela en dépit du développement normal des organes génitaux ; ou bien, s'ils ne sont pas absolument stériles, il est inouï, à moins de conditions exceptionnelles de régénération provenant de la femme, que leurs descendants soient viables. »

Nous reviendrons sur cette question en étudiant les dangers ET INCONVÉNIENTS de l'alcool pour la famille.

J'ai connu plusieurs femmes qui étaient restées stériles ou n'avaient eu que des fausses couches avec des maris ivrognes et qui, devenues veuves, ayant épousé, en secondes noces, des hommes sobres, ont donné le jour à des enfants bien constitués.

L'ivrognerie de la femme entraîne, pour elle-même, de graves inconvénients vers les organes génitaux.

**Écoulements blancs, muqueux.** — La peau des femmes alcoolâtres étant constamment à un haut degré de chaleur, le moindre refroidissement suffit souvent pour leur causer, par répercussion, des écoulements blancs d'une extrême abondance et qui les font beaucoup souffrir par leur âcreté.

L'échauffement du sang qu'entraîne un usage trop copieux des alcooliques suffit pour déterminer chez les femmes une irritation de la muqueuse qui tapisse les organes génitaux, et l'écoulement qui en est la conséquence.

OBSERVATION CIV. J'ai soigné deux jeunes filles qui s'étaient succédé dans le service d'un café d'Arbois et avaient été obligées d'en sortir à cause d'une inflammation de la muqueuse génitale tellement vive qu'elles ne marchaient que très-douloureusement.

Tout d'abord, j'avais cru à une infection due à des rapports virulents. Mais l'examen des organes, qui démontrait l'absence de toute pénétration virile, et les affirmations des malades me donnèrent la conviction que la maladie était due au régime très-échauffant que leur avait fait suivre le maître du café. Il paraît que cet homme avait déjà séduit plusieurs de ses servantes en leur faisant adopter une alimentation très-stimulante, qui échauffait leur sang, allumait leurs passions et les mettait ainsi plus facilement à sa discrétion. Les deux dernières échappèrent à ce piége grossier. Leur maladie venait si bien de cette source que, peu de jours après leur sortie du café, en suivant un régime très-adoucissant, aidé de bains fréquents et de boissons émollientes, elles se délivrèrent de leur maladie.

**Avortement.** — J.-P. Frank, de Vienne, dont l'autorité est si grande dans la science, a reconnu que l'abus des boissons fermentées est, dans les pays vignobles, la cause la plus commune des avortements et des accidents de couche.

Observation CV. Je connais une femme qui, dès sa jeunesse, avant son mariage, a contracté une passion malheureuse pour les liqueurs fortes ; elle avait eu pendant longtemps les pâles couleurs, et cette disposition maladive porte les filles qui en sont affectées à faire usage d'aliments et de boissons de très-haut goût ; de là peut-être venait la funeste habitude qu'elle avait prise et que le mariage n'a point fait cesser. Au contraire, la grossesse, en pervertissant les fonctions digestives, l'a portée à doubler la dose de sa consommation alcoolique. Elle accoucha à terme, très-facilement, mais d'un enfant

mort depuis plusieurs jours, car il était macéré et à moitié décomposé. Une deuxième grossesse ne put aller qu'à
7 mois et demi ; le fœtus est encore né mort. Plus tard,
elle est restée stérile. Je n'ai pas douté que l'alcoolisme
ait été la cause de la fin prématurée de ces petits êtres :
aucune autre influence, aucun accident particulier n'a-
vait pu porter atteinte à leur vitalité.

Il est évident pour moi que l'alcoolisme, comme
le virus vénérien, fait pénétrer un germe de mort
dans l'embryon qui se développe au sein de la femme
alcoolisée ou syphilisée ; c'est comme une graine
jetée dans un terrain vicié.

Je veux encore citer un cas d'avortement qui m'a
paru être bien véritablement l'effet de l'alcoolisme.

OBSERVATION CVI. Une mère me fait venir pour sa fille,
âgée de 14 ans, qui éprouvait depuis plusieurs heures
des coliques violentes à pousser des cris. Elle me prend
à part pour me prévenir que les coliques viennent de
ce que sa fille a pris l'habitude de boire beaucoup trop
de vin, qu'elle est fort échauffée dans les intestins.
« Elle a un tel feu dans les entrailles, dit-elle, que, tout
à l'heure, en lui mettant un linge chaud sur le ventre,
ses cuisses étant écartées, j'ai vu son gros boyau qui lui
sortait du ventre et c'est pour cela que je vous ai envoyé chercher, afin que vous le fassiez rentrer. » Ces coliques venaient d'un avortement, et le prétendu *gros
boyau* était un embryon de 4 à 5 mois qui sortait par le
siége et dont je fis facilement l'extraction. La jeune ado-
léscente, qui ne présentait à l'extérieur du corps que des
marques à peine accusées d'une puberté naissante, m'a-

voua qu'un jeune homme avait abusé d'elle en profitant d'un moment où elle avait trop bu.

Le produit de la conception n'est pas toujours seul à souffrir des excès alcooliques de la femme. Celle-ci éprouve souvent elle-même des accidents graves durant sa grossesse ou après ses couches.

**Accidents pendant la grossesse.** — J'ai vu des femmes alcoolistes être prises d'une enflure générale du corps, et d'hydropisie dans le ventre vers le quatrième mois de leur grossesse ; l'infiltration devenait si forte que la respiration s'embarrassait et qu'elles étaient menacées de suffocation. Il fallait un traitement énergique, une surveillance sévère de la part du mari dans le but de modérer leurs libations ordinaires, pour que la grossesse pût arriver à son terme.

**Accidents après les couches.** — Les inconvénients de l'alcoolisme ne se montrent souvent qu'après l'accouchement ; on voit alors éclater des métropéritonites graves, quelquefois mortelles ; j'ai vu ainsi succomber des femmes chez lesquelles aucune influence, autre que l'alcoolisme, n'avait pu faire éclater ces inflammations redoutables.

## § VIII. Appareil urinaire.

L'appareil urinaire est vivement impressionné par les excès alcooliques.

**Coliques néphrétiques.** — L'urine des ivrognes est fortement chargée de principes irritants ; elle est forte et âcre. Ces principes irritants peuvent se déposer dans les reins et y former des graviers durs, qui, descendant difficilement dans la vessie, déchirent le tissu du rein, gênent l'écoulement des urines, et donnent lieu à ces coliques si douloureuses qu'on a appelées *coliques néphrétiques*.

Presque tous les cas de colique néphrétique soumis à mes soins se sont rencontrés chez des hommes amis de la table et de la bouteille, des gastronomes alcoolâtres.

Rien n'est plus douloureux que cette maladie qui se termine ordinairement par l'émission du gravier à travers la vessie et l'urètre. Mais il arrive quelquefois qu'il ne peut se dégager des reins, que plusieurs autres graviers se forment successivement, que leur présence finit par déterminer une suppuration et entraîner la mort des malades. J'ai ouvert, à l'hôpital, le cadavre d'un ancien militaire fortement alcooliste, dont l'un des reins contenait une véritable carrière de grains de sable, de toutes dimensions, nageant dans un foyer de pus.

**Albuminurie.**— L'alcoolisme engendre aussi cette maladie singulière dans laquelle les urines renferment une quantité considérable d'albumine, de cette matière qui constitue le blanc d'œuf : c'est à raison de cette ressemblance qu'on a donné à la maladie le nom d'*albuminurie*.

J'ai soigné un assez grand nombre d'ivrognes qui, épuisés par l'albuminurie, s'éteignaient insensiblement.

**Catarrhe vésical.** — L'irritation provoquée par

l'alcoolisme engendre dans la poche vésicale des catarrhes de vessie très-pénibles et très-opiniâtres.

**Rétention d'urine.** — Elle engourdit aussi la contractilité de la vessie et rend l'émission des urines plus difficile ; de là résultent des rétentions d'urine qui forcent de recourir à l'emploi de la sonde. Mais celle-ci n'est pas toujours bien supportée ; on n'a pas toujours à ses côtés un médecin pour la mettre en usage. On est alors forcé d'apprendre à se sonder soi-même. Mais tous les hommes n'ont pas le courage ou l'adresse de le faire, et alors peuvent arriver des accidents rapidement mortels. J'en ai vu un exemple encore tout récemment.

OBSERVATION CVII. Homme de 40 ans, fabricant de fromages. Comme la plupart des hommes de son métier, il allait faire ses repas chez le sociétaire pour qui il fabriquait le fromage, de sorte qu'il changeait de table chaque jour, et que chaque hôte nouveau tenait à le bien régaler. Le fromager a des occasions continuelles de faire des excès de boissons, s'il ne sait pas se contenir dans les bornes de la modération. Mais cette modération est une vertu rare, et ce n'était point par elle précisément que brillait notre fromager. Aussi finit-il par éprouver des douleurs du côté de la vessie et des difficultés pour uriner. Il vint me consulter. Je constatai que sa vessie ne se vidait pas bien, et que, même quand il venait d'uriner et qu'il croyait avoir tout évacué, la poche restait encore à moitié remplie. Je le lui démontrai en le sondant et retirant une assez grande quantité d'urine. Je l'engageai à se munir d'une sonde et je lui appris à se sonder. Il comprit et pratiqua parfaitement la

manœuvre pendant quelque temps ; mais, se sentant
mieux, il fut entraîné par sa passion pour les alcools à
redoubler ses excès de table. Une nuit, après s'être endormi en état d'ivresse, il fut réveillé par un besoin
pressant d'uriner qu'il lui fut impossible de satisfaire.
Les fumées du vin, jointes à l'engourdissement causé par
le sommeil, le rendirent si maladroit qu'il ne put parvenir à faire entrer la sonde ; des douleurs intolérables
se déclarent dans le bas-ventre ; au point du jour, on va
chercher un médecin, mais on ne peut l'amener que
fort tard. Lorsqu'il arrive, le malade avait la figure décomposée, le pouls misérable ; il se hâte de le sonder ;
mais il ne retire que fort peu d'urine. Il paraît que la
vessie s'était déchirée, que l'urine s'était épanchée dans
le ventre et avait déterminé une inflammation générale
du péritoine qui amena promptement la mort.

**Inflammations urétrales.** — Quelquefois une
inflammation se développe dans la partie du canal
urinaire qui parcourt la verge et donne lieu à des
écoulements ressemblant aux blennorrhagies ou
chaudepisses vénériennes. J'ai observé cet accident principalement chez des hommes que les brouillards de l'ivresse égaraient tellement qu'ils caressaient
leur femme dans le moment des règles. Ils contrac-
taient ainsi des inflammations urétrales très-douloureuses.

### § IX. **Appareil tégumentaire ou peau.**

Toutes les maladies de la peau sont plus graves
chez les amis de la bouteille que chez les personnes
sobres.

**Scarlatine, Variole.** — Voici un exemple de ces deux maladies gravement influencées par l'abus des boissons alcooliques.

OBSERVATION CVIII. Je n'ai jamais vu de scarlatine aussi violente que celle qui fit mourir, en 1845, à l'hôpital d'Arbois, un jeune homme de 25 ans qui s'enivrait fréquemment. Il fut enlevé le troisième jour de la maladie. Toute la surface de son corps était parsemée de larges taches de sang extravasé : les organes intérieurs étaient partout le siége d'épanchements analogues; le sang offrait un état de décomposition rare ; au lieu de se trouver coagulé dans les veines, comme il aurait dû l'être lorsque je fis l'autopsie, 24 heures après le décès, il était resté coulant et ressemblait à de la lie de vin délayée.

OBSERVATION CIX. Un de mes condisciples du lycée de Besançon, qui hantait plus fréquemment les estaminets que les cours du collége, se rendit l'année suivante à Paris pour étudier la médecine. La variole régnait alors épidémiquement sur la rive gauche de la Seine. Six semaines après son arrivée, ce jeune étudiant, qui avait continué à Paris ses habitudes bachiques, se mit au lit avec une petite vérole si violente qu'il mourut au huitième jour ; les boutons, au lieu d'être purulents, devinrent noirs ; il perdait son sang par toutes les ouvertures naturelles du corps. Chomel, qui l'avait visité, me dit que ses excès alcooliques avaient contribué à rendre la terminaison si fatale.

On n'a jamais vu une petite vérole plus affreuse que celle qui fit mourir Louis XV.

**Érysipèles.** — Les érysipèles du cuir chevelu offrent aussi, chez les alcoolistes, une gravité exceptionnelle. Ils éclatent chez eux avec une facilité singulière, sous l'influence de causes qui ne les produiraient pas dans des conditions ordinaires.

OBSERVATION CX. Ancien militaire, âgé de 58 ans, un des plus grands gourmets que j'aie connus, très-sujet à une ophthalmie qui se montrait surtout le lendemain des dîners plantureux arrosés largement de vins et de liqueurs. Un de ses amis lui conseilla de combattre l'inflammation des yeux par une application de sangsues derrière les oreilles. Les piqûres de sangsues s'enflammèrent et devinrent le point de départ d'un érysipèle qui envahit toute la tête, provoqua un violent délire, probablement une méningite secondaire, et le malade succomba au dixième jour, privé complétement de connaissance.

Si les maladies *aiguës* de la peau sont plus fréquentes et plus graves chez les alcoolâtres que chez les sujets tempérants, les maladies *chroniques* de l'enveloppe tégumentaire offrent aussi chez eux un aspect plus repoussant et sont plus rebelles aux traitements qu'on leur oppose.

**Dartres.** — Rien n'est plus propre à développer et à entretenir les dartres que l'abus des boissons enivrantes. J'ai vu des ivrognes dont le corps, couvert de haut en bas de croûtes et de boutons, ressemblait à ces vieux troncs d'arbre que le temps a tapissés de mousses et de lichens de toutes les formes, de toutes les couleurs.

C'est principalement parmi les femmes livrées à l'ivrognerie que j'ai observé les maladies de ce genre, les plus dégoûtantes, peut-être à raison de ce que leur peau est plus délicate.

**Pemphigus, Eczéma.** — L'abus des boissons alcooliques n'est pas sans influence sur ces maladies.

OBSERVATION CXI. Un jour que je traversais un village, on me fit entrer dans une maison pour y visiter une fille de 50 ans, qu'un usage immodéré et habituel de l'eau-de-vie avait jetée dans la situation la plus déplorable. Toute la surface de son corps était comme un vaste ulcère duquel suintait une matière ichoreuse et fétide, c'était un mélange de ce que les médecins appellent *pemphigus* et *eczéma impétigineux*. Les membranes muqueuses qui tapissent l'entrée de toutes les cavités naturelles étaient le siége d'une sécrétion analogue. Une sorte de pus de mauvaise nature baignait les paupières, s'écoulait des oreilles, des narines et des organes génitaux. La figure offrait l'aspect le plus hideux. Cette malheureuse était devenue, comme les lépreux du moyen âge, un objet de répulsion pour tous ceux qui l'entouraient ; sa famille, qui n'avait jamais pu la corriger de sa passion pour les liqueurs fortes, l'avait reléguée dans un galetas obscur d'où elle ne sortait presque jamais et où s'éteignit, quelque temps après ma visite, cette existence humaine si misérable et si avilie.

**Rupia, Ecthyma.** — Rien de plus commun, chez les vieux alcoolistes, que certaines éruptions de la peau que les médecins désignent sous le nom de *rupia*, d'*ecthyma*, et qui consistent dans de grosses vésicules ou d'énormes boutons pleins de pus auxquels succèdent des ulcérations profondes. Ces maladies sont d'une grande ténacité et résistent le plus souvent à tous les traitements, parce que le médecin ne peut pas obtenir des malades une réforme radicale dans la manière dont ils s'abreuvent.

Quand ces éruptions guérissent, elles laissent à leur suite des stigmates indélébiles consistant dans des cicatrices déprimées, d'un blanc nacré, ressemblant beaucoup à celles qui succèdent aux éruptions syphilitiques. J'aurais cru souvent, en les voyant, à leur origine vénérienne, si je n'avais connu à fond les antécédents des malades. Cette circonstance établit un rapprochement de plus entre ces deux grands empoisonnements du corps humain, la syphilis et l'alcoolisme.

OBSERVATION CXII. J'ai observé ces cicatrices nacrées chez un maître d'hôtel, âgé de 60 ans, qui avait eu une éruption générale d'ecthyma, en même temps que des gonflements noueux dans l'épaisseur de la langue, au gosier, des périostoses au coude, à l'avant-bras, aux pieds. Jamais cet homme n'avait eu la vérole, et toutes ces lésions qu'au premier aspect j'étais tout disposé à classer parmi les accidents syphilitiques, je me vis forcé, en présence de ses affirmations réitérées et parfaitement sincères, de les attribuer à un alcoolisme très-ancien qui avait lentement vicié à ce point une constitution primitivement saine et vigoureuse.

S'il est difficile de distinguer les cicatrices nacrées de l'alcoolisme des traces identiques laissées par la syphilis, il n'en est pas de même des éruptions qui les précèdent ; celles de l'alcoolisme sont d'un rouge vif, foncé ; celles de la syphilis sont plus pâles et offrent une teinte cuivrée.

Les éruptions de rupia et d'ecthyma d'un rouge vif, accompagnées de points cicatrisés à nuance nacrée, me paraissent être caractéristiques de l'alcoolisme *constitutionnel*, comme les syphilides le sont de la maladie vénérienne passée dans le sang.

Observation CXIII. Femme de 45 ans, se plaignant d'une éruption abondante de boutons dans les cheveux, sur le ventre, au pénil ; rupia et ecthyma mélangés ; quelques points cicatrisés d'un blanc nacré ; éruption d'un rouge vif. Elle affirme n'avoir jamais rien eu de vénérien, mais ne parle nullement de ses excès bachiques ; averti par l'aspect de la maladie cutanée, je la presse de questions ; elle se défend d'abord d'abuser des spiritueux, a l'air même de tenir à en faire un mystère ; mais j'insiste et finis par lui faire avouer qu'elle boit chaque jour deux litres de vin pur, généreux, et des liqueurs après ses repas.

J'ai observé souvent des cas analogues où l'aspect de l'éruption me mettait sur la voie des causes qui l'avaient déterminée, comme la vue d'une syphilide indique son origine. Aussi je voudrais, dût-on m'accuser de néologisme, que ce genre d'éruption, propre aux ivrognes, reçût le nom d'*alcoolides*.

**Ulcère perforant du pied.** — J'ai observé cinq ou six fois une maladie de peau assez singulière et qui ne s'est jamais présentée à moi que chez certains alcoolâtres : c'est *l'ulcère perforant de la plante du pied*, maladie qui n'a rien de grave, mais qui produit une gêne fort douloureuse dans la marche et prive quelquefois les alcoolistes de tout mouvement. Elle consiste dans une ou plusieurs petites plaies qui se montrent à la surface plantaire où elles détruisent l'épiderme épais qui la protége, mettant à nu un derme rouge, enflammé, saignant ou suppurant, et sur lequel il est impossible de faire porter le poids du corps. On a donné à cet ulcère le nom de *perforant*, parce que l'épiderme si épais qui tapisse la surface plantaire offre, au pourtour de la petite plaie, des bords taillés à pic comme par un emporte-pièce ; on dirait un trou percé avec une vrille. L'ulcère perforant se développe principalement sur les parties les plus saillantes de la surface plantaire, sous le talon et sous la base du gros orteil. Mais j'ai soigné un sujet chez lequel les deux plantes étaient criblées d'ulcères perforants et qui ne pouvait faire un pas sans éprouver la sensation d'un grand nombre de pointes acérées qu'on lui aurait enfoncées sous les pieds.

Rien n'est plus difficile à guérir que l'ulcère perforant, et j'ai été obligé plusieurs fois de recourir à la cautérisation pour modifier ces plaies qui n'avaient aucune tendance à la cicatrisation.

**Anthrax.** — Toutes les productions morbides qui se développent sur la peau deviennent graves chez les intempérants : ce sont les maladies expiatoires d'une alimentation excessive.

Observation CXIV. J'ai vu succomber dans la force de l'âge trois hommes qui, sans être des ivrognes, se prélas-

saient à table et y faisaient une grande consommation
de liquides et de solides. Ils étaient pléthoriques, rou-
geauds et grassouillets. Souvent l'exubérance de leurs
humeurs se trahissait au dehors par une éruption de fu-
roncles, de vésicules, d'eczéma, de boutons d'acné. Ils
ont fini tous les trois de la manière suivante. Un énorme
anthrax s'est développé chez l'un sur l'épaule, chez un
autre à la nuque, chez le troisième sur les reins. La maladie était si forte qu'elle s'accompagnait d'une fièvre
vive. Mais le mal n'était pas tout au dehors. Le premier
fut pris de douleurs vésicales et de rétention d'urine ;
il fallut le sonder ; il finit par rendre des urines purulentes ; un abcès s'était sans doute formé au col de la
vessie ; il mourut. Les deux autres subirent le même
sort. Ils succombèrent à la suite d'une gêne extrême de
la respiration annonçant que l'échauffement du sang,
dont l'anthrax était la conséquence, avait également
porté son action sur les poumons.

# CHAPITRE VI

### INFLUENCE DE L'ABUS DES BOISSONS SUR LES MALADIES ÉPIDÉMIQUES.

J'ai déjà cité (p. 165), des cas de petite vérole et
de scarlatine, qui prouvent quelle gravité peuvent
acquérir les maladies de la peau épidémiques, chez
les sujets dont le corps est échauffé et les humeurs
viciées par l'alcoolisme.

« Il y a douze ans, dit M. Junod, qu'une épidémie sévissait dans l'une de nos communes; elle attaquait principalement le premier âge; elle emportait surtout les enfants des ivrognes. Une famille dégradée par le vice en enterra jusqu'à cinq coup sur coup. On rentrait du cimetière pour fermer les yeux à une autre victime. Le pasteur, poussé auprès d'eux pour leur offrir les consolations de son ministère, tremblait en son cœur, me disait-il, et se demandait par quelles paroles il banderait de telles plaies. Arrivé dans cet intérieur, il trouve père et mère, si peu affligés, si insensibles, si stupides, qu'il aurait fallu commencer par leur donner de la douleur, pour avoir l'occasion de les consoler. L'usage de l'alcool, qui leur avait enlevé leurs enfants, leur ôtait à eux-mêmes jusqu'à la faculté de souffrir de leurs deuils; ils n'avaient plus les sentiments naturels. Il est vrai qu'ils avaient la coutume de déjeuner, eux et leurs enfants, autour d'un vase rempli de morceaux de pain baignés dans la liqueur (1). »

Les fièvres typhoïdes, greffées sur l'alcoolisme, m'ont toujours paru avoir une gravité exceptionnelle. Dans les épidémies que j'ai observées, les alcoolâtres payaient à la mort un tribut plus considérable que les sujets tempérants.

Il en est de même du choléra. Lorsqu'il est venu visiter la contrée que j'habite, en 1853, ses premières victimes ont été les personnes qui abusaient des liqueurs enivrantes.

(1) Junod, *Conférences populaires*, p. 82.

Velpeau disait que la sagesse et la tempérance étaient les meilleurs préservatifs du choléra (1).

# CHAPITRE VII

DE LA COMBUSTIBILITÉ DU CORPS CHEZ LES BUVEURS D'EAU DE-VIE

Voilà un accident aussi redoutable que singulier dont le corps de certains buveurs est quelquefois atteint. Je veux parler de la manière dont on l'a vu se consumer rapidement à la façon des matières inflammables.

Deux conditions paraissent favoriser particulièrement cette disposition du corps à être ainsi dévoré par la flamme.

Il faut que le sujet soit buveur d'eau-de-vie ou de liqueurs fortes, et que son corps soit chargé de graisse, double circonstance qui se rencontre souvent chez les femmes d'un certain âge, surtout dans les grandes villes.

Ce phénomène bizarre est connu sous le nom de *combustion spontanée*, expression impropre, attendu que, s'il est démontré que le corps des buveurs d'eau-de-vie peut brûler facilement lorsque le feu y a été mis, les cas où l'on prétend qu'il se serait enflammé *tout seul*, par une ignition *spontanée*, ces cas ne

(1) Velpeau, *Union médicale*, 21 octobre 1865.

10.

sont pas regardés comme aussi authentiques (1).

On doit donc distinguer deux sortes de combustion : celle où le contact d'un objet enflammé *allume* le corps comme une mèche imbibée d'esprit-de-vin, et celle où le corps puiserait en lui-même le principe de son embrasement.

Il n'y a rien de surprenant dans cette *combustibilité* de certains buveurs d'eau-de-vie. A quelques exceptions près, on n'a observé des faits de cette nature que chez des sujets déjà avancés en âge, surtout chez des femmes chargées d'embonpoint, et buvant habituéllement de l'eau-de-vie. Dans de pareilles conditions, le corps humain, constamment imprégué d'alcool mêlé à une quantité énorme de matière grasse, doit prendre feu avec la plus grande facilité, les éléments inflammables y étant en excès et dominant tous les autres.

J'ai eu occasion d'observer un exemple de combustion de la première espèce, pendant que j'étais étudiant en médecine à Paris.

Observation CXV. Une petite vieille, aimant beaucoup l'eau de-vie, douée d'un embonpoint très-prononcé, retournait seule chez elle, à une heure avancée de la nuit, après avoir passé la soirée chez des connaissances. Elle cheminait dans une rue déserte, écartée et obscure du faubourg Saint-Marceau. Comme elle était boiteuse et marchait péniblement, elle était obligée de s'appuyer sur deux bâtons. Ses deux mains étant occupées de ce côté, elle avait accroché à sa ceinture la petite lanterne

(1) Voyez *Journal de Verdun*, juin 1749.

dont la lueur dirigeait ses pas. Tout à coup, elle fait
une chute, sa lanterne se brise et met le feu à ses vêtements. Quelques instants après, des individus passant à
l'extrémité de la rue aperçurent de loin une flamme
bleuâtre : c'était le corps de cette malheureuse qui brûlait. Ils en apportèrent les restes à l'Hôtel-Dieu : ils ne
consistaient que dans quelques fragments des extrémités,
de la colonne vertébrale et du crâne : toutes les parties
molles avaient été consumées et s'étaient réduites en
une sorte de cambouis fétide et noirâtre.

Quelquefois le corps n'est brûlé que partiellement,
et cette forme de combustion a été observée surtout
chez des sujets dont le corps offrait peu d'embonpoint, peu d'aliment à la flamme.

J'ai dit que la seconde espèce de combustion humaine, celle qui s'opérait spontanément au sein du
corps, sans aucune participation des agents extérieurs, était encore le sujet de graves controverses.

Cependant des observateurs du plus grand mérite
en ont rapporté des exemples, et des savants, qui
font autorité dans la science, en ont admis la possi-
bilité. — Ils citent à l'appui de leur opinion les
incendies spontanés qui éclatent au sein de certains
amas de matières combustibles, comme des tas de
foin, de houille, de fumier de cheval, etc. Une foule
de matières végétales et animales entassées peuvent
spontanément prendre feu.

Le corps humain ne peut-il pas se trouver dans
une situation électrique telle qu'une étincelle jail-
lisse sur quelque point du corps ? On a vu des femmes

qui, en se peignant, faisaient sortir des étincelles de leurs cheveux. Daniel Horstin parle d'un goutteux qui, après des accès violents de sa maladie, rendait par le frottement ses jambes resplendissantes de lumière.

Pourquoi de pareilles circonstances, jointes à l'imbibition par l'alcool d'un corps fortement chargé de graisse, ne suffiraient-elles pas pour provoquer et entretenir la combustion humaine ?

Les faits de ce genre sont si rares, qu'il est difficile de confirmer les données théoriques par les preuves tirées de l'expérience. — Un de ceux qui ont fait la plus vive sensation, dans les derniers temps, est, sans contredit, l'assassinat de la comtesse de Gœrlitz.

OBSERVATION CXVI. Cette femme, dont on avait trouvé le corps brûlé, avait-elle pris feu spontanément ? ou bien, des assassins, après lui avoir donné la mort, n'avaient-ils pas mis le feu à ses vêtements de manière à carboniser le corps pour faire disparaître les traces de leur crime ? Tel était le problème ardu qu'avaient à résoudre les experts commis par la justice et qui impliquait la grave question de la combustion spontanée.

Après une longue et savante discussion, MM. Amb. Tardieu et Rota (1) finirent par cette conclusion : « Malgré les autorités sur lesquelles s'est appuyé M. le docteur de Siebold, après M. Devergie, et auxquelles il faut ajouter les noms de MM. H. Royer-Collard (2) et Rœsch (3), il nous

(1) A. Tardieu et X. Rota, *Relation de l'assassinat de la comtesse de Gœrlitz, pour servir à l'histoire de la combustion humaine spontanée* (*Ann. d'hyg.* 1850, tome LIV, p. 191).

(2) Royer-Collard, *Thèse de concours*, p. 23.

(3) Rœsch, *De l'abus des boissons spiritueuses* (*Ann. d'hyg.*, t. XX, p. 79.)

paraît impossible que l'opinion du monde savant ne soit pas profondément modifiée par les intéressants travaux que nous venons de faire connaître. MM. Bischoff et Liebig, dans la critique si vive et si puissante qu'ils en ont faite, au nom de la presque unanimité des experts, sont arrivés à cette conclusion, que les faits prétendus de combustion humaine spontanée, dont *pas un seul n'a été constaté par l'observation directe de témoins compétents*, avaient en quelque sorte usurpé droit de domicile dans la science. Si l'on remarque enfin l'heureux concours que vient prêter aux savants allemands qui l'ont invoqué le témoignage si net et si précis de nos célèbres compatriotes, Magendie, Pelouze et Regnault, on conviendra qu'il n'y a rien à ajouter à cette discussion pleine de verve sur laquelle le professeur de Giessen s'appuie pour repousser d'une manière absolue, comme une fable inventée à plaisir, l'hypothèse de la combustion humaine spontanée (1). »

Pourtant M. Devergie(2), après avoir discuté de nouveau les faits recueillis par l'observation, termine ainsi sa dissertation : « Tels sont les détails dans lesquels je tenais à entrer pour démontrer que, malgré le mémoire de MM. Bischoff et Liebig, la question de la combustion humaine spontanée, avec cause déterminante, est encore pendante, et qu'il appartient aux médecins de se livrer à de nouvelles recherches avant de se permettre de rayer de la science des faits qui peuvent être inexplicables, malgré les lumières de la physique et de la chimie, jusqu'à ce que l'on démontre que ces faits sont de pure invention. »

(1) A. Tardieu et X. Rota, *Annales d'hyg. et de méd. légale*, 1851, t. XLV, p. 130.

(2) Devergie, *Mémoire sur la combustion humaine spontanée* (*Annales d'hygiène et de médecine légale*, 1851, t. XLVI, p. 83.)

# CHAPITRE VIII

### DE DIVERSES CIRCONSTANCES QUI FONT VARIER LES INCONVÉNIENTS DES BOISSONS ALCOOLIQUES.

Les phénomènes qui résultent de l'abus des boissons alcooliques, et que nous venons d'étudier d'une façon générale, varient à l'infini suivant: 1° la nature, c'est-à-dire la composition et la force particulière de la boisson enivrante ; 2° la quantité d'alcool ingéré ; 3° les conditions et les circonstances dans lesquelles se trouve le corps au moment où l'on boit ; 4° la constitution et le tempérament du buveur ; 5° la profession, les habitudes, la position sociale ; 6° l'âge, le sexe, les dispositions héréditaires; 7° le climat; 8° les saisons; 9° l'usage du café et du tabac.

## ARTICLE PREMIER.

### NATURE DE LA BOISSON ENIVRANTE.

L'esprit-de-vin est celui de tous, aujourd'hui, qui tue le plus de monde. (BRILLAT-SAVARIN.)

On s'est effrayé du choléra : l'eau-de-vie est un bien autre fléau. (BALZAC.)

Sur presque tous les points du globe, la nature a placé près de l'homme les substances à l'aide des-

quelles il peut faire naître la fermentation alcoolique, et partout aussi l'homme est parvenu à produire cette fermentation par les moyens en apparence les plus opposés.

Dans les contrées même où la vigne déploie toutes
ses richesses, dans celles où l'usage du vin est le
plus généralement répandu, une multitude de plantes ou de productions naturelles sont appelées à fournir des boissons spiritueuses.

L'orge sert à préparer différentes sortes de bières ;
les céréales, la pomme de terre, la cerise noire, etc.,
sont employées à la fabrication des eaux-de-vie. On
sait quel parti le nord de la France tire du jus de la
pomme et de la poire : la distillation du cidre et celle
du poiré y produisent encore une nouvelle quantité
d'alcool.

Le jus des palmiers fournit à l'Inde et à l'Afrique
diverses sortes de vins et d'eaux-de-vie. L'usage du
vin de palmier est fort ancien. Hérodote nous apprend que cette liqueur était un des articles de
commerce de Babylone.

Dans l'Inde encore, les indigènes savent extraire de
la noix du cocotier une liqueur alcoolique qu'ils désignent sous le nom de *calou*.

Les Américains font une bière avec la *cassave*,
espèce de galette préparée avec la racine de *manioc*,
et leur *chica* est extrait du maïs.

C'est avec le millet et le riz que les Chinois préparent
une bière très-forte, qu'ils rendent encore plus enivrante par l'addition des graines de la pomme épineuse.

En Perse, on distille le jus des pêches pour en tirer de l'alcool.

Le miel a servi dès la plus haute antiquité à la préparation de l'hydromel, liqueur fermentée, en usage encore en Pologne, en Russie et chez les Abyssiniens.

La séve fermentée du *bouleau* ranime les forces de l'habitant de la Sibérie, et l'aide à résister aux rigueurs du climat.

Enfin la plus douce et la plus nutritive de toutes les boissons, le *lait,* a été transformée aussi par quelques nations en liqueur alcoolique. C'est avec le lait de leurs juments que les Tartares font leur *koumiss* et leur *etrki* (1).

Les principales boissons fermentées dont on fasse usage sont le vin, l'eau-de-vie (1), et les liqueurs fortes, la bière, le cidre, le poiré, le vermouth.

Toutes ces boissons agissent sur l'organisme par l'alcool qu'elles contiennent, et leur action stimulante doit être proportionnée à la quantité qu'elles renferment.

(1) Voyez sur le koumiss : Foussagrives, *Hygiène alimentaire,* 2ᵉ édition. Paris, 1867, p. 647. — Stahlberg, *Bull. de l'Académie de méd.* Paris, 1867, t. XXXII, p. 1024.

(2) Les produits du raisin se présentent dans le commerce sous quatre formes différentes :

1° Le *vin,* il contient de l'alcool pur dans la proportion de 3 à 4 pour 100, minimum, à 15 et 16 pour 100, maximum ; 2° l'eau-de-vie potable, qui contient 40 a 55 pour 100 d'alcool ; 3° le 3/6 qui contient 86 pour 100 d'alcool ; 4° l'alcool pur qui n'est guère en usage dans le commerce.

## § 1. — Vin.

Le vin, la plus aimable des boissons, soit qu'on le doive à Noé qui planta la vigne, soit qu'on le doive à Bacchus, qui a exprimé le jus du raisin, date de l'enfance du monde (1).

Exprimer une grappe de raisin pour en boire le jus, c'est une idée fort simple; aussi pouvait-elle venir à l'esprit du premier venu. Mais le jus conservé ou fermenté de la grappe a une saveur bien différente de celle du jus fraîchement exprimé. Il fallait certainement du courage pour goûter à une liqueur gâtée, corrompue, car toute fermentation était une corruption. Qui eut le premier ce courage? Ici l'histoire garde un silence absolu. Faire adopter comme boisson le jus fermenté, corrompu, du fruit de la vigne, cela nous paraît sans doute bien insignifiant, un détail indigne du nom de découverte, aujourd'hui que le palais de l'homme est habitué au goût du vin, et il l'est depuis tant de siècles (2)!

L'ivrogne de vin acquiert quelquefois de l'embonpoint, mais à un degré moindre que le buveur de bière; cet embonpoint ne dure pas longtemps; dès qu'un organe essentiel à la vie souffre un peu sérieusement de ses excès, on le voit dépérir et tomber dans l'amaigrissement le plus complet.

(1) Brillat-Savarin, *Physiologie du goût*, médit., t. IX.
(2) Hœfer, *la Chimie enseignée par la biographie de ses fondateurs*. Paris, 1865.

Le vin produit d'autant plus facilement les phénomènes et les accidents de l'ivresse qu'il est plus riche en alcool. Il est donc nécessaire de connaître l'analyse des principaux vins faite par nos meilleurs chimistes.

PROPORTION EN VOLUMES D'ALCOOL PUR CONTENU DANS 100 PARTIES DU LIQUIDE (PAYEN).

| | |
|---|---|
| Vins de détail à Paris............ | 8,4 à 8,80 |
| Château-Laffitte, Château-Margaux. | 8,70 |
| Saint-Émilion.................. | 9,18 |
| Château-Latour................. | 9,50 |
| Mâcon........................ | 10 |
| Champagne mousseux............ | 10 à 11,60 |
| Volnay....................... | 11 |
| Frontignan.................... | 11,80 |
| Rhin......................... | 11, à 11,90 |
| Beaune blanc.................. | 12,20 |
| Lunel........................ | 13,70 |
| Malaga....................... | 15 |
| Sauterne blanc................ | 15 |
| Bagnols, Xérès................ | 17 |
| Porto et Madère............... | 20 |

Pour le vin comme pour les eaux-de-vie, l'action délétère tient beaucoup aux falsifications que subissent les boissons.

Le vin de détail à Paris n'est le plus souvent qu'un mélange d'alcool et de matière colorante avec une faible quantité de vin peu digne de ce nom.

Souvent aussi on ajoute aux vins de la litharge ou de la céruse pour en adoucir l'âpreté.

Voici la classification des vins faite par M. le professeur Bouchardat pour son cours d'hygiène à la Faculté de Paris.

1° VINS DANS LESQUELS DOMINE UN DES PRINCIPES ESSENTIELS DU VIN.

| | | |
|---|---|---|
| A. Alcooliques | vins secs..... | Madère, Marsala. |
| | vins sucrés... | Malaga, Bagnols, Lunel. |
| | *de paille*..... | Arbois, Hermitage. |
| B. Astringents | avec bouquet..... | Hermitage. |
| | sans bouquet...... | Cahors. |
| C. Acides | avec bouquet..... | Vin du Rhin, |
| | sans bouquet..... | Vin de Gouais, d'Argenteuil. |
| D. Mousseux | — | Champagne. |

2° VINS MIXTES OU COMPLETS.

| | |
|---|---|
| A. avec bouquet | Bourgogne, Clos-Vougeot, Montrachet, Médoc, Château-Laroze, Sauterne, Midi, Langlade, Saint-Georges. |
| B. Sans bouquet... | Bourgogne et Bordeaux ordinaires. |

« Les vins de la première division qui nous sont expédiés de Madère, de Marsala, pour être livrés au commerce, sont presque toujours *suralcoolisés* ; ils contiennent, en effet, jusqu'à 25 pour 100 d'alcool, et la fermentation n'en développe que 15. Aussi doit-on leur préférer, pour la consommation, les vins de nos contrées qu'on rend plus liquoreux en réduisant les sucs du raisin à l'aide de la chaleur, de l'action de l'air, en évaporant l'eau qu'ils contiennent par le séjour prolongé du raisin sur la paille. On obtient ainsi des vins d'une délicatesse incomparable. Rien, comme vin de dessert, ne doit être placé au-dessus des vins de paille de l'Hermitage et d'Arbois. » Je suis convaincu qu'en suivant cette voie, on pourrait produire en France, économiquement, des vins délicieux qui vaudraient mieux pour les convalescents et les malades épuisés que les meilleurs cordiaux (1). »

Signalons, d'après M. Pasteur (2), « une sorte de vin fort estimé, que l'on prépare dans le Jura, notamment dans le vignoble de Château-Châlons, sous les noms de *vin jaune, vin de garde, vin de Château-Châlons,* et qui a beaucoup d'analogie avec le vin de Madère sec. »

« Pris en quantité modérée, le vin rouge est essentiellement tonique et réparateur ; il convient à toutes les organisations et, s'il n'est pas toujours indispensable à une bonne alimentation, les causes de débilitation que nous trouvons dans les habitudes d'une civilisation avancée en rendent l'usage nécessaire pour le plus grand nombre.

« Le vin blanc est un stimulant qui agit énergiquement sur le système nerveux. Pris en quantité même modérée, il détermine une sensation d'énervement, diminue l'aptitude aux travaux intellectuels. Chez certains sujets prédisposés aux rhumatismes, le vin blanc en détermine l'apparition. Il augmente la quan-

(1) Bouchardat, *op. cit.*, p. 19 et 5.
(2) Pasteur, *Études sur le vin.* Paris, 1866, in-8, p. 28.

tité des urines. Les femmes qui mènent une vie sédentaire supportent généralement mieux le vin blanc
que les hommes, du moins au point de vue de ses
effets immédiats. Nous ne croyons pas conclure de
là que ce vin leur convienne davantage (1). »

Le vin de Champagne produit, en général, une
ivresse folle et gaie, facile à dissiper.

Les vins rouges sont les plus toniques et les plus
nutritifs.

Le vin est généralement d'autant mieux supporté
qu'il est plus froid.

« On a prétendu que, pris en excès, les vins vieux
déterminaient une ivresse qui s'accompagne moins
fréquemment de phénomènes d'indigestion que l'i-
vresse provoquée par les vins jeunes. Nous croyons
que le contraire est exact, et serions très-disposé à
voir un instinct conservateur dans la préférence que
les ivrognes donnent aux vins jeunes (2). »

### § 2. — Eau-de-vie et liqueurs fortes.

On donne généralement le nom d'*eau-de-vie* à des
liquides qui renferment de 40 à 55 pour 100 d'alcool; elles résultent de la distillation du vin et de
diverses autres liqueurs fermentées.

L'antiquité n'a connu l'alcool, ou l'eau-de-vie, ni
comme boisson, ni comme produit chimique de laboratoire. Pline, qui en a fait une étude, ne parle pas
de l'alcoolisation du vin; Galien, qui vint un siècle

(1) Tripier, *La vie et la santé*. Paris, 1863, p. 98.
(2) Tripier, *La vie et la santé*. Paris, 1863, p. 100.

plus tard, n'en dit rien; c'est au moyen âge, et probablement aux Arabes, ainsi que l'étymologie semble l'indiquer (1), que l'on doit l'art d'extraire l'alcool du vin. Les alchimistes, dans leurs recherches pour le grand-œuvre, lui imprimèrent des progrès notables sans cependant prévoir encore l'emploi qu'on en ferait plus tard comme boisson et comme applications multiples à tant d'usages différents. L'eau-de-vie reçut son nom de ceux qui en burent les premiers, et qui furent frappés de l'activité extraordinaire que son ingestion imprimait aux forces vitales; mais alors on n'en abusait pas comme aujourd'hui.

Raymond Lulle, au treizième siècle, parle de l'alcool inflammable qu'il obtenait par trois et sept rectifications; c'est lui qui le premier lui donna le nom de *quinta essentia*, quintessence. Son contemporain, Arnaud de Villeneuve, donne des notions plus précises et mentionne, en sa qualité de médecin, les applications qu'il a faites de l'eau-de-vie à la médecine et à la pharmacie.

Au quinzième siècle, Michel Savonarole (2) nous apprend que de son temps on employait des cucurbites de verre pour obtenir une meilleure eau-de-vie. En 1651, Robert Lefèvre inventa un appareil pour porter l'eau-de-vie au degré *d'esprit*.

Jusqu'au seizième siècle l'esprit-de-vin était fort

(1) *Alcool* vient de l'arabe *Al-caho'*, qui signifie *corps très-subtil*.

(2) M. Savonarole, *De arte conficiendi aquam vitæ simplicem et compositam libellus*. La Haye, 1532.

peu répandu, et n'était encore qu'une curiosité qui se trouvait dans le laboratoire des alchimistes, un médicament qui se vendait dans l'officine des apothicaires où il n'était distribué qu'à petite dose et comme remède, dans les cas où le corps atteint de faiblesse avait besoin de cordiaux et d'excitants. Il y avait encore en Europe, au commencement de ce siècle, des villes où l'on allait prendre son petit verre chez le pharmacien.

D'abord proscrite comme contraire à la santé, l'eau-de-vie bientôt commença à devenir une petite branche de commerce qui grandit rapidement pour arriver à l'état d'industrie colossale où nous la voyons aujourd'hui.

Il n'est pas de mot qui se soit plus généralisé dans toutes les langues que les noms différents donnés à l'eau-de-vie : *agua vita, agua ardente, gin, brandy, schnaps, brandwein.*

L'eau-de-vie est si répandue et produit de si grands ravages dans l'espèce humaine que son nom est devenu un cruel mensonge : on devrait le remplacer par celui d'*eau de mort.*

« Les *eaux-de-vie* de vin (Armagnac, Cognac, Montpellier, La Rochelle) sont les plus estimées, dit M. E. Nicolle (1); on les connaît dans le commerce sous le nom d'*eaux-de-vie de bon goût.* Les *eaux-de-vie* de betteraves, de grains, de pommes de terre, de fécule, contiennent, quand on ne les a pas recti-

(1) Nicolle, *de l'Abus des alcooliques.* Rouen, 1868, p. 7.

fiées, des *alcools amylique* ou *butyrique*, qui en rendent l'usage très-dangereux pour la santé; on les appelle dans le commerce *eaux-de-vie de mauvais goût*, et le peuple, qui sait combien les effets en sont redoutables, les désigne dans son langage imagé sous les noms de la *roulante*, la *cruelle*, etc.

On doit rattacher aux eaux-de-vie :

1° Le *rhum* et le *tafia*, produits de la distillation de la mélasse de *canne*, c'est-à-dire la liqueur qui reste après la première distillation du sucre.

2° Le *kirsch*, provenant de la distillation du jus fermenté de merises ou cerises noires sur les noyaux (il doit son odeur d'amandes amères à la présence d'une certaine quantité d'acide prussique).

3° L'*arack*, obtenu aux Indes orientales du riz fermenté.

4° Le *raki*, ou eau-de-vie de riz très-forte et blanchâtre, qui est absorbé en grande quantité dans tout l'Orient.

5° Le *gin* ou *genièvre*, fourni en Angleterre et en Hollande par la distillation de l'eau-de-vie de grains sur les baies de genièvre.

6° Le *wisky*, résultat de la fermentation de la drèche.

7° La *liqueur d'absinthe*, eau-de-vie distillée sur des sommités d'*absinthe*, du *roseau aromatique*, de l'*anis étoilé*, de la *racine d'angélique*, etc.; il existe dans l'industrie deux sortes d'absinthe : l'*absinthe commune*, faite avec de l'alcool à 40 p. 100, et l'*absinthe suisse*, avec de l'alcool à 72 pour 100. On consomme quatre litres d'*absinthe suisse* pour un litre de commune.

8° L'*anisette*, obtenue en distillant avec de l'eau-de-vie des grains d'anis; celles-ci renferment une huile essentielle d'une âcreté très-forte. »

Mais l'action délétère des boissons spiritueuses ne résulte pas seulement de la présence de l'alcool en plus ou moins grande quantité. Elle est due encore : 1° aux substances diverses qui entrent dans leur composition ; 2° à celles que la fraude y ajoute.

Ainsi l'absinthe renferme des huiles essentielles d'une grande énergie ; le kirsch contient de l'acide prussique, poison si violent que l'on tue rapidement un lapin en lui appliquant sur l'œil un tube de verre portant à son extrémité une goutte de cet acide. Toutes les eaux-de-vie obtenues par la distillation de farines fermentées (seigle, orge), ou des pommes de terre, contiennent une huile empyreumatique qui les rend plus enivrantes et plus dangereuses.

Toutes ces boissons peuvent être falsifiées par de coupables spéculations.

Le tafia contient du cuivre : aussi produit-il à la longue une teinte verdâtre de la peau très-régulière. Rufz (1), médecin à la Martinique, attribue au tafia la mortalité des trois quarts des nègres. On ajoute souvent à l'absinthe du sulfate de cuivre ou vitriol bleu sous le

(1) Voyez Rufz, *Recherches sur les empoisonnements pratiqués sur les nègres à la Martinique* (Annales d'hyg. 1844, t. XXXI, p. 392, et t XXXII, p. 170 et 351). — *Recherches sur la santé et la mortalité des nègres dans les habitations sucrières de la Martinique* (Ann. d'hyg., 1849, t. XLI, p. 5). — *Études de la phthisie à la Martinique* (Mém. de l'Acad. de méd. 1843, t. X, p. 223).

11.

nom de bleu éteint, aux eaux-de-vie de l'acétate de plomb, du poivre, de la pyrèthre, du laurier-cerise, de l'ivraie, etc. Sur 35 échantillons d'esprits et d'eau-de-vie, débités à vil prix dans les faubourgs de Rouen et saisis par la police, vingt et un contenaient de l'acide acétique, etc.

Ce sont ces liqueurs qui portent les atteintes les plus redoutables à l'organisation humaine.

L'ouvrier, qui croit augmenter sa vigueur et doubler son travail, en s'excitant par l'eau-de-vie, fait un calcul faux et funeste. Il dépense aujourd'hui la force qui, dans l'ordre naturel des choses, ne devrait s'employer que demain. Il tend violemment les ressorts de la vie et ceux-ci perdent plus vite leur élasticité, s'usent plus promptement et ne tardent pas à se briser.

« L'eau de-vie, par son action sur les nerfs, a dit Liebig, est comme une lettre de change tirée sur la santé de l'ouvrier, et qu'il faut toujours renouveler faute de ressources pour l'acquitter. Il consomme ainsi son capital au lieu des intérêts, et de là inévitablement la banqueroute de son corps. »

Obs. CXVII. « Un domestique de Colombier, bien qu'usant à discrétion jusqu'à trois fois par jour, dans la forte saison, du vin généreux qu'il cultivait lui-même dans la vigne de son maître, lui dit un jour : « A la bonne heure, du vin pour le matin et l'après-midi ; mais, à l'aube, quand je me lève pour aller faucher, une ration d'eau-de-vie me ferait plus de plaisir : elle me réchaufferait mieux. — Soit, dit le maître, vous aurez de l'eau-de-vie. » Mais, au bout de quelques jours, voici revenir notre homme disant : « Après tout, si cela vous est égal, j'aimerais reprendre mon ancien régime : cette eau-de-vie me réchauffe bien un moment, mais, après cela, elle me casse les bras et la faux me tombe des mains. »

*Elle me réchauffe bien un moment, mais après cela, elle me casse les bras.* Voilà, peinte d'après nature, la vertu de l'alcool. A peine dans nos organes, il y produit une puissante excitation. Il se donne l'air d'augmenter leur vigueur pour les plonger ensuite dans cet anéantissement si connu des buveurs. Dans le premier de ces effets, il semble multiplier vos forces ; dans le second, il les enlève ; dans le premier, il vous promet la vie ; dans le second, il vous donne la mort. Aussi se nomme-t-il *alcool*, c'est-à-dire fard, masque trompeur (1). »

L'homme adonné à l'eau-de-vie, au rhum, au schnaps, devient souvent maigre ; le vin engraisse aussi, mais à un degré beaucoup moindre que la bière (Rochoux).

Si toutes les liqueurs fortes produisent les mêmes ravages que l'eau-de-vie, il en est une qui engendre des désordres empreints d'un caractère spécial et si grave qu'on s'est cru obligé de créer un mot nouveau pour les désigner : c'est *l'absinthe*, qui à dose égale et au même degré de concentration alcoolique que l'eau-de-vie, produit plus facilement sur l'économie des effets funestes plus rapides et plus prononcés. On a donné le nom d'*absinthisme* à l'ensemble des accidents

(1) **A. Bouchardat** et **H. Junod**, *l'Eau-de-vie et ses dangers, conférences populaires*, p. 97.

qu'elle détermine (1). La plupart des auteurs s'accordent à lui accorder le premier rang parmi les liqueurs dangereuses. Tout en tenant compte du degré de concentration de l'alcool, en général assez élevé dans l'absinthe, on admet que cette liqueur doit ses propriétés particulièrement nuisibles à une essence spéciale dont elle est chargée, car les caractères de l'absinthisme diffèrent d'une manière assez tranchée de ceux de l'alcoolisme.

Les effets de l'absinthe sur le système nerveux sont plus marqués que ceux de l'eau-de-vie et ressemblent assez bien à l'intoxication par un poison narcotico-âcre.

L'absinthe est le plus souvent prise avant le repas ; elle exerce son action irritante directement sur la membrane muqueuse, sans que le mélange avec des aliments vienne en atténuer l'effet. Ce défaut de mélange avec d'autres substances fait que son absorption est beaucoup plus rapide et que ses effets sont presque instantanés.

« A peine, dit M. Bouchardat (2), a-t-on savouré la perfide liqueur que l'intelligence semble animée, surexcitée ; si le buveur se livre à des travaux d'imagination, surviennent des éclairs heureux : mais ce bien passager entraîne à sa suite une longue série de maux.

« Un des effets les plus pernicieux de l'absinthe, c'est

(1) Voy. Aug. Voisin, *de l'État mental dans l'alcoolisme et l'absinthisme.* Paris, 1864.
(2) Bouchardat, *l'Eau-de-vie et ses dangers,* p. 46.

de déterminer la sécheresse du gosier qui demande des libations nouvelles, danger considérable, car insensiblement on augmente la dose pour maintenir la sensation que l'habitude émousse, et bientôt, comme l'a si bien dit M. Bégin (1), « *à l'essor spontané de l'esprit succède la stupéfiante hébétude propre aux ivrognes.* » M. Figuier (2) dit que l'on consomme en France des quantités énormes d'absinthe. « Dans les grands centres de population, toutes les classes de la société ont pris la désastreuse habitude de cette boisson, et, non contents de nous empoisonner chez nous, nous sommes allés porter dans l'Algérie ce meurtrier breuvage. »

« Notre armée et nos colons d'Afrique font un déplorable abus du *poison vert*. Les dangers de l'absinthe prise à dose élevée, ou d'une manière habituelle, ne sont ignorés de personne, et pourtant le buveur y revient toujours, en obéissant à une attraction presque invincible. L'étrange et universelle fascination exercée par cette liqueur a quelque chose d'inexplicable et de fatal ; elle rappelle ce qui se passe en Chine à l'égard de l'opium, et l'on pourrait dire que la liqueur d'absinthe est devenue l'*opium* de *l'Occident*. »

« En France, la lutte que les apôtres de la tempérance ont entreprise contre les excès alcooliques paraît s'être engagée essentiellement contre la liqueur d'absinthe. Les docteurs, et, à leur tête, la Faculté de médecine de Paris, y déploient une noble ardeur. L'un d'eux raconte qu'en 1840 une sorte d'épidémie sévissait sur le premier régiment de dragons. Une enquête révéla dans l'absinthe des cantines la présence du *vitriol bleu*. Quelques jours après, et en présence de la troupe, les

---

(1) Bégin, *Courrier des familles*, 10 mars 1859.
(2) Figuier, *Année scientifique*, 1862.

fûts d'absinthe saisis dans les cantines furent défoncés et l'on jeta au ruisseau l'*infusion de gros sous*, comme l'appelaient les dragons. Inutile d'ajouter qu'après cela les soldats recouvrèrent la santé. »

« Au reste, ajoute M. Figuier, il n'est pas nécessaire d'invoquer la moindre adultération de cette liqueur pour expliquer l'action funeste qu'elle doit exercer sur l'économie animale. Composée de plantes à propriétés irritantes, ayant pour véhicule des alcools très-concentrés, la liqueur d'absinthe agit directement sur le système nerveux à un degré beaucoup plus prononcé que tous les autres alcooliques. Il faut considérer, en outre, que les plantes qui servent à obtenir la liqueur d'absinthe fournissent, par la distillation, diverses huiles volatiles, et que d'ailleurs, pour augmenter encore sa richesse en huiles essentielles, on y ajoute un gramme par litre d'huile essentielle d'anis. Le dépôt blanchâtre qui se précipite quand on ajoute de l'eau à l'absinthe, suivant la forme et avec les précautions recommandées par les buveurs émérites, n'est autre chose que ces huiles essentielles d'anis, d'absinthe, d'angélique, etc.

« Or, les huiles essentielles figurent au rang *des poisons les plus violents que l'on connaisse.* »

A ces paroles nous croyons devoir ajouter celles de M. F. Moreau (1), qui nous rend attentifs au phénomène suivant :

« Le buveur émérite et sensuel ne verse pas l'eau brutalement sur la teinture d'absinthe que contient son verre : non, il sait bien qu'en agissant ainsi, il se prépare-

(1) Moreau, *de la Liqueur d'absinthe et de ses effets.* Paris, 1863.

rait une boisson qui ne posséderait qu'à un faible degré les propriétés stimulantes et stomachiques qu'il recherche ; il verse l'eau lentement, goutte à goutte, par petites secousses, de façon *à étonner* (le mot est technique) son absinthe ; il obtient ainsi un liquide verdâtre, trouble, tandis que, dans le premier cas, il n'aurait eu qu'une émulsion imparfaite et un liquide opalin presque transparent. Il vient de *faire son absinthe.* »

« Comme saveur, en effet, ces deux liquides sont bien différents : le premier est fade, douceâtre et presque inoffensif ; le second, au contraire, est aromatisé à un degré plus élevé et doué des qualités nécessaires pour jeter sur le carreau l'imprudent qui le boirait sans mesure. Il semble, dans un cas, que l'eau et la liqueur se soient mêlés sans se combiner ; dans l'autre, au contraire, la division des molécules et l'union de l'alcool et de l'eau semblent parfaites ; par conséquent, l'action de la boisson est plus sûre et son absorption plus complète. Ce fait vient donner une nouvelle force à cet axiome thérapeutique, que plus un corps est divisé, plus il est facilement absorbé (1). »

« Il semble donc que les buveurs d'absinthe aient pris conseil de l'empoisonneur pour préparer leur drogue de manière qu'elle envahisse tous les organes le plus rapidement et s'y révèle avec le plus d'intensité possible. Quoi qu'il en soit, ils ne pourront constater avec nous, 1° que cette liqueur contient de l'alcool concentré au plus haut degré (du 60° au 72°), tandis que, dans l'eau-de-vie, il n'est guère qu'au 49°) ; 2° qu'à cet alcool très-concentré s'ajoutent diverses huiles essentielles ; 3° enfin, que ces derniers poisons deviennent plus actifs par leur

_______

(1) *Journal de médecine et de chirurgie*, février 1863, p. 154.

combinaison avec l'eau, sans convenir que la meilleure, la plus pure des absinthes n'est en définitive que la *plus forte des liqueurs fortes, le plus meurtrier des spiritueux.* »

« Qu'ils é aient loin de lui supposer de telles vertus, ceux qui les premiers préparèrent de l'absinthe sur une simple recette domestique, et cru ent doter le monde d'un excellent stomachique en la livrant au commerce ! Pour démontrer l'innocence de leurs intentions, n'oublions pas qu'elle reçut les encouragements du premier et même du *seul* docteur qui, dans notre patrie, ait combattu l'alcoolisme par une publication. »

« Mais aujourd'hui que la liqueur d'absinthe a eu le temps de se faire connaître, et que la science a parlé, tous sont contraints de s'écrier : *La mort est dans la chaudière !* »

« Déjà on l'a bannie de la marine française. Déjà on l'a éloignée plusieurs fois de l'armée d'Afrique, où elle avait tué plus de soldats que les balles d'Abd-el-Kader, ainsi que le faisait observer la feuille commerciale de Cette. »

« Déjà l'autorité militaire en a interdit le débit dans les cantines de la garnison de Paris. »

« Déjà le sénat a été saisi d'une demande à fin d'interdiction de l'absinthe en France. »

« Cette pétition, appuyée en plein sénat par un chimiste distingué, a été prise en considération et renvoyée au ministre de l'Intérieur. « Rien n'égale, dit M. Marcé (1), le ravages causés par la liqueur d'absinthe, dont l'usage s'est répandu si fatalement dans l'armée et dans la population civile ; outre les accidents habituels de l'alcoolisme, la liqueur d'absinthe, qui agit à la fois et par

(1) Marcé, *Traité pratique des maladies mentales.* Paris, 1862.

l'alcool et par une huile essentielle spéciale, détermine promptement un état de stupeur et d'hébétude qui use les facultés intellectuelles et précipite l'arrivée de la démence ; c'est incontestablement le poison le plus énergique qui soit mis à la disposition des populations. »

Pour démontrer l'influence nuisible des essences, M. Bouchardat fait dans son cours d'hygiène l'expérience suivante : dans deux coupes contenant chacune un litre d'eau, il met des poissons, puis verse dans l'une six gouttes d'absinthe, dans l'autre six gouttes d'acide cyanhydrique pur; les poissons sont foudroyés plus vite par l'absinthe que par l'acide cyanhydrique.

« Monsieur, écrivait au spirituel Brillat-Savarin un riche marchand d'eau-de-vie de Dantzick, on ne se doute pas en France de l'importance du commerce que nous faisons de père en fils depuis plus d'un siècle : j'ai observé avec attention les ouvriers qui viennent chez moi, et, quand ils s'abandonnent sans réserve au penchant trop commun chez les Allemands pour les liqueurs fortes, ils arrivent à leur fin tous à peu près de la même manière : d'abord, ils ne prennent qu'un petit verre d'eau-de-vie le matin, et cette quantité leur suffit pendant plusieurs années ; au surplus, ce régime est commun à tous les ouvriers, et celui qui ne prendrait pas son petit verre serait honni par ses camarades ; ensuite, ils doublent la dose, c'est-à-dire qu'ils en prennent un petit verre le matin et autant à midi ; ils restent à ce taux environ deux ou trois ans, puis ils en boivent régulièrement le matin, à midi et le soir ; bientôt ils en viennent prendre à toute heure et ne veulent plus que de celle dans laquelle on a fait infuser du girofle ; aussi, lorsqu'ils en sont là, y a-t-il certitude qu'ils ont tout au plus six mois à vivre ; ils se dessèchent, la fièvre les prend, ils entrent à l'hôpital et on ne les revoit plus. »

J'ai connu, dit le docteur Issartier (1), un jeune homme intelligent abonné au café pour son absinthe à 100 francs par mois ; le cafetier jugea plus tard le marché onéreux pour lui et le résilia ; quant à l'alcooliste, l'homme tomba d'abord, et la bête succomba ensuite, c'est-à-dire qu'il devint fou et mourut plus tard après avoir beaucoup souffert.

MM. Magnan et Bouchereau font connaître par des expériences simples et décisives que les accidents occasionnés par l'usage de la liqueur d'absinthe, l'épilepsie en particulier, étaient déterminés non par l'alcool lui-même, mais bien par l'absinthe. Les autres plantes, telles que l'anis, la badiane, le *calamus aromaticus*, l'angélique, le dictame et l'origan, qui concourent à aromatiser la liqueur d'absinthe, se sont montrés inoffensifs pour les animaux en expériences. Il n'en a pas été de même pour l'absinthe, comme on peut en juger par les expériences suivantes :

Dans une grande cloche de verre on dépose une soucoupe remplie d'essence d'absinthe dont les vapeurs se répandent dans cette atmosphère confinée de la cloche. Introduisez un animal, par exemple, un cobaye, autre-

(1) Issartier, *de l'Alcoolisme moderne*, p. 19.

ment dit un cochon d'Inde, et examinez-le pendant qu'il est ainsi soumis à l'action de l'absinthe.

La pauvre bête, surprise d'abord par l'odeur, allongera dans tous les sens son petit nez rose. Les premiers moments de ce régime nouveau ne semblent pas lui être trop désagréables; mais ce plaisir, s'il existe, n'est pas de longue durée.

Le cobaye, après avoir parcouru sa cage de verre à plusieurs reprises, s'impatientera, se mettra à courir par sauts furieux, cherchant une issue pour fuir. Il a assez de l'absinthe.

Mais l'issue n'existe pas. L'animal finira par tomber sur le flanc. Vous le verrez dresser ses quatre petits membres qui deviendront roides et immobiles. Puis tout à coup ils s'agiteront avec des secousses convulsives.

Les ongles pointus du cobaye glisseront sur le verre, une bave écumeuse couvrira son museau, puis l'attaque épileptique cessera; l'animal retombera inerte.

L'absinthe rend de même épileptiques les chats, les chiens, les lapins, etc.

En quelques minutes, le mal est fait; l'absinthe a exercé son influence toxique.

Et l'alcool? quel rôle jouerait-il dans les mêmes circonstances? On en a jugé par l'effet suivant :

Un cobaye fut à son tour enfermé sous une cloche en verre, dans laquelle on avait préalablement placé une soucoupe remplie d'alcool. Les vapeurs alcooliques agitent d'abord l'animal; puis la bête titube comme un homme ivre, elle chancelle; la paresse survient et elle finit par se coucher avec la plus complète indifférence.

Le cobaye est gris, ni plus ni moins; il n'est nullement épileptique.

On ne peut donc pas, après cette double expérience, refuser d'admettre la propriété toxique de l'absinthe. Que l'on ne vienne pas alléguer que l'homme n'est pas un cobaye, ni un chien, ni un chat. On sait bien que les substances toxiques qui ont de l'action sur l'homme agissent de même sur les animaux. Ce n'est, au fond, qu'une question de quantité.

Tout ce que j'ai dit de l'absinthe est applicable à l'*anisette*, liqueur assez communément employée dans nos départements de l'Est.

### § 3. — Bière.

Longtemps avant d'avoir quitté leurs forêts, les tribus germaniques possédaient l'art d'utiliser l'orge germée pour se procurer, à défaut de vin, des boissons alcooliques. Mais si, dès 728, il existait des brasseries en Angleterre, dans le pays des Saxons occidentaux, ce n'est qu'en 1524 que les Flamands y firent pénétrer l'usage du houblon. On eut alors deux espèces de boissons : l'*ale*, boisson douce faite avec l'orge germée, le *beer* (bière), liquide préparé aussi avec le malt et imprégné en outre de l'amertume du houblon. Au dix-septième siècle, le houblon fut universellement employé dans les brasseries de la Grande-Bretagne.

Le *porter*, d'origine plus récente, est un mélange de plusieurs espèces de bières que l'on conserve longtemps après les avoir mélangées pour pousser la fermentation jusqu'à sa dernière limite et convertir tout le sucre en alcool : mais comme, dès le principe, l'orge a été fortement torréfiée dans le but de donner une couleur très-foncée au liquide, elle contient peu de glucose au moment où le travail commence, et n'est jamais, par conséquent, aussi riche en alcool que les autres variétés de bière. Cette circonstance a un autre effet qui est essentiellement caractéristique, c'est une tendance à la fermentation acétique. Il est de fait qu'en pratique le *porter* livré à la consommation est souvent acide.

Sous le nom de *stout*, on boit un liquide participant aux caractères généraux qui viennent d'être exposés, mais préparé avec plus de soin et destiné à des palais plus délicats.

La dénomination d'*ale* comprend toutes les autres variétés de bières non foncées, non préparées avec de l'orge fortement torréfiée, plus riche dès lors en sucre et en alcool, et qui, ayant moins fermenté, n'ont pas de tendance à s'aigrir (1).

Voici les proportions en volume d'alcool pur contenu dans 100 parties de liquide :

| | |
|---|---|
| Bière de Paris............ | 1,0 à 2,50 |
| Bière de Strasbourg..... | 3,5 à 4,50 |
| London Porter........... | 3,9 à 4,50 |

La *petite bière* est une décoction de buis aiguisée de quelque acide.

(1) Voyez Mulder, *de la Bière*, trad. du hollandais, par A. Delondre. Paris, 1861.

L'ivrogne de bière, dont le type est très-commun dans les pays du Nord, engraisse démesurément : il voit son embonpoint dégénérer avec le temps en une obésité gênante ; il devient lourd, perd sa gaieté et sa vivacité naturelles ; il vieillit prématurément et finit par tomber dans un état de stupeur et d'hébétude. Si l'ivrogne de bière ne maigrit pas à la longue comme le buveur de liqueurs fortes, c'est qu'elle ne renferme que très-peu d'alcool et qu'elle contient beaucoup de parties nutritives. L'ivresse qu'elle occasionne, surtout celle que causent l'ale et le porter des Anglais, est lente, pesante et durable, la plus longue de toutes à se dissiper, à cause de la grande quantité qu'il faut en avaler pour tomber dans l'ivresse ; les émonctoires ont besoin d'un temps fort long pour éliminer du corps cette masse de liquide.

L'action de diverses bières sur la production de la goutte est si manifeste que Garrod a pu dire : « L'homme, privé de ces boissons, n'eût peut-être jamais connu la goutte. »

Mais les liquides plus ou moins riches en alcool, les spiritueux pris même avec excès, n'exercent qu'une action presque insignifiante sur la pathogénie de la goutte. En Suède, en Danemark, en Russie, en Pologne, où l'alcoolisme est si fréquent, on a peine à trouver des goutteux. A Londres, au contraire, la goutte est très-commune dans la population ouvrière ; cette fréquence de la maladie tient à l'usage excessif de la bière et surtout du *porter* fortement coloré, pauvre en alcool, privé de sucre et disposé à la fermentation acide.

La bière amène un embonpoint qui dégénère avec le temps en une obésité gênante.

La bière engendre dans les pays du Nord cette maladie que l'on appelle *albuminurie*, dans laquelle le malade est affecté d'une bouffissure générale qui finit par amener la suffocation. J'ai déjà (p. 162) mentionné l'*albuminurie* comme un effet de l'alcoolisme.

### § 4. — Cidre et Poiré.

Le cidre (4 à 9, 10 pour 100 d'alcool), et le poiré (6, 7 pour 100), au lieu d'engraisser, provoquent de l'amaigrissement lorsqu'ils sont pris avec excès (1). Ces boissons troublent les digestions, engendrent la diarrhée, et donnent lieu à cette singulière maladie connue sous le nom de *diabète* ou *glycosurie*, dans laquelle l'urine devient sucrée, maladie qui mine ceux qui en sont affectés et les fait succomber à un lent épuisement (2).

(1) Voyez Houssard, *Observ. pratiques sur l'usage de l'abus du cidre et des liqueurs alcooliques* (*Bull. de l'Académie de médecine.* Paris, 1862, t. XXVIII, p 33). — Rabot, *du Cidre, de son analyse, de sa préparation*, etc. (*Ann. d'hyg.*, 1861, 2e série, t. XVI. p. 111).

(2) Voir Bouchardat *du Diabète sucré ou glycosurie et de son traitement hygiénique* (*Mém. de l'Académie de médecine.* Paris, 1852, t. XVI, p. 69). — Racle, *Glycosurie.* Paris, 1863.

### § 5. — Vermouth.

Je reproduis ici une partie de l'excellent travail publié sur cette question par M. le docteur S. E. Maurin (1).

« La plupart des médecins signalent le vermouth comme l'une des boissons les plus hygiéniques.

Je regrette d'avoir à détruire une illusion de plus chez les buveurs ; mais l'abus du vermouth donne lieu à des affections graves qui offrent un caractère spécial.

Le vermouth désorganise la muqueuse intestinale, et produit de profonds désordres gastriques que la nature du composé liquide peut faire présupposer.

En effet, le vermouth est obtenu par la macération de plantes excitantes dans le vin blanc généreux.

Dorvault nous donne la formule suivante du vermouth le plus hygiénique :

```
Vin blanc.........................    8000
Chamædrys.....................  ⎫
Aunée.........................  ⎪
Acore.........................  ⎬  āā 12
Quinquina.....................  ⎪
Cannelle......................  ⎭
Tamaris.......................  ⎫
Sureau........................  ⎪
Chardon bénit.................  ⎬  āā
Petite centaurée..............  ⎪
Absinthe......................  ⎭
```

(1) Maurin, *Effets funestes de l'abus du vermouth.* Marseille, 1868.

Écorce d'orange..................  .
Coriandre..................  .  } ãã 20
Badiane..................  .
Quassia ..................  ........ } ãã  8
Girofle..................  ........
Muscade..................  ........ } ãã  4
Galanga..................  ........

Ce vermouth contient 27 parties de végétaux toniques pour 1000 parties de vin blanc. — Il est l'a-
nalogue de tous les vins médicamenteux : vins d'absinthe, de quassia, de quinquina, etc. — C'est donc
un excitant puissant dont il convient de ne pas abuser. A petites doses, il peut être analeptique, apéritif
et stimuler efficacement les fonctions digestives ; à
doses plus fortes, il amène fatalement des inflammations gastriques ou intestinales.

Or, le vermouth de Dorvault ressemble, à fort peu
de chose près, au vermouth des meilleures marques,
Picard, Noilly, Chappaz et Melquiond, etc. ; mais il
est d'un prix élevé : il coûte de 60 à 75 francs l'hectolitre et n'est consommé que par la classe aisée.

Le vermouth le plus répandu, et qui donne lieu à
de fréquentes maladies chez le peuple, est livré à des
prix beaucoup plus bas, les débitants l'achètent à 30
et 35 francs l'hectolitre, et le revendent à 5 ou 10
centimes le canon.

On ne peut évidemment fabriquer à ce prix qu'en
falsifiant. Les principales falsifications portent :

1° Sur la nature du vermouth ;

2° Sur les qualités et les espèces de plantes employées.

Les vins blancs qui servent à la confection des vermouths inférieurs sont *pommadés*, c'est-à-dire fabriqués avec des vins gâtés, plâtrés, piqués, et ravivés avec des liqueurs acides ou minérales.

Les plantes employées sont de deuxième choix, avariées, trop anciennes, entamées par les vers. C'est ainsi que, tous les jours, des petites centaurées, des absinthes, des quinquinas noircis par l'humidité ou altérés par le temps sont achetés à des prix très-bas, et réservés pour la fabrication de vermouths destinés, dit-on, à l'exportation et dont la majeure partie est consommée sur place par la classe ouvrière. Dans ces vermouths, les plantes d'une certaine valeur, telles que quinas, acore, coriandre, cannelle, girofle, etc., cèdent la place à de moins chères dont les vertus sont différentes. — Mais, pourvu que l'arome voulu y soit, qu'importe au fabricant ?

Les procédés de fabrication sont même réduits à leur plus simple expression par certains faiseurs qui vendent aux liquoristes des infusés destinés à convertir immédiatement les vins blancs de qualités inférieures en vermouths d'une vente facile.

Pour se rendre un compte exact des effets que peuvent produire les vermouths, il ne faut pas oublier, non plus, qu'ils marquent habituellement 18° à l'alcoomètre, ce qui indique environ 200 grammes de trois six par litre.

L'examen analytique des vermouths, auquel je viens de me livrer, met hors de doute les qualités excitantes de ces boissons lorsqu'elles sont consciencieusement fabriquées, et leur pouvoir corrosif quand elles sont falsifiées.

Le Dispensaire central et ma clientèle m'ont donné la confirmation clinique des griefs que je viens de faire ressortir. Il m'a été permis de rassembler en trois ans vingt-cinq cas de maladies des voies digestives produites par l'abus du vermouth, et, sans entrer dans les détails de chaque observation, je vais signaler les principaux phénomènes d'intoxication que j'ai dû traiter d'une manière spéciale, en rapport avec la cause productrice du mal.

Le vermouth étant une boisson amère, le buveur prend peu à peu l'habitude de la consommation, et finit par éprouver une telle appétence pour ce liquide qu'il peut en boire jusqu'à un litre et demi ou deux litres par jour. Au début, dans l'immense majorité des cas, le vermouth, pris en petite quantité, coupé avec de l'eau frappée, est un des plus avantageux apéritifs ; il occasionne seulement quelques vertiges dans les premiers jours, et bientôt ces vertiges se changent en un doux sentiment de légèreté du cerveau. Le buveur goûte de plus en plus l'amertume agréable du liquide, et arrive en très-peu de temps à ne plus le mélanger avec de l'eau. Il observe même que le pouvoir tonique et stimulant de la liqueur diminue de jour en jour, et que l'estomac ne fonctionne plus avec l'énergie des premiers temps ; quelques rapports acides avant les repas, presque immédiatement après l'absorption de la dose habituelle de la boisson, devraient lui indiquer que l'organe principal de la digestion n'est plus seulement réveillé par un stimulant, mais surexcité, et que de la surexcitation à l'inflammation la distance n'est pas longue. Malheureusement l'habitude est prise, et le buveur croit trouver un accroissement de facultés digestives en augmentant la dose de sa boisson favorite. — Erreur : l'estomac use ses forces à digérer le tonique amer et l'appétence pour les aliments diminue à mesure que celle pour le vermouth augmente. C'est ainsi que le buveur arrive à consommer quotidiennement cette quantité énorme d'un litre et demi à deux litres de liquide. — De même que le buveur d'absinthe, le buveur de vermouth se cache du public ; il ne consomme pas à un seul débit ou à un seul café ; il est l'habitué de plusieurs établissements, et même les crampes d'estomac qu'il ressent, lorsqu'il est arrivé à ce degré d'ivrognerie, le forcent à faire ces différentes stations. J'ai dit degré d'ivrognerie et le terme est impropre, car le vermouth est d'autant plus dangereux qu'il ne soûle que ceux qui ne sont point habitués à son usage. — Ceux, au contraire, qui d'habitude en consomment des quantités considérables, acquièrent un certain degré de *tolérance encéphalique*, d'autant plus déplorable qu'ils ne sont pas avertis des mauvais effets du liquide sur leurs organes digestifs.

Ces organes deviennent le siége d'une inflammation sourde qui débute par la muqueuse gastrique et gagne de proche en proche l'intestin grêle et les côlons. — Le mécanisme de cette inflammation est bien simple ; le liquide agit comme un corrosif : la langue est large, blanche, avec un pointillé au centre et d'un rouge vif sur les bords ; c'est la langue type des inflammations gastriques, et l'on peut retrouver tous les symptômes de la gastrite de Broussais dans cette intoxication, comme dans tout empoisonnement par les liquides acides ou corrosifs.

Ces inflammations qui se propagent de proche en proche aux annexes des voies digestives, atteignent le foie et déterminent des vomissements bilieux le matin à jeun, des hépatites, des hypertrophies de l'organe sécréteur de la bile et consécutivement des ascites. Mais le plus souvent la scène morbide semble se localiser dans l'intestin, et lorsque la gastrite a pris une forme chronique, les dyspepsies flatulentes donnent au tableau une couleur nouvelle.

Enfin, les maladies aiguës qui atteignent les buveurs de vermouth acquièrent une gravité désespérante, comme celles qui sévissent sur les individus alcoolisés. »

Le bilan des vingt-cinq observations qui ont donné lieu au travail de M. le docteur Maurin se décompose ainsi :

```
Gastrites..............................  7
Vomissements bilieux...................  1
Hépatites..............................  2
Hypertrophie du foie ; ascites consécutives...  3
Ascites sans lésions organ. appréciables.....  2
Dyspepsies flatulentes.................  7
Pneumonie mortelle.....................  1
Fièvre typhoïde mortelle...............  1
Hémoptysie mortelle....................  1
```

## ARTICLE II.

### QUANTITÉ INGÉRÉE.

« La quantité de vin ingérée, dit Lasègue (1), échappe à tout calcul, soit parce que les malades oublieux n'en ont gardé qu'un souvenir confus et contestable, soit à cause de l'énorme inégalité de la tolérance. Ce qu'on peut dire, c'est que pour l'alcool, comme pour tant d'autres substances toxiques, il n'y a pas d'accoutumance obligée ou, si l'on me passe le mot, d'acclimatement. »

Il ne faut pas croire que l'habitude atténue l'effet du poison alcoolique; l'alcoolâtre qui se livrerait à son penchant avec sécurité, en se fondant sur l'exemple de Mithridate, s'exposerait à éprouver de graves mécomptes; cette vieille histoire du roi de Pont, contemporaine d'une époque où l'on croyait à tous les rêves de la mythologie, me paraît avoir des liens étroits de parenté avec les fables.

## ARTICLE III.

### MOMENT OU L'ON BOIT.

L'usage adopté par les ouvriers forcés de se rendre à leurs travaux avant le jour, et qui con-

(1) Lasègue, *de l'Alcoolisme subaigu (Arch. gén. de méd.*, mai 1869, p. 515.

siste à prendre à jeun et à vider d'un seul trait un petit verre d'eau-de-vie ou de quelques autres liqueurs fortes, est une habitude funeste et meurtrière.

Rien n'est plus nuisible que les libations matinales, à cause de la vacuité de l'estomac et, surtout, par le motif que le gosier reste échauffé, surexcité, et ne tarde pas à réclamer de nouvelles quantités de spiritueux.

Immédiatement après l'ingestion, on éprouve un agréable sentiment de chaleur, un accroissement momentané dans les forces, résultat qui aveugle sur les dangers de l'habitude. En effet, ce n'est pas impunément que l'on surexcite ainsi journellement les organes de la digestion. Cette eau-de-vie, le plus souvent de mauvaise qualité, est encore aiguisée avec du poivre. Versée dans l'estomac, alors complétement vide, elle se trouve seule et directement en contact avec la membrane interne de l'organe, sans que le mélange des aliments ou d'autres liquides vienne en atténuer l'action ; elle y provoque un afflux de sang, un agacement des papilles nerveuses, et excite la sécrétion des liquides digestifs. L'estomac n'ayant rien à digérer, ces liquides réagissent à leur tour sur la membrane et tendent à la désorganiser. Cette funeste habitude conduit chaque semaine dans les hôpitaux des milliers d'ouvriers affectés d'inflammations chroniques des intestins.

On causait devant le docteur Trousseau des liqueurs prétendues apéritives qu'un grand nombre de personnes ont l'habitude de prendre avant le repas.

— Docteur, lui demanda-t-on, que pensez-vous du bitter et du vermouth pour s'ouvrir l'appétit?

— Je pense, répondit Trousseau, que l'on ne doit pas s'ouvrir l'appétit avec une fausse clef.

C'est ce qui rend l'ingestion des alcooliques toujours nuisible entre les repas, à quelque heure du jour qu'elle ait lieu.

« Les liqueurs (qui ne sont que des eaux-de-vie sucrées et aromatisées), se prennent d'ordinaire à la fin des repas, et beaucoup de personnes prétendent qu'elles facilitent la digestion. C'est là une des erreurs les plus répandues et les plus préjudiciables à la santé. L'ingestion d'alcool dans un estomac qui contient des aliments peut bien en paralyser la sensibilité et faire disparaître momentanément le sentiment de gêne qui accompagne toute digestion paresseuse ; de là l'opinion qu'un petit verre de liqueur facilite la digestion. Mais ce petit verre de liqueur l'arrête, au contraire, complétement ; et ce n'est que quelques heures après que l'estomac revient de la torpeur causée par l'alcool, et recommence à sécréter le suc gastrique qui doit dissoudre les aliments. Avant que ce fait eût été observé directement, on aurait pu le prévoir en se basant sur la propriété reconnue à l'alcool d'interrompre les fermentations (1). »

(1) Tripier, *La vie et la santé*. Paris, 1863, p. 104.

Il est encore d'autres moments dans lesquels le corps humain est beaucoup plus impressionnable aux effets des spiritueux : c'est lorsqu'il se trouve sous le coup d'une vive émotion, d'un violent chagrin. On en voit des exemples les jours de tirage au sort, parmi les conscrits ou leurs parents.

Les hommes qu'écrase un profond chagrin sont bien vite étourdis par les fumées du vin.

Observation CXVII. Je me rappelle un digne père de mille qui, le jour de l'enterrement de sa femme, se trouva ivre le soir ; il avait moins bu, pourtant, qu'il ne l'avait fait maintes fois sans jamais être tombé dans l'ivresse. Il était si confus de s'être vu en pareil état, dans un jour aussi triste, qu'il ne pouvait y penser sans que des larmes de honte lui vinssent dans les yeux.

On voit des sujets qu'un ou deux verres de vin plongent dans l'ivresse, s'ils les ont avalés au milieu d'un accès de colère.

Il est donc essentiel que les hommes dont le système nerveux est déjà sous l'empire d'une perturbation quelconque se défient avec soin d'y ajouter l'excitation alcoolique.


## ARTICLE IV.

### CONSTITUTION, TEMPÉRAMENT, HÉRÉDITÉ.

#### § Ier. Constitution.

L'homme a beau être doué de la constitution la plus vigoureuse, il ne se livre jamais impunément aux excès bachiques. J'ai vu l'ivrognerie faire mourir, avant cinquante ans, des hommes qui pouvaient passer pour des modèles de force. Dans tous les cas, elle abrége considérablement l'existence. On cite bien quelquefois des individus qui arrivent à la vieillesse, quoiqu'ils abusent des boissons spiritueuses; mais, d'abord, ils sont si clair-semés qu'on peut les chasser parmi ces exceptions dont l'extrême rareté, loin de détruire la règle, ne fait que la confirmer. Ensuite, j'ai remarqué que ces exemples ne s'observaient guère que chez les cultivateurs qui se livrent, du matin au soir, à des travaux rudes en plein air, transpirent avec abondance et se débarrassent ainsi, très-promptement, des particules irritantes de l'alcool dont la volatilité favorise l'élimination. Mais qu'un riche oisif, ou un ouvrier de nos villes, dont les occupations sont sédentaires, use aussi copieusement des boissons alcooliques, et vous verrez, en admettant que, de part et d'autre, il y ait la même force de constitution, si l'artisan citadin supportera aussi bien que le campagnard les effets de ce régime excitant.

Quant aux constitutions débiles, c'est un spectacle vraiment douloureux que la rapidité avec laquelle l'abus des liqueurs enivrantes opère chez elles les plus affreuses désorganisations. Combien ne voit-on pas de jeunes gens, d'une complexion délicate, moissonnés à la fleur de l'âge par les excès dont nous étudions les funestes ravages! Aussi, en général, les sujets d'une constitution faible se livrent plus rarement à l'ivrognerie ; ils ont eu trop à souffrir des premières impressions de l'ivresse.

Observation CXVIII. Dans une famille composée de trois frères, l'aîné et le second étaient très-vigoureux ; ils sont morts tous deux, par l'effet de l'ivrognerie, de 45 à 50 ans ; le cadet, qui était devenu beaucoup plus délicat à la suite des maladies graves qu'il avait eues dans son enfance, ayant vécu sobrement, est arrivé à 76 ans.

Observation CXIX. Un vieillard, encore vif et alerte, malgré ses 82 ans, vient me consulter pour un cancroïde à la tempe. Je lui fais compliment sur l'ensemble de sa santé qui est si bien conservée. Il me répond qu'il est le seul survivant des hommes nés la même année que lui dans son village ; que tous ses contemporains sont morts, la plupart depuis bien longtemps ; qu'un grand nombre d'entre eux ont dû leur fin prématurée à l'ivrognerie, qu'ils étaient tous des hommes plus vigoureux que lui ; que, s'il leur avait survécu, lui, *le plus faible d'entre eux,* c'est qu'il a toujours été très-tempérant.

L'abus des plaisirs vénériens, auquel sont entraînés également les hommes d'une constitution vigoureuse, est loin d'engendrer d'aussi grands maux parmi eux que la passion des liqueurs spiritueuses. En effet, la nature fait succéder à la satisfaction des penchants génésiques, chez les sujets les plus forts, un sentiment de satiété, de fatigue, et même de tristesse (*omne animal post coïtum triste*), qui est très-favorable au repos des organes, tandis que les désirs de l'ivrogne ne connaissent pas de bornes et que l'excitation, la gaieté factice, qui sont la conséquence de l'ingestion des boissons alcooliques, semblent le provoquer sans cesse à de nouvelles libations ; plus il a bu, plus son gosier est brûlant et altéré, plus il engloutit, avec avidité, le poison qui va circuler dans tout son être comme un feu dévorant.

Le convalescent peut user modérément de l'alcool pour y recouvrer ses forces.

### § II. **Tempérament.**

La diversité des tempéraments produit des différences dans l'effet de l'alcoolisme.

L'ivresse provoque chez les hommes *sanguins* et pléthoriques une gaieté folle et bruyante ; elle augmente leur propension naturelle à se plonger dans les plaisirs sensuels ; elle les rend turbulents et agitateurs. Les maladies qu'elle fait éclater en eux de préférence sont les inflammations et les hémorrhagies. L'ivrognerie portera chez eux son action destructive principalement sur les organes les plus vasculaires, les poumons, le cerveau, le cœur. — De là, des congestions cérébrales, des crachements de sang, des fluxions de poitrine, des phthisies pulmonaires, des apoplexies, des endocardites, des péricardites et des hydropisies générales.

Les *bilieux*, sous l'influence de l'ivresse, sont emportés, querelleurs et souvent furieux ; ils deviennent plus méchants, plus enclins à la vengeance et à la cruauté. Des inflammations des voies digestives, des coliques, des diarrhées bilieuses : telles sont les maladies qui résultent, pour eux, de l'ivresse. L'ivrognerie fait naître, dans les tempéraments bilieux, les obstructions du foie, la cirrhose, des jaunisses graves.

L'homme au tempérament *nerveux* est jeté, par l'ivresse, dans un état de surexcitation qui le conduit aux actes les plus insensés et les plus bizarres. L'ivrognerie aura de la tendance à engendrer chez lui l'aliénation mentale, l'épilepsie et le délire tremblant.

Le tempérament *lymphatique* semble d'abord moins souffrir que les autres des excès bachiques : le fait est certain pour un état d'ivresse passagère. Les sujets pâles, indolents, scrofuleux, lymphatiques, ont besoin des spiritueux pour corriger ce qu'il y a de mou dans leur constitution ; mais cette immunité n'est qu'apparente, ou de courte durée, lorsque le sujet lymphatique tombe dans l'ivrognerie. En effet, sa fibre délicate, soumise un peu longtemps à l'action irritante de l'alcool, s'altère plus rapidement que la fibre résistante des tempéraments vigoureux. C'est chez eux que j'ai vu le plus souvent l'alcoolisme faire éclater des maladies graves de la muqueuse digestive, ainsi que des maladies de peau très-étendues et très-rebelles.

### § III. Hérédité.

La tendance à tomber dans l'ivrognerie se transmet de père en fils comme toutes les dispositions naturelles. Les sujets qui ont reçu le jour d'un alcooliste doivent donc se tenir sévèrement sur leurs gardes pour neutraliser, par des efforts soutenus, le penchant héréditaire. J'ai vu des exemples nombreux de cette influence du sang.

Observation CXX. Le malade à qui j'ai fait la ponction de la poitrine, pour une hydropisie résultant de l'alcoolisme, avait un frère qu'on a trouvé pendu dans sa chambre et qui était ivrogne comme lui : leur père était mort jeune pour avoir trop cultivé la table.

Observation CXXI. J'ai raconté l'histoire d'un malheureux jeune homme qui s'est brûlé la cervelle après avoir gagné la vérole dans un lupanar où il s'était laissé entraîner au milieu de l'égarement causé par l'ivresse, et avait transmis son mal à sa maîtresse : son frère, alcoolâtre comme lui, était marié et sans enfants : consulté sur les causes qui pouvaient entraîner la stérilité de la femme (les deux époux désiraient vivement avoir de la postérité), je ne trouvai rien dans ses organes qui pût s'opposer à la conception, et je soupçonnai que l'ivrognerie incurable du mari pouvait être la cause de l'infécondité de leur union. — Je ne tardai pas à voir mes soupçons se changer en certitude. L'ivrogne étant mort, sa veuve épousa un homme tempérant et eut promptement un enfant. Ces deux victimes de l'alcoolisme avaient reçu le jour d'un père que l'ivrognerie a tué avant l'âge de 30 ans.

J'ai observé un exemple vraiment effrayant de l'influence de l'hérédité dans une famille dont l'alcoolisme a moissonné presque tous les membres d'une façon plus ou moins tragique.

Observation CXXII. Le père avait un tremblement des mains tel que, à partir de 50 ans, il était devenu incapable de travail ; alors, désolé de son impuissance, il avait bu démesurément pour se faire mourir plus vite.

Il avait un frère affecté du même tremblement : celui-ci, dans son désespoir, s'est donné la mort par un affreux suicide. Sa fille aînée seule a vécu longtemps, parce qu'elle a vécu sagement : on l'avait mariée jeune avec un ivrogne, dont la conduite l'a tellement révoltée qu'elle s'en est séparée avec un dégoût profond pour les spiritueux.

La sœur puînée est morte à 20 ans, d'un flux de sang causé par ses excès alcooliques.

La sœur cadette a été enlevée de la même façon, à un âge moins avancé : elle avait à peine 18 ans.

J'ai soigné un grand nombre de familles où la plupart des membres étaient ainsi moissonnés de bonne heure ; ceux qui échappaient à l'influence héréditaire, et fournissaient une carrière plus longue, avaient été frappés de ces décès multipliés et s'étaient arrêtés à temps, ou bien, des circonstances particulières les avaient détournés de pareils excès.


## ARTICLE V.

### PROFESSION, HABITUDES, POSITION SOCIALE.


**Profession.** — Je rappellerai ici la loi que j'ai déjà formulée (p. 49), à savoir, que l'action délétère des boissons spiritueuses exerce principalement son action sur l'organe du corps humain qui, à raison du genre de vie particulier du sujet, se trouve le plus souvent en exercice et le plus fatigué.

Ainsi, les hommes de cabinet qui abusent des boissons enivrantes succombent à des maladies du cerveau, à des fièvres cérébrales, à des apoplexies, à des ramollissements cérébraux. Les manœuvres, les hommes de peine, dont les occupations pénibles provoquent incessamment un surcroît d'action de la part du cœur, sont pris d'affections de cet organe ; les gastronomes meurent prématurément de maladies du foie, de l'estomac et des intestins ; les hommes dont les poumons fatiguent beaucoup, comme les avocats, les chanteurs, les grands discoureurs, les piétons, les crieurs publics, etc., seront atteints de pneumonies, de pleurésies, de crachements de sang, et, plus tard, de phthisie pulmonaire.

L'artisan, qui endure de violentes fatigues, peut faire usage de vin à ses repas : dans nos pays vignobles, nos vignerons dépassent trop souvent la limite qui sépare l'usage de l'abus. On ne les voit que trop communément plongés dans un certain degré d'ivresse à la suite de ces longues journées d'été où l'action d'un soleil brûlant se joint à celle du vin pour troubler leur cerveau. Je les engage, dans l'intérêt de leur santé, à se défier de ces libations trop copieuses qui minent lentement leurs forces, au lieu de les augmenter. D'ailleurs, ce ne sont pas les vignerons qui boivent le plus dont la réputation est la meilleure et qui sont connus pour être les ouvriers les plus habiles et les plus estimés.

**Habitudes.** — Les *habitudes* influent beaucoup sur les dispositions à l'alcoolisme. L'homme oisif, fainéant, sera entraîné facilement à boire pour *tuer le temps*, et cacher, dans les fumées de l'ivresse, la confusion que tout homme de cœur doit éprouver lorsqu'il est inutile au monde et qu'il traîne une existence terne, monotone, au milieu de loisirs humiliants.

Très-rarement l'homme, sérieusement occupé, ayant l'habitude et le goût du travail, deviendra un alcoolâtre.

Il est aussi des hommes qui, pour la distribution de leurs repas, se créent des habitudes capables de les conduire souvent à l'alcoolisme : ce sont ceux qui ne font qu'un repas *sérieux* par jour et le font alors extrêmement copieux. Il en résulte des digestions difficiles, pénibles, qu'ils sont entraînés à favoriser par l'*usage* d'abord, et, plus tard, insensiblement, par l'*abus* des liqueurs spiritueuses.

L'école de Salerne l'a dit :

*Ex magnâ cœnâ stomacho fit maxima pœna.*

Un superbe festin gâte les estomacs (1).

Ce repas ayant lieu le soir, les inconvénients sont encore plus grands. Aussi l'école de Salerne ajoute :

(1) *École de Salerne*, trad. Meaux-Saint-Marc. Paris, 1861, p. 31.

*Ut sis nocte levis, sit tibi cœna brevis.*
Veux-tu que ton sommeil ne soit pas lourd,
Mange peu le soir.

**Position sociale.** — La *position sociale* modifie aussi les effets de l'alcoolisme. Les personnes aisées joignent ordinairement à l'abus des boissons spiritueuses une alimentation copieuse et succulente qui en atténue les effets. Dans la classe pauvre, au contraire, le vin et l'eau-de-vie sont souvent avalés purs, sans aucun mélange d'aliment, ou avec une alimentation insuffisante ; on fait le calcul fatal de *boire davantage pour moins manger*, et alors l'alcool exerce en toute liberté son action corrosive, sur l'estomac d'abord, où il se trouve souvent seul en présence de la muqueuse digestive, sur tous les organes ensuite, parce que les veines qui l'y portent n'ont pu puiser, dans des digestions réparatrices, un sang nouveau qui vienne délayer l'alcool et amortir son excitation.

## ARTICLE VI.

### AGE, SEXE.

J'ai démontré (chap. I, p. 1) que l'*usage* des boissons fermentées n'était pas *nécessaire* à l'homme jouissant d'une bonne santé et qu'il ne lui est *utile* que dans des circonstances exceptionnelles (chap. II, p. 6).

**Enfance.** — Cette vérité est encore bien plus applicable à l'enfant chez lequel les forces vitales déploient tant de vivacité et d'énergie que les stimulants lui sont complétement inutiles. C'est pourtant un préjugé généralement répandu dans le monde, qu'il faut donner du vin aux enfants pour fortifier leur constitution. Croit-on que le feu fortifie le vase sous lequel il est allumé ? En l'échauffant, il le calcine et l'use insensiblement. C'est ainsi que les spiritueux agissent sur le corps de l'homme, et, à plus forte raison, sur celui de l'enfant, dont les membranes sont beaucoup plus délicates et plus irritables. Combien d'inflammations graves de l'estomac et des intestins, de fièvres cérébrales mortelles, résultant de cette funeste habitude, j'ai eu à soigner, chez les enfants, dans le cours de ma carrière médicale ! J'ai même remarqué que les enfants des cafetiers, des cabaretiers, des maîtres d'hôtel, présentaient les maladies de ce genre les plus nombreuses et les plus meurtrières, parce qu'ils ont, plus souvent que les autres enfants, l'occasion d'user immodérément des boissons spiritueuses.

Lorsqu'une épidémie de rougeole, de fièvre rouge, vient à éclater dans une localité, je suis frappé souvent de la manière dont ces maladies sévissent plus cruellement sur les enfants auxquels on fait boire habituellement beaucoup de vin. — En 1826, la scarlatine enleva trente-trois enfants dans un village du canton d'Arbois. Je me suis informé de la manière dont ils avaient été traités, et j'ai appris qu'on leur avait donné à boire du vin chaud, sous prétexte de faire pousser l'éruption à la peau. Alors j'ai compris d'où venait cette effrayante mortalité.

Que les parents en soient bien convaincus, la santé des enfants bien constitués n'exige pas l'usage du vin. Elle se trouve fort mal d'en user sans mesure. Les cas où le vin peut être utile à des enfants débiles sont assez rares, et je les ai fait connaître (page 10).

Mais, dira-t-on, les enfants peuvent-ils prendre réellement le goût des boissons alcooliques, de manière à ce que ce goût devienne chez eux une habitude pernicieuse? Oui, que les parents y prennent garde, j'ai connu des enfants qui avaient une propension irrésistible à aller visiter la bouteille. Ce sont surtout les enfants qui n'ont aucune régularité dans leur régime alimentaire, qui mangent toute la journée et éprouvent continuellement, dans la bouche et l'estomac, un échauffement qui les excite à boire.

Il n'est pas pour l'ivrognerie, comme pour les autres passions, un âge où elle exerce spécialement son empire ; elle peut s'emparer de l'homme dès l'enfance, et, tandis que les autres passions s'amortissent à la longue et finissent même par disparaître avec le progrès des ans, l'alcoolisme va toujours en augmentant et en s'aggravant.

«Il n'y a plus d'enfants, dit le docteur Issartier (1), je donne fréquemment des soins à de très-jeunes

_________

(1) Issartier, *l'Alccolisme moderne*, p. 15.

gens chez lesquels l'alcoolisme est survenu avant la barbe et les dernières dents. Tristes sujets qui vont au pas de course vers les sous-sols des cimetières par les mauvais chemins de la société. »

**Jeunesse.** — On observe assez souvent l'ivresse chez les jeunes gens, mais plus rarement l'ivrognerie. C'est à cet âge que l'on supporte le mieux les excès de table : néanmoins, lorsqu'on s'y livre un peu fréquemment, et, surtout, s'ils deviennent une habitude, ils flétrissent rapidement la jeunesse la plus florissante, en préparant à la vieillesse, quand l'alcooliste y parvient, les plus tristes infirmités. La plupart des hommes, a dit la Bruyère, emploient la première moitié de leur vie à rendre l'autre moitié misérable.

**Vieillesse.** — On a dit souvent que le vin était le *lait des vieillards*, et cette maxime absurde a fait un certain nombre de victimes en portant quelques personnes âgées à en abuser. J'ai dit, au chapitre II, de quelle manière un usage modéré des boissons spiritueuses peut quelquefois être utile aux vieillards pour se soutenir. L'eau la plus salubre ne suffit pas à l'homme comme boisson. Jusqu'à trente ans, l'estomac conserve en général assez d'énergie pour pouvoir se passer de tout excitant. Chez quelques personnes, cette faculté persiste toute la vie : ce n'est pas la règle, c'est une exception. Mais je peux affirmer hautement que ceux qui en abusent ne font que consumer un peu plus rapidement ce qui leur reste de feu vital.

L'ivrognerie fait tomber les vieillards dans un état de démence tellement stupide, que quelquefois ils finissent par ne plus reconnaître leurs amis et leurs proches. J'en ai vu un qui avait oublié jusqu'à son propre nom.

OBSERVATION CXXIII. C'était un ancien militaire, lorsque, l'appelant par son nom, on lui disait : *Bonjour, père François,* on voyait une expression de sourire niais se peindre sur son visage : il avait l'air de recueillir un instant ses souvenirs, puis il vous répondait : *Pourquoi m'appelez-vous père François, il y a longtemps que le père François est mort à Waterloo.*

Les exemples d'ivrognerie sont assez rares, du reste, dans la vieillesse, par ce motif que l'homme conserve en général, à un âge avancé, les habitudes de son âge mûr, et qu'il n'y a guère que les hommes sobres qui arrivent à la vieillesse.

**Femmes.** — Les femmes qu'abrutit la passion des boissons enivrantes sont loin d'être rares.

Le chiffre des femmes aliénées par l'ivrognerie, dans la maison de Charenton, est à celui des hommes comme 1 est à 4. M. Leudet, en comparant la fréquence des accidents dus aux alcooliques dans les deux sexes, à Rouen, a trouvé que presque le quart s'observait chez les femmes.

Cette funeste habitude se rencontre surtout chez celles de la classe la plus abjecte de la société, où elle devient un nouveau danger, ajouté à tant d'autres pour la partie de la population qui la fréquente.

J'en ai vu les exemples les plus déplorables. Ces excès ont plus d'inconvénients encore pour la femme que pour l'homme. Ils émoussent en elle le sens moral et la mettent à la merci des passions corruptrices.

« Les femmes, dans le Nord de l'Europe, a dit je ne sais quel auteur, ont cédé généralement aux spiritueux, et les hommes, partout, au tabac ; deux déserts, deux solitudes ; des nations, des races vont s'y engloutir. »

Observation CXXIV. J'ai connu une jeune fille qui, jusqu'à l'âge de 20 ans, avait réuni au plus haut degré tous les charmes physiques de son âge : formes élégantes et arrondies, teint frais et rose, œil vif et limpide, lèvres de l'incarnat le plus vif. A 20 ans, elle contracta l'habitude de boire du vin et des liqueurs, jusqu'à tomber souvent dans le premier degré de l'ivresse et rarement dans le second. A 22 ans, les roses de ses joues s'étaient fanées, son regard était languissant et morne, ses lèvres avaient pâli, ses traits étaient tirés, ses chairs flasques, et tout son être semblait avoir été flétri par une vieillesse anticipée. Elle avait une sœur, plus âgée qu'elle de plusieurs années : celle-ci, n'étant pas tombée dans les mêmes écarts, paraissait beaucoup plus jeune que sa cadette.

Il est un état de souffrance très-commun chez les jeunes filles et qui les dispose quelquefois à abuser des alcooliques : c'est la maladie connue sous le nom de *chlorose* ou *pâles couleurs*. Celles qui en sont affectées recherchent les aliments et les boissons de haut goût; leur cœur est affadi; elles n'aiment, comme elles le disent souvent, *que ce qui est fort*. Cette disposition de l'estomac peut les entraîner à faire un usage immodéré des liqueurs fortes, et il est essentiel d'exercer sur elles, à cet égard, une surveillance attentive.

Il est rare, néanmoins, que les jeunes filles tombent dans l'alcoolisme. «On n'arrose pas les fleurs, dit l'auteur de l'*Émile*, avec le vin ni avec les spiritueux, elles seraient bientôt fanées et frappées de mort. »

Beaucoup de jeunes filles, sans avoir lu Jean-Jacques, ne s'y trompent guère, éclairées qu'elles sont par l'exemple ou par le seul instinct qui les inspire.

La femme, à l'âge critique, est reprise de ces bizarreries du goût qui, à l'époque de la puberté, surtout si l'évolution sexuelle se complique de chlorose, la conduisent à abuser des boissons spiritueuses.

J'ai connu un grand nombre de femmes qui n'ont commencé à violer les règles de la tempérance qu'à l'occasion de leur âge critique. Les médecins qui s'occupent spécialement des maladies mentales ont remarqué que la *dipsomanie* ou *monomanie d'ivresse* (1) se manifeste assez souvent chez la femme au moment de la ménopause. La malade cache ordinairement avec soin sa honteuse passion; sa famille peut ignorer la cause de son dérangement mental, et le médecin appelé à la soigner éprouve quelque-

(1) Voyez p. 69.

fois de grandes difficultés à débrouiller la véritable
origine et la nature réelle des troubles intellectuels
qu'il a sous les yeux.

## ARTICLE VII.

### CLIMATS, SAISONS, TEMPÉRATURE.

**Climats.** — Dans les climats chauds, où le sang
est déjà embrasé par la température élevée de l'atmosphère, l'excitation que produit l'abus des boissons enivrantes est beaucoup plus nuisible que dans
les pays froids.

Les brahmines, et la plupart des castes religieuses
de l'Inde, ne boivent jamais de vin et jouissent d'une
bonne santé, tandis qu'une mortalité excessive frappe les Européens qui habitent ces climats, à raison
surtout de l'abus qu'ils font des liqueurs fortes. On
dit que celles-ci font d'affreux ravages parmi les
troupes que l'Angleterre est obligée d'entretenir dans
ses possessions des pays chauds.

Il paraît qu'en général, dans nos colonies du nord
de l'Afrique et du Sénégal, non-seulement l'abus,
mais l'usage même des spiritueux a diminué beaucoup dans l'armée. Les soldats ont remarqué que
l'alcool, même à dose modérée, leur ôte les forces
pour les marches pénibles, sous un soleil brûlant.
Ils préfèrent le café. L'administration a si bien reconnu les avantages de cette substitution, que le
café y est prescrit dans le régime habituel de l'armée.

On a vu des peuplades entières d'Indiens détruites par l'eau-de-vie, que leur avaient laissée d'imprudents ou avides navigateurs.

Si Mahomet a fait de l'abstinence du vin un précepte religieux, c'est qu'il avait trouvé l'Arabie dépeuplée par le fléau de l'ivrognerie.

Dans les pays un peu méridionaux de notre Europe, comme l'Espagne, l'Italie, la Grèce, les boissons spiritueuses sont peu usitées.

Durant un voyage que j'ai fait en Italie, j'ai été frappé de la faible quantité de boissons alcooliques dont on usait dans les cafés, comparativement à l'énorme consommation qui s'en fait parmi nous : le vin, la bière, les liqueurs y sont remplacés par l'orgeat, la limonade, la groseille et autres boissons tempérantes.

Dans nos latitudes tempérées, le travailleur actif ou sédentaire a besoin de vin, de bière, ou de cidre pour faciliter la digestion d'aliments lourds, tels que le bouilli, le lard, ou pour suppléer à une nourriture insuffisante. Pendant le repas ou immédiatement après, un verre de bon vin est une boisson salutaire.

A mesure qu'on s'éloigne des pays chauds pour se rapprocher des climats froids du Nord, on trouve que l'abus des boissons alcooliques suit en quelque sorte une augmentation proportionnelle à l'abaissement régulier de la température. Les excès bachiques, sans être jamais impérieux, sont mieux supportés dans les pays froids, où l'excitation des spiritueux aide l'homme à réagir contre l'atmosphère humide, glaciale qui l'entoure une grande partie de l'année, et lui permet d'opposer à la rigueur du climat une production de chaleur animale plus active, de même que, dans les pays marécageux, il détermine une réaction énergique contre les effluves. Mais ces excès finissent toujours par conduire aux mêmes résultats que sous un ciel clément.

La ration d'un Russe malade en 1815 aurait grisé un fort de la halle, et celle des Anglais eût rassasié un limousin (1), et cependant on a calculé que cent mille Russes succombaient chaque année aux suites de l'alcoolisme.

Durant la funeste campagne que les Français ont faite en Russie, en 1812, lorsqu'un hiver d'une rigueur excessive vint répandre la mort parmi nos soldats, on remarqua que ceux qui s'alcoolisèrent pour réagir contre le froid succombaient presque tous : ils tombaient dans les neiges, en proie à un engourdissement insurmontable.

Je veux terminer ces considérations sur l'influence des climats par une remarque dont on comprendra l'importance, c'est que l'alcooliste débute toujours, dans la voie des excès bachiques, par la boisson la plus répandue dans la contrée qu'il habite, la bière dans le Nord, le vin dans le Midi, mais qu'il finit à peu près constamment par l'eau-de-vie, son palais devenant à la longue presque insensible à l'impression des boissons les moins alcoolisées.

(1) Brillat-Savarin, *Physiol. du goût*, Méd. XII.

On a dit qu'en général l'ivresse du Français était gaie, celle de l'Anglais méditative, celle de l'Allemand brutale, tandis que le sauvage ivre était sans cesse transporté d'une sorte de fureur. Ces remarques sont plutôt ingénieuses que vraies.

**Saisons.** — On peut appliquer aux saisons et aux variations de température ce que je viens de dire des climats.

**Température.** — Si le vin est plus utile dans les pays septentrionaux que dans les régions tropicales, il est aussi plus hygiénique en hiver qu'en été.

Rien n'est plus capable que le froid de favoriser et d'aggraver les phénomènes de l'ivresse. L'alcool ne peut sortir du corps aussi facilement par la transpiration et par l'exhalation pulmonaire des buveurs qui, dans le lieu chaud où ils se livraient à leurs libations, ne présentaient que les symptômes du premier degré de l'ivresse, et qui tombent rapidement dans le deuxième degré lorsqu'en sortant du cabaret, ils sont saisis par un froid vif, qui emprisonne l'alcool dans leurs veines.

M. A. Tardieu a vu un grand nombre d'exemples d'individus qui, en hiver, sortant des cabarets en état d'ivresse, succombaient inopinément à peu de distance, au milieu de cette torpeur que la volonté la plus ferme est impuissante à surmonter.

Les religieux du mont Saint-Bernard, dont le monastère est au milieu des neiges éternelles, et qui y recueillent fréquemment des voyageurs engourdis par le froid, ne distribuent à ceux-ci que du café.

Ils ont remarqué que l'action de l'alcool était la cause
la plus fréquente de la mort des voyageurs dans les
neiges. Par l'effet d'un faux calcul, ces malheureux
prennent des boissons spiritueuses dans le but d'augmenter leurs forces pour faire l'ascension; loin d'arriver à ce résultat, ils sont saisis par un engourdissement qui paralyse leurs jambes.

L'action du froid est si bien la cause de ces accidents que la même quantité de boissons alcooliques,
prise dans un milieu plus chaud, n'aurait eu aucun
danger.

## ARTICLE VIII.

### CAFÉ, TABAC.

L'usage du café et celui du tabac ont des rapports
étroits avec l'alcoolisme.

Le café, par lui-même, est un breuvage inoffensif.

Mais le café a l'inconvénient d'entraîner à une consommation plus ou moins considérable de liqueur
forte, eau-de-vie, kirsch, rhum, etc. Il est peu d'hommes qui prennent le café seul, et c'est l'accompagnement obligé du *gloria*, du *petit verre*, qui rend perfide
l'usage du café.

L'usage, et, plus encore l'abus du *tabac* (car il est
peu de fumeurs qui n'en abusent), contribuent beaucoup à aggraver l'effet des boissons enivrantes. La
fumée du tabac, en échauffant la bouche, en dessé-
chant le gosier, provoque une soif artificielle, excite
à boire, et le fumeur se laisse glisser facilement sur

cette pente douce et insensible qui le conduit à se plonger dans l'ivrognerie (1).

# CHAPITRE IX

### DES EFFETS DE L'ABUS DES BOISSONS SPIRITUEUSES SUR LA FAMILLE.

L'abus des alcools, joint à la multiplicité des arts sédentaires est, dans Paris, la principale cause de la ruine de l'espèce (2).

Il faut plus d'argent pour nourir un vice que pour élever trois enfants (3).

## ARTICLE PREMIER.

### RÉSULTATS.

La famille reçoit de l'ivrognerie une atteinte profonde ; ce vice, qui est si répandu, y porte tous les jours la ruine et la perturbation.

**Rapports conjugaux.** — L'ivrognerie des époux entraîne de très-graves inconvénients dans les rapports sexuels.

L'homme ivre dégoûte la femme qu'il veut caresser. Souvent ses forces viriles, paralysées par l'al-

(1) Voyez Jolly, *Études hygiéniques et médicales sur le tabac* (*Bulletin de l'Académie impér. de médecine.* Paris, 1864-65, tome XXX, p. 423.

(2) Londe, *Nouveaux éléments d'hygiène*, 3ᵉ édit. Paris, 1847.

(3) Franklin, *La Science du bonhomme Richard.*

cool, ne sont point en rapport avec les ardeurs de son imagination dépravée ; il s'épuise en efforts impuissants qui échauffent la femme, la rendent malade et lui occasionnent quelquefois à lui-même des écoulements désagréables.

Si c'est la femme qui se plonge dans l'ivrognerie, c'est chez elle que se montre l'atonie des organes génitaux ; alors le mari, trompé dans son attente, blessé de cette froideur, va souvent se consoler avec une autre femme dont l'intempérance n'a pas émoussé l'aiguillon génésique, et l'abîme de l'adultère est encore ouvert une fois de plus par l'alcoolisme.

L'ivrogne ne tient aucun compte de l'état de couches de sa femme.

OBSERVATION CXXVI. Mère de trois enfants en bas âge ; elle a accouché depuis deux jours. Son mari, rentré dans l'ivresse, a voulu se coucher près d'elle, et, une fois dans le lit, lui a cherché querelle, l'a frappée même ; la malheureuse a été obligée de fuir. Mais une perte de sang est arrivée ; elle a appelé à son secours une voisine qui est venue me chercher. Pendant que la femme, étendue sur le plancher, est en proie à une syncope effrayante, l'ivrogne cuve son vin dans le lit, dort profondément et ronfle comme un tuyau d'orgue.

La cour d'assises de la Seine a jugé, en 1865 (1), un mari qui avait tué sa femme parce que celle-ci refusait de cohabiter avec lui à raison de son état d'ivresse.

(1) *Moniteur* 22 juillet.

Observation CXXVI. J'ai reçu souvent les doléances d'une pauvre mère de famille dont le mari avait été conduit par l'alcoolisme à l'épilepsie, puis après un certain nombre d'attaques du *haut mal*, à un véritable satyriasis qui absorbait tellement toutes ses facultés qu'il n'avait plus d'autre pensée que celle de poursuivre sa femme de ses caresses ; il ne l'épargnait pas même sous les yeux de ses enfants. C'était une véritable persécution dont cette malheureuse femme souffrait jour et nuit au point qu'elle était désespérée et entra fort malade à l'hôpital. On fut obligé d'enfermer son mari dans une maison d'aliénés ; cet homme était très-nerveux et avait une vigueur de constitution rare.

L'ivresse conduit à toutes les horreurs.

Observation CXXVII. Un vigneron alcoolâtre, d'une stature et d'une force peu communes, mettait tout en œuvre pour séduire sa cousine, jeune fille d'une conduite exemplaire, et qui repoussait avec indignation les entreprises criminelles de son cousin. Une nuit que la jeune personne couchait seule dans la maison, sa mère et sa sœur étant absentes par une circonstance extraordinaire, son cousin trouva moyen d'y pénétrer sans bruit, arriva dans la chambre où dormait la jeune fille, se précipita sur elle et voulut s'en emparer par la violence. Mais celle-ci fit une vigoureuse résistance. Alors le jeune homme exaspéré, voyant qu'elle allait appeler au secours, ne se possédant plus, rugissant de fureur, lui asséna plusieurs coups si violents dans la région du cœur et de l'estomac qu'elle resta sans voix et sans mouvement. Il se hâta de fuir. Le lendemain les voisins, ne voyant pas reparaître la jeune fille, pénétrèrent dans la maison et ne trouvèrent qu'un cadavre. Je fus chargé par la justice d'en faire l'examen. Des traces nombreuses de contusions, d'excoriations, sur tous les points du corps, mais notamment vers la bouche et les organes génitaux, témoignaient de la lutte violente que cette malheureuse victime avait eue à soutenir. Dans l'intérieur du corps, on voyait de toutes parts sur les organes des traces de contusions. Il paraît qu'il l'avait frappée à coups redoublés, dans sa rage, avec les poings, les genoux, les talons. Deux coups violents avaient déchiré, l'un le foie, de haut en bas, l'autre, l'oreillette gauche du cœur.

Une des principales excuses qu'il alléguait pour atténuer son crime, c'est qu'il avait bu pour se surexciter, s'enhardir dans ses avances amoureuses, et que sa tête était égarée.

Il ne fut condamné qu'aux travaux forcés à perpétuité. On était en 1848 ; les mêmes hommes qui avaient fomenté ces terribles émeutes dans lesquelles on tuait sans pitié, au milieu des rues, d'illustres généraux et un vénérable prélat, ces mêmes hommes discutaient alors très-sérieusement l'abolition de la peine de mort pour les scélérats. Ce fut sous l'impression des idées du moment que l'auteur de l'horrible forfait que je viens de raconter échappa au fer du bourreau.

Observation CXXVIII. La justice m'a envoyé une autre fois visiter une petite fille qui avait été victime d'un attentat à la pudeur avec tentative de viol. Quel en était l'auteur ?..... Son propre père. — C'était un alcoolâtre.

Non-seulement le cœur perverti des ivrognes peut les porter aux actes les plus criminels sur les membres de leur famille, mais encore leur imagination égarée peut leur faire concevoir sur leurs proches les pensées les plus monstrueuses.

OBSERVATION CXXIX. Une femme alcooliste accuse un garçon d'une réputation sans tache, d'une conduite exemplaire, d'avoir pénétré chez elle et d'avoir voulu s'emparer de sa personne par la violence. Elle ne pouvait produire aucune preuve à l'appui. Le jeune homme disait être entré près d'elle, lui avoir fait une commission et être sorti immédiatement. Néanmoins, les plaintes de cette femme eurent assez de retentissement pour arriver aux oreilles de la justice, et celle-ci allait instruire, lorsqu'elle apprit que cette femme égarée avait une imagination tellement pervertie, qu'elle accusait son fils aîné de bestialité avec un des animaux de leur étable. On comprit alors la valeur de ses accusations contre le jeune homme ; celui-ci n'en éprouva pas moins de vifs désagréments. L'affaire avait excité une grande rumeur. *Quel malheur j'ai eu, disait-il, de pénétrer dans cet intérieur !* Il comprenait la portée du fameux aphorisme de Basile : *Calomniez, il en reste toujours quelque chose.*

L'alcoolisme a le privilége de nous ramener à ces temps de barbarie qui donnèrent naissance à toutes les monstruosités de la Fable.

OBSERVATION CXXX. J'ai entendu une malheureuse mère me raconter en sanglotant qu'elle était obligée d'éloigner d'elle, pour l'envoyer en condition, son unique enfant, sa fille chérie, âgée de 20 ans, parce que son père, qui est ivre jour et nuit, vomit devant elle continuellement les obscénités les plus monstrueuses, disant, par exemple, qu'elle n'est pas sa fille *et que c'est un taureau qui l'a engendrée.*

Observation CXXXI. Et cette autre femme, qui vient me montrer les traces de coups qu'elle a reçus de son mari parce que, dans son ivresse, il se figure que son fils va coucher avec elle ! Hallucination effroyable qui a pris une telle intensité que la femme a été obligée de quitter le toit conjugal.

**Procès en séparation.** — Demandez aux tribunaux combien de procès en séparation ont pour point de départ les habitudes de café et de cabaret.

**Coups et blessures.** — Appellerai-je ici en témoignage toutes les femmes à qui j'ai donné mes soins pour des coups et blessures, quelquefois graves, dont l'auteur était le mari rentrant au foyer conjugal dans un état d'ivresse ? Le nombre de ces témoins accusateurs serait effrayant.

Quelquefois les femmes, quand les maris les maltraitent lorsqu'ils sont dans l'ivresse, usent à leur égard de terribles représailles.

Observation CXXXII. Un ivrogne est trouvé mort un matin au bas de l'escalier de pierre qui conduit à la porte de sa maison. La justice m'envoie relever le cadavre. Je ne trouve qu'une seule blessure, au milieu du front ; c'était un enfoncement de l'os frontal, ayant dû déterminer la mort instantanément. Cet enfoncement avait une forme irrégulièrement quadrangulaire et je trouvai dans la maison un gros marteau de maçon dont le talon s'adaptait bien à la dépression. Mais, en examinant les cailloux de la rue, au bas de l'escalier, on en trouvait qui présentaient à peu près la même forme, à l'endroit même où la femme disait avoir

découvert le corps de son mari. La justice fut obligée,
faute de témoignage, d'accepter la version et d'admettre que cet homme, rentrant ivre, était tombé de manière à s'enfoncer ainsi le crâne contre un de ces cailloux. Mais j'ai toujours pensé qu'elle l'avait assommé
d'un coup de marteau, durant son sommeil, et avait
traîné ensuite son cadavre au pied de l'escalier pour
faire croire qu'il s'était assommé en tombant. C'était
une femme très-adroite, profondément artificieuse,
d'un caractère dur, sauvage, et qui était bien capable
d'employer toutes ces précautions pour mettre la mort
de son mari sur le compte d'une chute accidentelle :
elle avait fort bien pu porter au pied de l'escalier des
cailloux imitant pour la forme le talon du marteau.

**Mauvais exemples.** — Autrefois les Spartiates
plongeaient leurs esclaves dans l'ivresse et les pla-
çaient ensuite sous les yeux de leurs enfants, afin de
les éloigner à tout jamais de la pensée de s'enivrer,
en leur faisant voir à quel degré d'abjection l'homme
pouvait descendre par l'abus des boissons enivrantes.

De nos jours ce spectacle hideux est offert à de
malheureux enfants par leur propre père.

**Misère.** — Non-seulement l'ivrognerie porte la
démoralisation dans la famille, mais la ruine et la
misère y entrent à sa suite. Cet affreux penchant
étouffe tous les sentiments naturels, même ceux de
la paternité, et, tandis que le père frugal arrose de
ses sueurs la terre qu'il cultive pour augmenter le
patrimoine de ses enfants, le père ivrogne dissipe sa
fortune et condamne sa famille à la misère pour assouvir sa détestable passion.

La passion des spiritueux domine impérieusement certaines organisations.

Observation CXXXIII. Un mari se plaignait à moi de ce que sa femme, qu'il avait rationnée pour le vin à cause de son ivrognerie, avait vendu successivement presque tous les meubles du ménage pour acheter de l'eau-de-vie et des liqueurs.

La Fontaine, si habile à saisir les travers de notre espèce, a peint celui que nous retraçons de la manière suivante.

> Un suppôt de Bacchus,
> Altérait sa santé, son esprit et sa bourse;
> Telles gens n'ont pas fait la moitié de leur course,
> Qu'ils sont au bout de leurs écus.

Combien de familles d'ouvriers sont plongées dans le dénûment le plus absolu, parce que leur chef engloutit au cabaret, le dimanche, le produit de son travail de la semaine.

Des calculs rigoureux faits par Villermé, Jules Simon, ont démontré que les dépenses en  ais de boissons spiritueuses et en tabac sont tellement élevées dans certaines populations manufacturières, comme à Rouen, Amiens, Roubaix, Lille, Lyon, Saint-Quentin, Mulhouse, Reims, Saint-Étienne, et autres, que ces dépenses représentaient, par homme, le double de la somme suffisante pour assurer le pain d'une famille entière. Or, la dépense

(1) La Fontaine, *l'Ivrogne et sa Femme.*

du tabac est au moins superflue, et l'argent qu'on lui consacre servirait à payer des dépenses utiles et même nécessaires.

« Les habitudes d'ivrognerie sont telles dans plusieurs villes de fabrique, et elles entraînent une telle misère, que l'ouvrier est absolument incapable de songer à l'avenir. Le jour de paye, on lui donne en bloc l'argent de sa semaine ou de sa quinzaine. Il n'attend même pas le lendemain ; si c'est un samedi, il se jette le soir dans les cabarets ; il y reste le dimanche, quelquefois encore le lundi. Bientôt il ne reste plus que les deux tiers ou la moitié de ce salaire si péniblement gagné. Il faudra manger pourtant ; que deviendra la femme pendant la quinzaine qui va suivre ? Elle est là, à la porte, toute pâle, gémissante, songeant aux enfants qui ont faim. Vient le soir, on voit stationner devant les cabarets des troupeaux de ces malheureuses qui essayent de saisir leur mari, si elles peuvent l'entrevoir, ou qui attendent l'ivrogne pour le soutenir quand le cabaretier le chassera ou qu'un invincible besoin de sommeil le ramènera chez lui. A Saint-Quentin, plusieurs de ces détaillants ont été pris pour ces femmes d'une étrange pitié : elles enduraient le froid et la pluie pendant des heures, ils leur ont fait construire une sorte de hangar devant la maison. Ils ont même mis des bancs. La salle où les femmes viennent pleurer fait désormais partie de leurs bouges (1). »

« Il vous est arrivé, dit M. Bouchardat, d'entrer le dimanche dans une salle d'hôpital, et de voir une fille de 18 ou 20 ans, dans les yeux de laquelle brillent

______

1) J. Simon, *l'Ouvrière*. Paris      1

l'intelligence et le dernier souffle de la vie ; c'est encore une victime de l'alcoolisme. Son père est un ivrogne qui l'a laissée pâtir pendant toute son enfance, et de cette cause est née la maladie de poitrine qui la tue.

« Oui, ajoute le même auteur, j'ai besoin de le redire ici, de l'avis des philosophes, des médecins, de tous les observateurs, l'ivrognerie est devenue dans *notre Europe la plus grande cause de la misère* ; or, la misère est la première cause de mort prématurée (1). »

**Dégénérescence de la race**. — L'alcoolisme produit une affreuse dégénérescence dans les familles.

Une loi de Lycurgue, qu'on observait également à Carthage, interdisait sévèrement le vin aux jeunes époux le jour de leur mariage.

En général, les familles des buveurs sont peu nombreuses. On a calculé que le produit du mariage d'un ivrogne dépassait rarement le chiffre de un à deux enfants.

« L'alcoolisme, dit M. Demeaux, n'est pas seulement
« une maladie de l'individu, il est encore une maladie
« de famille et projette son influence malfaisante jus-
« que sur la race ; la passion des boissons alcooliques,
« la tendance à l'immoralité, à la dépravation, au
« cynisme : tel est, en somme, le triste héritage que lais-
« sent à leurs descendants un nombre malheureusement
« trop grand d'individus adonnés aux boissons alcooli-
« ques. »

Un observateur très-sagace, qui a fait une étude

(1) Bouchardat et Junod, *l'Eau-de-vie, ses dangers*, p. 64.

approfondie des effets de l'ivrognerie sur les peuples du Nord, de la Suède, de la Norwége, dit que ces populations, qui abusent au plus haut degré de l'alcool et du tabac, dégénèrent sensiblement et offrent des exemples fréquents de monstruosités de naissance.

Velpeau (1) a mis sous les yeux de l'Académie de médecine de Paris un enfant né sans tête, dont la conception avait été accomplie dans un accès d'ivresse.

L'ivrognerie étouffe en germe les deux tiers des individus qui auraient dû être procréés, et, d'une autre part, pour me servir de l'expression d'Amyot, le traducteur de Plutarque, *l'ivrogne ne sème rien qui vaille.* L'expérience a prouvé que les enfants procréés dans l'ivresse apportent communément, en naissant, un triste germe de maladie; leur vie est languissante, et ils succombent presque tous prématurément, ou bien ils vont peupler les hôpitaux, les asiles de la misère et de la souffrance. D'après les tables de mortalité de Londres, la moitié des enfants qui naissent dans cette ville meurt avant l'âge de trois ans, tandis que chez les quakers, secte religieuse qui vit dans la tempérance la plus rigoureuse, la moitié arrive à l'âge de quarante-sept ans.

En 1720, on fut frappé à Londres d'une diminution considérable dans les naissances. Le gouvernement provoqua une enquête, de laquelle il résulta que l'ivrognerie en avait été la cause principale.

(1) Velpeau, *Bull. de l'Acad. de médecine.*

L'alcoolisme est héréditaire, et, chez les enfants de l'alcooliste, il n'est pas besoin d'excès aussi graves ni aussi prolongés pour conduire à des conséquences déplorables. La dépravation de leurs instincts se trahit de bonne heure; ils ont de la tendance à tomber dans tous les vices.

« Je n'ai jamais vu guérir, dit le docteur B. A. Morel, les aliénés dont les tendances ébrieuses avaient leur point de départ dans des prédispositions héréditaires (1). »

« Les rejetons dégénérés des ivrognes se rangent en deux catégories : 1° les uns apportent en naissant le germe d'une dégénérescence complète : ils viennent au monde imbéciles ou idiots. Leur état est fixe et irremédiable; 2° les autres vivent intellectuellement jusqu'à un certain âge, au delà duquel ils s'arrêtent, incapables d'aucun progrès ultérieur. Habituellement ils révèlent de bonne heure leur état mental par la dépravation de leurs tendances, notamment par des instincts cruels, l'onanisme, le vol, etc. Ils sont irritables. violents. Ils se montrent le plus souvent réfractaires à toute éducation, ou bien, s'ils ont péniblement appris un état libéral ou une profession industrielle, leurs aptitudes s'évanouissent à un moment donné. L'indécision, la paresse, le besoin de vagabondage, l'obscurcissement du sens moral, les appétences ébrieuses, l'affaiblissement intellectuel, sont les caractères qu'on rencontre le plus souvent chez des sujets, qui aboutissent finalement et sans secousse à un état mental comparable à l'idiotisme. Quelques-uns, plus privilégiés

______

(1) Morel, *Traité des dégénérescences physiques, intellectuelles et morales de l'espèce humaine.* Paris, 1857.

au début, jouissent d'un degré moyen d'intelligence : mais ils sont bizarres, maniaques, ils ont des instincts de tristesse ; tôt ou tard leurs facultés s'altèrent comme chez les précédents et subissent la même dégradation progressive. »

« Quelques exemples, dit M. Morel, montrent d'une manière plus saisissante la triste réalité de ces dégénérescences héréditaires.

« Un ivrogne a trois fils : le premier est atteint de délire périodique, le deuxième est dans un état de stupeur habituelle ; le troisième est un idiot complet. »

« Un autre a sept enfants : deux meurent en bas âge par suite des convulsions ; le troisième devient aliéné à 22 ans ; le quatrième peut passer pour un véritable imbécile de naissance ; le cinquième est bizarre et misanthrope ; une jeune sœur souffre d'un état névropathique avec phénomènes d'hystérie, et sa raison s'est déjà troublée plusieurs fois ; le septième est un ouvrier intelligent, mais d'un tempérament très-nerveux ; il est déjà sujet à des accès de tristesse. »

Ainsi l'ivrognerie ne se contente pas « de tuer moralement l'individu qu'elle dépouille de son intelligence, elle flétrit sa race. En France seulement, il y a plus de 100,000 individus exposés à engendrer des fous, des épileptiques, des imbéciles ou des idiots, parce qu'ils peuvent, sur le premier comptoir de marchand de vin, au coin de la première rue, boire jusqu'à l'abrutissement un poison dont l'effet se produira tôt ou tard et d'une manière fatale (1).

(1) Mottet, *Considérations générales sur l'alcoolisme et plus particulièrement des effets toxiques produits par la liqueur d'absinthe.* Thèse, 1859, p. 13.

Observation CXXXIV. Un homme ayant éprouvé à plusieurs reprises des accès d'aliénation mentale dus à des excès alcooliques, se maria deux fois ; avec sa première femme, il a 16 enfants dont 15 sont morts avant un an au milieu de convulsions ; le survivant est épileptique. Avec sa seconde femme, il a 8 enfants ; sept ont succombé à des convulsions ; le survivant est scrofuleux ; il y a eu en outre une fausse couche (1).

Je n'ai jamais rencontré de spectacle plus navrant que celui de ces familles affligées dont le chef, réduit par l'ivrognerie à l'impuissance de travailler, loin d'être utile à ses enfants, devient pour eux une charge nouvelle. J'ai vu de ces êtres dégradés qui étaient plongés dans un tel abrutissement que, chez eux, les sentiments moraux et intellectuels s'étaient éteints complétement; par leurs allures, leur physionomie abjecte, leur regard stupide, l'air bestial avec lequel ils recevaient et mangeaient leurs aliments, ils offraient une ressemblance avec les animaux les plus immondes; et de malheureux enfants étaient obligés de s'imposer des privations pour nourrir de pareilles brutes !

**Rupture des liens de famille.** — L'ivrognerie éteint tous les sentiments naturels qui devraient unir les époux entre eux et attacher étroitement les enfants à ceux qui leur ont donné le jour.

Observation CXXXV. Une femme, dont la patience a été

(1) Marcé, *Traité des maladies mentales*. Paris, 1862.

poussée à bout par les excès de son mari, a fini par l'abandonner, ainsi que ses quatre enfants, pour se jeter dans les bras d'un amant. Le mari, devenu fou, est allé finir ses jours dans une maison d'aliénés. Les quatre enfants sont tombés dans le plus complet abandon.

OBSERVATION CXXXVI. Une autre fois c'est la femme que j'ai vue, par son ivrognerie, perdre complétement sa famille; elle était tombée dans un tel avilissement qu'un jour son mari, n'y tenant plus, la chassa du domicile conjugal; lui-même quitta le pays et alla se créer une autre existence ailleurs. Leurs deux enfants ont été mis à l'hospice des enfants abandonnés.

L'ivrognerie des parents nuit beaucoup à l'établissement des enfants; que de fois j'ai vu des jeunes filles, que leurs avantages personnels auraient fait vivement rechercher, vieillir dans un célibat sans fin, parce que les aspirants à leur main, en venant visiter la famille, y avaient trouvé un père ou une mère avilis par l'ivrognerie; ils n'étaient plus revenus.

Quelquefois, l'exemple de l'ivrognerie, donné par le chef de la famille, porte le découragement parmi les autres membres; insensiblement ils se mettent à l'imiter, et j'ai pénétré dans des maisons où, à côté d'un père mourant par l'effet de l'alcoolisme, je trouvais une femme et des enfants dans l'ivresse, assistant impassibles aux derniers moments de l'agonisant.

Il arrive même que les parents souhaitent ostensiblement la mort de l'alcooliste; ils ne font rien pour la prévenir, et m'ont paru, dans certains cas, disposés à la favoriser.

OBSERVATION CXXXVII. Un jeune alcooliste, la plaie de sa famille, vient de se brûler en tombant dans le foyer. On m'appelle pour le soigner. Sa sœur lui répète plusieurs fois en ma présence : « Au lieu de te tuer en détail, tu ferais bien mieux de le faire une bonne fois ; n'as-tu pas des pistolets ? »

OBSERVATION CXXXVIII. Rencontrant dans la rue la femme d'un ivrogne que je soignais pour une hydropisie résultant de ses excès, je lui demande comment va son mari. — « Ah ! Monsieur, me dit-elle, je crois, en vérité, qu'il va mieux ! Quel malheur ! Est-ce que par hasard il pourrait guérir ? »

OBSERVATION CXXXIX. Une femme vient me montrer des blessures que lui a faites son mari. Elle se plaint d'être frappée continuellement, sans motifs. — « Mais, lui dis-je, votre mari ne vous maltraite que quand il a bu. — Eh ! Monsieur, répond-elle, *quand donc n'a-t-il pas bu ?* Quelle belle action ferait le bon Dieu s'il m'en délivrait ! »

*Quand donc n'a-t-il pas bu* Ah ! voilà le dernier degré de l'ivrognerie peint en deux mots. L'alcoolisme est à l'état de *permanence*, et l'ivrogne devient un tel fléau pour ses proches qu'ils lui souhaitent sincèrement la mort.

OBSERVATION CXL. Une femme, chassée du lit conjugal par son mari rentré au milieu de la nuit en pleine ivresse, prend le parti d'aller se coucher au grenier. Mais, au milieu des ténèbres, et sous le coup de son émotion, elle monte maladroitement l'échelle et tombe d'assez haut pour se casser les deux jambes.

OBSERVATION CXLI. Une autre fois, j'ai soigné pour une chute sur la tête un vieux père qui, chaque soir, s'en allait, de café en café, chercher son fils et tâcher de le ramener sous le toit paternel. Il tombe un jour dans l'escalier obscur d'un estaminet; on le relève sans connaissance ; il s'était fait une commotion cérébrale dont il est mort le lendemain.

OBSERVATION CXLII. Un jeune homme, ne pouvant s'habituer à l'ivrognerie de son père et de sa mère, s'enrôle dans un régiment, quoiqu'il n'eût aucun penchant pour la vie militaire. Mais il voulait quitter le pays à tout prix. Après quelques semaines d'éloignement, il tombe dans un profond découragement et va se pendre dans un grenier.

OBSERVATION CXLIII. Il n'y a pas longtemps que les journaux ont retenti d'une affaire criminelle ayant trait à des enfants qui, honteux de voir l'ivrognerie de leur père, fatigués de sa conduite, voyant qu'il les ruinait et les déshonorait, s'entendirent pour s'en débarrasser par un parricide ; ils le jetèrent au fonds d'un puits.

Quoique singulièrement obscurcis par l'alcoolisme, les sentiments de famille et le sens moral se réveillent par moments pour jeter des éclairs passagers qui illuminent la conscience de l'ivrogne de lueurs terribles.

OBSERVATION CXLIV. Une veuve, encore jeune, ayant deux enfants en bas âge, s'était consolée de la mort de son époux et des difficultés qu'elle lui avait suscitées, en se livrant à un usage immodéré des liqueurs enivrantes : 18 mois, environ, après la mort du mari, elle arrive dan mon cabinet avec un air égaré, désespéré : — « Monsieur, me dit-elle, il faut que vous me disiez si je suis grosse ; j'ai des raisons de le craindre ; veuillez vous en assurer. » — Elle me fait alors l'aveu qu'étant dans l'ivresse, quelques semaines auparavant, un homme a abusé de sa position. Je l'examine et la rassure, voyant bien qu'elle méditait quelque sinistre projet. En effet, elle me dit, en me quittant : « Ah ! Monsieur, si vous m'aviez dit que j'étais grosse, j'allais sur-le-champ me jeter à l'eau. »

Cette femme m'avait avoué que tous les aliments la dégoûtaient, que le vin *pur seul* lui faisait plaisir, qu'un attrait irrésistible la faisait descendre à chaque instant à la cave.

Aussi, chaque soir, elle était plongée dans l'ivresse et, comme elle était encore jeune et jolie, le premier venu pouvait exploiter son état.

**Le chef de famille perd sa dignité.** — Les maris ivrognes deviennent souvent pusillanimes, sans caractère, et tombent complétement sous l'ascendant de leurs femmes, qui souvent en abusent.

OBSERVATION CXLV. J'ai vu ainsi des chefs de famille que personne ne prenait au sérieux et dont le rôle faisait pitié, tant il était humiliant.

On abuse de la faiblesse d'esprit des ivrognes, pour leur faire signer des testaments qui deviennent des brandons de discorde dans les familles et y créent entre frères des haines implacables.

Ces testaments sont ordinairement attaqués devant les tribunaux où l'on arguë, pour les faire casser, des troubles intellectuels que présentait le défunt par l'effet de l'alcoolisme, et ces procès, par leur éclat, par les animosités qu'ils excitent, ne font qu'envenimer les rancunes.

Le père, par son ivrognerie, peut jeter des troubles graves dans le ménage de ses enfants mariés, lorsqu'il vit en communauté avec eux.

OBSERVATION CXLVI. Femme de 30 ans, ayant un beau-père qui désole toute la famille par son intempérance. Au milieu des vapeurs ébrieuses, cet homme voit tout de travers, et fait croire à son fils que sa femme lui est infidèle. Celle-ci, de son côté, m'a fait la confidence que son beau-père lui en voulait parce que, dans ses moments de surexcitation alcoolique, il lui a fait d'abominables propositions qu'elle a repoussées avec indignation. Le mari, sous les suggestions du père, est devenu fort jaloux et l'a témoigné à sa femme par des scènes violentes. Il est arrivé souvent que la femme, irritée de ces mauvais traitements, a refusé de payer à son mari le tribut conjugal. La jalousie de ce dernier a été exaspérée par ces refus. Bref, l'ivrognerie du père a perdu cette famille qui était dans les meilleures voies de prospérité.

OBSERVATION CXLVII. J'ai vu toute une famille désorganisée par l'habitude que trois grandes filles avaient contractée de se plonger fréquemment dans une demi-ébriété. Leur frère avait beau couper la *guillette* aux tonneaux, elles ouvraient la *bonde*, et, attachant une bouteille à une corde, elles la descendaient ainsi dans le tonneau pour la remplir. La maison était hantée le soir par des jeunes gens qui, disaient les voisins, *faisaient avec ces filles alcoolisées tout ce qu'ils voulaient*. Elles ont succombé, de 30 à 35 ans, à des inflammations pulmonaires.

**Domesticité.** — Au sein de la famille vivent les domestiques. Eh bien, les servantes alcoolâtres sont très-dangereuses dans les maisons.

OBSERVATION. CXLVIII. Belle brune, très-intelligente, tellement abrutie par l'ivrognerie qu'elle n'a pu rester dans aucun service; à l'âge de 32 ans, elle en est réduite à mendier. Un matin, je la rencontre dans la rue. Elle s'approche fort près de moi, me parle sous le nez comme font les ivrognes, et je sens que son haleine est déjà fortement alcoolisée. Pourtant elle me dit qu'*elle est à jeun*, et me prie de *lui donner la charité pour aller prendre quelque chose.*

OBSERVATION CXLIX. J'en ai connu une qui était fort jolie et que ses habitudes avaient rendue tellement vicieuse, qu'elle faisait des avances à tous les hommes qui lui plaisaient : elle en avait ainsi attiré un grand nombre dans ses piéges, et avait corrompu son maître lui-même.

Les hospices, les prisons, les maisons d'aliénés renferment un grand nombre de domestiques, d'ouvriers, qui ont été chassés par leur maître pour cause d'ivrognerie, et que leur visage enluminé, leur haleine infecte a fait repousser partout.

Souvent, c'est le maître lui-même qui ne craint pas d'alcooliser sa servante pour la séduire plus facilement.

OBSERVATION CL. Riche campagnard qui vient me consulter avec sa domestique tenant dans ses bras un enfant de 5 mois, pâle, maigre, chétif. Cet enfant est, dit-il, le fruit de ses œuvres, et il serait tout disposé à épouser la mère si elle voulait se corriger de ses mauvaises habitudes ; elle s'enivre, dit-il, tous les jours ; c'est pour ce motif que son lait ne vaut rien, que son nourrisson dépérit et va mourir ; elle en a déjà perdu un de la même façon. Mais tous ses efforts pour la convertir sont impuissants. Il me demande quels moyens il pourrait employer pour y parvenir.

J'ai appris, plus tard, que cet homme, pour corrompre la jeune fille, qui avait 20 ans de moins que lui, avait eu recours à l'influence des alcooliques, dans le but de troubler en elle la raison et le sens moral.

Observation CLI. Un homme de 55 ans m'amène une fille de 30 ans, qui allaitait un nourrisson de 6 mois. Il me raconte qu'il est veuf, sans enfant, que cette fille est sa servante, que l'enfant est le fruit de ses œuvres, qu'il l'aime beaucoup, et qu'il est très-affligé de voir le pauvre petit être rester maigre, chétif, parce que la nourrice boit trop et lui donne un lait échauffé qu'il digère mal, et qui lui cause une diarrhée continuelle. « J'ai tout mis en usage pour la corriger, dit-il, mais « vainement. Je voudrais pourtant donner un père à cet « enfant, en épousant la mère. Mais je me garderai bien « de le faire tant qu'elle ne se corrigera pas de son dé- « faut ; parce que, si elle continue à boire comme pré- « cédemment, j'ai la conviction que son enfant n'a plus « que cinq ou six semaines à vivre. »

J'ai remarqué souvent que, comme le démontrent les exemples qui précèdent, les femmes alcoolâtres les mieux constituées étaient de fort mauvaises nourrices, et qu'elles finissaient presque toujours par perdre leur enfant.

J'ai cité l'affreux exemple de jeunes servantes que

leurs maîtres corrompaient en les étourdissant par
l'abus des spiritueux. J'ai vu l'inverse arriver avec
des maîtresses de maison qui s'alcoolisaient et tombaient alors dans un état tel, que leurs jeunes valets,
soit qu'elles les eussent attirés primitivement, soit
qu'ils eussent pris l'initiative en profitant des moments où la raison de la dame était égarée par les
spiritueux, devenaient les amants de ces ignobles
alcoolâtres, et prenaient sur elles un ascendant redoutable.

Observation CLII. J'ai connu une maîtresse de maison qui était tombée ainsi sous la domination d'un gros
cocher qui la faisait marcher comme un animal, à coups
de fouet, lorsqu'elle s'avisait de regimber.


# ARTICLE II.

### CAUSES.

Les inconvénients que je signale sont souvent
l'effet de mariages mal assortis (1); que les parents
y fassent bien attention.

Observation CLIII. J'ai vu deux des plus jolies filles
du Jura épouser des hommes fort laids : c'était leur famille qui les y avait poussées par spéculation, parce
que ces hommes étaient beaucoup plus riches qu'elles.

(1) Voyez L. F. E. Bergeret, *Des Mariages mal assortis, Dangers et inconvénients pour les individus, la famille et la société.*
Paris, 1870 (en préparation).

Il fut impossible à ces femmes de s'attacher à leur époux. Les maris ne tardèrent pas à s'en apercevoir et se consolèrent avec la bouteille. Ils devinrent peu à peu des ivrognes de première force. Les femmes, de leur côté, eurent des aventures galantes et devinrent toutes deux adultères. Quels exemples pour les enfants !

D'autres fois, l'ivrogne pauvre, dans le but d'avoir un caveau bien garni, n'hésite pas à épouser une femme riche, quels que soient ses défauts.

C'est une femme laide qu'un bel homme a épousée pour ses écus, et dont il exploite la fortune pour s'enivrer avec des concubines.

Alors il ne respecte pas même le foyer conjugal, et j'ai vu des malheureuses femmes obligées de céder leur lit à des prostituées, qu'un mari alcoolâtre faisait venir au milieu de ses orgies.

Observation CLIV. Un grand amateur de la bonne chère et des vins fins, n'ayant pas les moyens de satisfaire pleinement ses penchants, avait épousé une fille riche qui ne trouvait aucun parti parce qu'elle était laide, bossue et tout à fait cacochyme. Elle lui fit pourtant trois ou quatre enfants : mais ceux ci n'avaient qu'un souffle de vie et moururent tous fort jeunes. La mère succomba également, et le père, frappé de tous ces désastres, usé par les excès de table, ne tarda pas à la suivre.

# CHAPITRE IX

## DES EFFETS DE L'ABUS DES BOISSONS SPIRITUEUSES SUR LA SOCIÉTÉ

## ARTICLE PREMIER.

### EFFETS GÉNÉRAUX.

**Arrêt dans l'accroissement de la population.** — L'ivrognerie, comme la prostitution, éteint la fécondité (1) et contribue beaucoup à l'arrêt qui se manifeste dans l'accroissement de la population (2).

**Abaissement de la vie moyenne.** — Dans les villes industrielles, où des influences multiples contribuent, du reste, à miner la santé de l'homme, on est frappé de ce fait que, plus la consommation simultanée des spiritueux et du tabac augmente, plus la vie moyenne descend au-dessous du chiffre qu'elle atteint normalement dans des conditions plus favorables.

**Vice et misère.** — Plus la consommation des spiritueux augmente au milieu d'une population, plus on y voit se multiplier les unions illicites, les condamnations judiciaires, les ménages dissous, les pauvres, les mendiants, les vagabonds, les suicides, les homicides, etc.

(1) Voyez page 243.

(2) Voyez Discussion de l'Académie de médecine sur le mouvement de la population en France (*Bull. de l'Acad. de méd.* 1866-67. Tome XXXII, p. 547 et suiv.).

**Crimes et délits.** — Combien d'actes criminels et délictueux, qui portent le désordre et la confusion dans la société, ne seraient pas commis si leurs auteurs, pour s'enhardir dans la voie du mal, n'avaient pas eu recours à l'excitation alcoolique! Que de fois on entend les hommes à qui l'on reproche un acte indélicat ou criminel s'écrier pour s'excuser : *Ah! je ne l'aurais pas fait, si je n'avais pas trop bu!*

**Manie incendiaire.** — L'alcoolisme peut conduire aux manies les plus dangereuses pour la société.

OBSERVATION CLV. Il y a peu d'années, des incendies éclatèrent coup sur coup dans un village de notre contrée. Ils n'étaient point l'effet de causes accidentelles. On ne pouvait douter, à certains indices, qu'une main criminelle fût armée d'une torche incendiaire. On organisa une garde de nuit. D'ailleurs, l'alarme était si grande que chacun se tenait en éveil. Enfin, on surprit un homme du village même jetant une allumette chimique dans un grenier rempli de fourrage. On s'empara de lui; la justice vint l'interroger. Il avoua bien vite qu'il était l'auteur de tous les sinistres. Mais quel mobile secret avait pu l'y pousser? On ne découvrit rien, absolument rien que l'alcoolisme. Cet homme était continuellement dans l'ivresse; au milieu du vertige ébrieux, il avait été entraîné à mettre le feu aux maisons, comme d'autres ivrognes cherchent querelle irrésistiblement à ceux qu'ils rencontrent ou brisent les objets qui leur tombent sous la main.

**Suicide.** — La société, dit le docteur Issartier (1), s'empoisonne en buvant mal de mauvaises boissons qui engendrent un grand nombre de maux. L'alcool en est la cause, et c'est son abus qui justifie cette parole de Flourens : *L'homme ne meurt plus, mais il se tue.*

Qu'un individu se suicide, c'est un fait regrettable et qui émeut tout le monde ; que des masses se détruisent par l'alcoolisme, c'est plus malheureux encore, et personne ne s'en occupe. Cependant, il meurt en France mille fois plus d'alcooliques que de suicidés.

**Séduction.** — Ne voit-on pas fréquemment l'ivresse faire de l'homme le plus réservé, le plus timide, un séducteur entreprenant et audacieux !

OBSERVATION CLVI. Jeune homme qu'une coquette raffinée avait enchaîné, comme beaucoup d'autres, par ostentation, pour élargir le cercle de ses adorateurs et mieux déguiser son jeu avec le *préféré*, un soir que la dame s'était montrée avec lui plus piquante, plus agaçante que jamais, il se crut autorisé à lui faire une visite nocturne. Mais il fallait une grande hardiesse. Pour se donner de l'audace, il but de manière à s'exciter et, quand tout fut calme dans la maison, il dirigea ses pas vers l'appartement dont il désirait si vivement franchir le seuil. Mais, au bruit qu'il fit en entrant, un homme accourut se précipiter sur lui ; c'était l'amant en pied. Une lutte terrible s'engagea, et les deux adversaires allaient s'égorger sous les yeux de la dame, si celle-ci ne

(1) Issartier, *l'Alcoolisme moderne, étude sociale sur le poison en France*. Paris, 1861.

s'était jetée entre les deux combattants. Son émotion
fut si vive, qu'on vint m'appeler de grand matin à son
secours ; elle avait des crises de nerfs d'une violence
inóuïe.

Tous ces détails m'ont été donnés par l'amoureux
évincé qui m'a répété plusieurs fois : j'ai failli causer de
*grands malheurs ; voilà ce que c'est que de trop boire ; je ne
savais plus ce que je faisais.*

**Unions illicites.** — L'ivrognerie conduit aux
unions illicites entre les deux sexes. Une fille d'une
conduite irréprochable ne veut pas épouser un ivrogne ; un homme qui se respecte n'ira pas demander
en mariage une ivrognesse. Il résulte que l'ivrogne et
l'ivrognesse, ne pouvant former des liens sérieux
avec personne, s'associent irrégulièrement et tombent dans le concubinage, qui a le triple inconvénient de jeter le trouble dans l'ordre social, de former des unions qui, le plus souvent, sont stériles,
et, si elles sont fécondes, donnent naissance à des
*bâtards,* c'est-à-dire à de malheureux enfants dont
la position est tout à fait fausse au milieu de la
société.

**Prostitution.** — C'est souvent l'ivrognerie qui
conduit certaines femmes à ce degré d'abjection
qui en fait les hideuses *proxénètes,* ces êtres dégradés que l'on rencontre dans les antres de la Vénus
impudique, de la Vénus Callypige.

C'est encore parmi les vieilles ivrognesses que se
recrutent les entremetteuses, ces intrigantes qui
font métier de favoriser les amours de contrebande

et dont l'intervention sème le désordre dans la famille et dans la société (1).

**Mauvais exemples.** — L'alcoolisme se montre quelquefois parmi les personnes qui, par leur position, leurs fonctions même, doivent le bon exemple à la société.

Comment la jeunesse ne franchirait-elle pas les bornes de la modération, quand elle voit tomber dans des excès ceux qui devraient être pour elle des modèles de tempérance ?

Pourra-t-elle avoir pour eux le respect qui leur est légitimement dû ? Quand on veut être respecté, il faut commencer par se respecter soi-même.

Et, si l'alcoolisme égare les personnes chargées de diriger les jeunes sujets, au point que l'excitation alcoolique dégénère parmi elles en scènes burlesques, en querelles, en rixes plus ou moins violentes, oh! alors, ce n'est plus seulement le manque de subordination qui éclatera parmi la jeunesse, c'est le mépris, et le mépris le mieux mérité, pour ceux qu'elle devrait vénérer.

La tempérance est donc une loi qui devrait être regardée comme inviolable par certains hommes que leur position met en évidence ; ils sont cent fois

---

(1) Voyez Parent-Duchâtelet, *De la Prostitution dans la ville de Paris, considérée sous le rapport de l'hygiène publique, de la morale et de l'administration*, ouvrage appuyé de documents statistiques puisés dans les Archives de la préfecture de police. 3ᵉ édition, Paris 1857, 2 vol. in-8. — J. Jeannel, *De la Prostitution dans les grandes villes au XIXᵉ siècle, et de l'extinction des maladies vénériennes.* Paris, 1868, in-18 jésus.

plus coupables que d'autres hommes de tomber dans les excès bachiques.

**Responsabilité dans certaines fonctions.** — L'alcoolisme peut être très-nuisible à la société et entraîner les désordres les plus graves, s'il jette le trouble dans l'esprit de certains hommes remplissant à son égard des fonctions très-délicates, qui exigent beaucoup de présence d'esprit, beaucoup de sang-froid et dans l'exercice desquelles la moindre distraction peut avoir de terribles conséquences.

**Médecin et pharmacien.** — Telle est la position des médecins : il en est qui, malheureusement, je l'avoue avec douleur, au lieu de donner à leurs clients l'exemple de la frugalité, tombent dans une intempérance qui doit les rendre profondément ridicules, s'il leur arrive quelquefois de prêcher le régime et la diète à leurs malades.

Mais l'intempérance du médecin peut conduire à de plus graves conséquences. J'en veux citer quelques exemples, à l'imitation de l'apôtre saint Paul qui disait : *Peccantes presbyteros coram omnibus argue, ut cæteri timorem habeant.*

OBSERVATION CLVII. On va chercher dans un café, à une heure avancée du soir, un médecin qui vient, la tête avinée, visiter une malade en proie à des coliques. Il donne une ordonnance pour le pharmacien et s'en va. Le lendemain, le pharmacien le voyant passer l'appelle et lui demande comment il se fait qu'il ait prescrit 10 *grains* de morphine dans une potion. — C'est impossible, dit le médecin. — Voyez votre formule, dit le phar-

macien. — Le médecin regarde ; il avait mis un zéro de
trop ; cela faisait 10 grains au lieu de 1. — La malade
est morte si elle a pris la potion, dit-il. — Il court chez
elle dans une affreuse perplexité. — Votre malade a-t-
elle pris ma potion ? dit-il tout effaré à la garde. — Non,
Monsieur, elle se trouvait mieux quand on l'a apportée,
et je ne l'ai pas donnée. — Ah ! quel bonheur ! dit le
médecin ; elle était perdue !

OBSERVATION CLVIII. La femme d'un cultivateur avait
besoin d'un médecin à presque toutes ses couches, parce
que ses enfants étaient mal tournés. Déjà deux de ses
accouchements avaient nécessité cette intervention, et il
n'en était résulté aucun accident pour la femme. Une troisième fois, son médecin ordinaire étant absent, on lui
amena, vers 10 heures du soir, un autre accoucheur qu'on
avait trouvé dans un café, où il avait fait de copieuses
libations. En le voyant dans un état très-prononcé d'i-
vresse, la femme fut saisie d'effroi et de funestes pressen-
timents. Il n'y avait pas de temps à perdre. L'opérateur
se mit à l'œuvre : mais, quelles douleurs ! quels déchire-
ments ! La malheureuse lui criait sans cesse : *vous me
tuez !* Après des efforts prolongés, et sans résultat, le médecin abandonna la malade dans le plus pitoyable état ;
elle mourut dans la nuit.

OBSERVATION CLIX. J'ai été requis par la justice pour
aller visiter une femme qu'un médecin était accusé d'a-
voir violée dans les circonstances suivantes : cette femme
avait une descente considérable de matrice qui l'incom-
modait fort ; elle avait fait venir le médecin pour la lui
remettre en place. Le mari, absent au moment de l'arrivée du médecin, le rencontra, en rentrant, sur la porte.
Il sortait tout effaré, la figure en feu ; il n'en reçut qu'un
salut rapide, tellement il paraissait pressé de s'éloigner.

Arrivé près de la malade, il la trouve très-émue, très-agitée. Ayant une confiance entière dans la vertu de sa femme, il conçoit sur le médecin un grave soupçon, et, dans sa colère, il va le communiquer immédiatement au maire. Celui-ci prévient le parquet, et je reçois la mission d'aller reconnaître si cette femme porte des traces de violences. Je n'en trouve aucune. La femme me raconta que le médecin était ivre, et que, pour lui remettre la matrice, il lui avait proposé un moyen *étrange*; qu'elle s'était récriée, que le médecin avait insisté, s'était montré fort passionné, mais n'avait nullement usé de violence à son égard, et qu'en entendant le pas du mari il était sorti précipitamment. Elle attribuait entièrement son attitude à son état d'ivresse. L'affaire n'eut pas de suites; nos codes n'ont pas de peine pour châtier une conduite aussi répréhensible.

L'alcoolisme a aussi de très-graves inconvénients pour les pharmaciens; ils peuvent donner un remède pour un autre, un poison pour un calmant.

Observation CLX. Je prescris pour un enfant atteint de coqueluche une potion calmante comprenant de l'eau de fleur d'oranger. Le père porte l'ordonnance au pharmacien, et, en rentrant, donne une cuillère du remède à l'enfant. Mais à peine celui-ci en a-t-il une partie dans la bouche, qu'il se met à pousser des cris affreux, et l'on voit apparaître sur ses lèvres, ses gencives, au bout de sa langue, les traces évidentes d'un liquide corrosif. — On vient me chercher en toute hâte. Je verse une certaine quantité de la potion sur les dalles de la cuisine dont la surface devient effervescente; le flacon renfermait évidemment un acide puissant. Je porte la potion au pharmacien et lui dis d'appliquer le bout de sa langue contre le bouchon simplement imprégné du liquide. Il fait une grimace affreuse en s'écriant : Malheureux ! qu'ai-je donné ? — Je lui demande de me montrer les flacons dans lesquels il avait puisé les éléments de la potion. A côté du flacon d'eau de fleur d'oranger se trouvait celui d'acide sulfurique ; c'était de l'*acide sulfurique*, de l'*huile de vitriol,* le plus corrosif de tous les acides, qu'il avait mis dans une potion calmante à la place d'eau de fleur d'oranger ! — L'enfant souffrit beaucoup de sa brûlure, mais il en guérit.

**Chefs de gare.** — Il en est de même pour les employés de chemin de fer, chefs de gare, aiguilleurs, etc.

OBSERVATION CLXI. Un chef de gare, qui avait trop bu dans une réunion gastronomique, reste endormi à l'heure où il devait signaler l'arrivée d'un train de marchandises exceptionnel ; celui-ci rencontre le train de voyageurs que le signal du chef de gare aurait dû *garer* ; choc terrible, des morts, des blessés, en grand nombre ; un désastre affreux ; tout cela, parce qu'un homme s'est oublié à table.

**Savants et artistes.** — L'alcoolisme est nuisible à la société en arrêtant dans leur essor de jeunes savants, de jeunes artistes, bien doués de la nature, montrant un talent précoce, promettant pour l'avenir les fruits les plus heureux ; les misérables vont noyer dans les spiritueux leurs brillantes facultés !

## ARTICLE II.

### CAFÉS ET CABARETS.

C'est principalement dans les cafés et les cabarets que l'abus des spiritueux porte les plus graves atteintes à la société. En effet, son existence morale et les lois éternelles qui lui servent de soutien sont sapées tous les jours impitoyablement dans ces établissements où l'ivrognerie trône en souveraine, et qu'a rendus si nombreux l'usage immodéré des boissons alcooliques.

Voici la peinture que Balzac, le grand peintre de mœurs, fait des abords d'un cabaret :

« Quel est, dit-il, le flâneur qui n'a pas observé, aux environs de la grande halle, à Paris, cette tapisserie humaine que forment, entre deux et cinq heures du matin, les habitués mâles et femelles des distillateurs dont les ignobles boutiques sont bien loin des palais construits à Londres pour les consommateurs qui viennent *s'y consommer*, mais où les résultats sont les mêmes ? Tapisserie est le mot. Les haillons et les visages sont si bien en harmonie, que vous ne savez où finit le haillon, où commence la chair, où est le bonnet, où se dresse le nez ; la figure est souvent plus sale que le lambeau de linge que vous apercevez en analysant ces monstrueux personnages, rabougris, creusés, étiolés, blanchis, bleuis, tordus par l'eau-de-vie. Nous devons à ces hommes ce frai ignoble qui dépérit ou qui produit l'effroyable gamin de Paris. De ces comptoirs procèdent ces êtres chétifs qui composent la population ouvrière. »

On est vraiment effrayé quand on songe à la manière dont se sont multipliés, depuis un demi-siècle, ces lieux de corruption où vont s'engloutir les ressources et la considération des familles. En veut-on un exemple ? J'ai entendu maintes fois des vieillards raconter qu'à la fin du siècle dernier, dans la ville d'Arbois, dont la population est de 6 à 7,000 habitants, on ne connaissait qu'*un seul* café, qui même n'avait pas d'enseigne ; aujourd'hui, on en compte au moins une douzaine, sans parler des cabarets et des tavernes.

Tous nos villages, depuis quelques années, sont pourvus d'un ou deux cafés.

Honnêtes habitants des campagnes, ouvriers laborieux des villes, fuyez ces lieux où vous ruinez votre santé et dévorez le pain de vos enfants. L'air qu'on y respire est empesté; les paroles qui y frappent les oreilles vont corrompre l'esprit et endurcir le cœur.

Quelle société y rencontrez-vous? Vous y trouvez tous ces hommes qui engloutissent leur fortune dans la débauche et vont chercher dans les cafés des compagnons pour leurs dégoûtantes orgies.

Vous y trouvez d'habiles fripons qui vous attirent dans des parties de jeu pour vous piper les rares écus qui sont au fond de votre bourse.

Vous y trouverez des individus complétement ruinés, ou en voie de l'être, parce qu'ils n'ont pas su conduire leurs affaires personnelles et qui vous débitent de longs discours pour vous apprendre comment il faut diriger celles de l'État. Ils ont mis le désordre dans leur maison, et ils ont la prétention de vouloir réformer toutes les lois de la France dans *l'intérêt du peuple.* Voulez-vous savoir d'où vient ce zèle patriotique dont ils font un si pompeux étalage? Je vais vous le dire : ils ne seraient pas fâchés de gouverner eux-mêmes, pendant quelque temps, les deniers publics, parce que leur bourse est vide et qu'ils voudraient la remplir à vos dépens.

Vous y trouvez ces honnêtes débiteurs qui se gardent bien de s'acquitter de leurs obligations, parce qu'ils comptent sur quelque crise épouvantable.

Vous y rencontrez une autre espèce d'hommes qui, n'ayant jamais pu parvenir à rien, soit par leur propre faute, soit par l'effet de circonstances, s'en prennent à la société, fomentent les discordes civiles et poussent aux révolutions, au risque d'y engloutir la fortune nationale : c'est qu'ils veulent à tout prix posséder un emploi salarié ; qu'ils savent qu'au milieu des tempêtes sociales les ambitieux vont s'abattre, comme des oiseaux de proie, sur les charges publiques, et que les places les plus richement rétribuées tombent souvent entre les mains du premier occupant. Ces hommes, pour arriver plutôt à leurs fins, n'hésiteraient pas à déchaîner sur le gouvernement de leur pays un de ces ouragans terribles qui jettent la France dans les plus grands périls, semblables à ces sauvages de l'Océanie qui poussent des hurlements de joie à l'aspect d'un navire que la tourmente va briser sur les récifs dont leur île est bordée, tout prêts qu'ils sont à s'élancer sur ses débris.

Vous trouvez, dans les cafés et les cabarets, ces hommes atrabilaires qui, par tempérament, ne sont jamais contents de rien, se plaignent de tout, ont la tête montée contre l'univers entier, organisations malheureuses qui promènent leurs sombres préoccupations au milieu de notre société, comme ces *âmes en peine* que Dante nous représente errant tristement, avec un regard *éternellement* inquiet, au milieu des solitudes lugubres de son enfer.

Vous voyez, dans les cafés et les cabarets, ces hommes désœuvrés qui, n'ayant pas su se créer une position honorable dans la société, par l'étude et le travail, souffrent, par amourp-ropre, de l'obscurité de leur nom, et profitent des moments d'agitation politique, où la scène du monde est souvent envahie par les plus ineptes, pour se mettre à leur tour en évidence.

Vous y trouvez la plupart de ces sots orgueilleux qui, incapables eux-mêmes de faire le bien, passent leur vie à critiquer et à entraver le bien que font les autres.

Vous y voyez des hommes qui savent à peine lire et écrire, et qui tranchent, avec un aplomb imperturbable, des questions politiques d'une si haute portée, qu'elles divisent les plus grands esprits de la France.

C'est là que vont tendre leurs piéges, pour y faire tomber les esprits ignorants, confiants et crédules, tous ces Tartuffes politiques, ces faux amis du peuple, qui se servent de lui comme d'un marche-pied pour s'élever aux positions d'où leur main avide va puiser un gros traitement dans les coffres du Budget.

C'est là que les fauteurs de désordre, ces hommes qui se vengent sur la société des vices et des imperfections de leur nature ou de leur position, c'est là, dis-je, que ces apôtres de la *dissolution sociale* vont enrôler sous leur drapeau tous les hommes criblés de dettes, les paresseux, les repris de justice et les vagabonds.

C'est là que le nom de la *liberté* est à chaque instant souillé en passant par la bouche de certains hommes qui ne se sont jamais servis de la liberté que pour se plonger dans la licence.

C'est là que d'absurdes niveleurs, rêvant une *égalité* chimérique et impossible, dans une société composée de forts et de faibles, d'hommes intelligents et de sots, de travailleurs et de paresseux, voudraient abaisser à leur niveau les supériorités qui offusquent leurs regards jaloux. Insensés qui veulent refaire l'œuvre de Dieu !

C'est là que se rendent habituellement, pour satisfaire leur ardeur de contradiction, ces hommes qui n'ont qu'un genre d'esprit, c'est de n'être jamais de l'avis des autres, funeste disposition qui devient pour eux la source de discussions fréquentes que l'on voit souvent dégénérer en querelles déplorables.

Vous trouvez dans les cafés et les cabarets ces

hommes qui proclament sans cesse les grands mots d'*humanité*, de *sociabilité*, et qui, tyrans dans leur famille, maltraitent et rudoient sans pitié leur femme, leurs enfants, leurs domestiques, quelquefois même leurs vieux parents.

C'est là que vous rencontrez ces hommes dont la conduite offre une contradiction non moins singulière avec leurs paroles : ceux-ci s'érigent en protecteurs des intérêts populaires, se proclament les amis fervents des ouvriers, aspirent à les diriger dans leur conduite politique, parlent beaucoup de *l'organisation du travail* ; et, en même temps, au lieu de s'appliquer à rendre eux-mêmes des services à la société, dans la mesure de leurs facultés et de leurs forces, en se livrant à quelque occupation utile, ils donnent au peuple l'exemple de la fainéantise la plus absolue, accompagnée le plus souvent de quelques autres vices. Les cafés et les tabagies sont les lieux de prédilection où va dépenser la plus grande partie de ses fades et insipides loisirs cette variété assez nombreuse de l'espèce des faux amis du peuple. Travailleurs, ayez donc confiance dans ces hommes qui ne travaillent jamais, passent leur vie à boire et à fumer et croupissent dans la plus honteuse oisiveté. Ah ! si quelqu'un de vous, imitant leurs pernicieux exemples, se plonge dans la misère par la paresse, la débauche, la fréquentation des cafés et des cabarets, ils iront encore, par des excitations perfides, des insinuations mensongères, envenimer le sentiment de ses souffrances pour le

pousser à la révolte contre les lois, pareils au meurtrier qui tourne dans le sein de sa victime le fer que
vient d'y plonger sa main criminelle.

C'est là que se réunissent tous ces hommes qui
remplissent mal les devoirs de leur profession et
trouvent plus commode de chercher dans le désordre, dans les révolutions, un emploi et du pain
qu'ils n'ont ni le courage ni l'honnêteté de demander
au travail.

C'est là que des hommes, qui n'ont rien su amas-
ser par l'ordre et l'activité, vont demander le par-
tage des champs, des vignes, des prés que vous ont
légués vos ancêtres et que vous avez agrandis à
force d'économies et de labeurs.

C'est là que vous entendrez des docteurs de villages, des prédicateurs de faubourgs, des orateurs
de clubs, de banquets patriotiques, de réunions
électorales, blasphémer la religion de vos pères et
fouler aux pieds les lois les plus sacrées.

Vous reconnaîtrez, parmis leurs auditeurs dociles,
un grand nombre de badauds, d'imbéciles, de peu-
reux et d'oisifs, natures faibles et subalternes qui
composent l'entourage habituel des charlatans et des
intrigants.

Ce n'est pas dans les cafés et les cabarets que vous
entendrez proclamer ces préceptes de la morale
éternelle que votre mère murmurait chaque jour
à votre oreille dans les années de votre enfance.

C'est sur les tables des cafés et des cabarets que
vous trouvez tous ces mauvais journaux dans lesquels

de perfides écrivains soulèvent les esprits contre l'autorité des lois et les pouvoirs chargés de les défendre, en présentant tous les maux qui affligent le peuple comme étant la conséquence des vices de nos institutions, du mauvais vouloir et de la tyrannie de nos gouvernants, tandis que la plupart des misères humaines dérivent de nos passions, des faiblesses et des imperfections inhérentes à notre nature et que jamais ne pourront effacer complétement tous les efforts des législateurs : philanthropie fausse et cruelle qui, sous prétexte de guérir les plaies de l'humanité, se plaît à les dépeindre sous les couleurs les plus hideuses et à verser sur elles le poison brûlant des plus amers ressentiments ou des convoitises les plus effrénées ; criminel abus de l'inexpérience des classes populaires, exploitation abominable à laquelle je ne vois rien qu'on puisse comparer, si ce n'est l'affreuse industrie de ces charlatans de foire, qui spéculent sur la pitié naïve du peuple, en étalant au milieu de nos places publiques des êtres monstrueux, difformes, ou de malheureuses créatures atteintes d'infirmités dégoûtantes qu'ils ont eu souvent la barbarie de provoquer artificiellement pour assouvir leur exécrable cupidité. Vous ne rencontrez nulle part plus que dans les cabarets la licence illimitée dans les paroles et le dévergondage sans frein dans les actions. Chaque habitué s'y croit tout permis pour son argent. Aussi les cabarets et les cafés sont pour la jeunesse de véritables écoles de démoralisation. Non-seulement la théorie du vice y est enseignée librement et s'y infiltre dans les jeunes cœurs par tous les pores, mais ne voit-on pas trop souvent, au mépris des règlements et des dispositions pénales, certains cafés ou cabarets se transformer en maisons de débauche, où d'infâmes spéculateurs, par l'appât de profits honteux, exploitant les ardentes passions d'une jeunesse légère et étourdie, attirent dans leurs repaires les mineurs inexpérimentés et les livrent ainsi à une corruption précoce, qui non-seulement flétrit dans leur fleur les bons sentiments qu'ils ont reçus dans leur enfance, mais encore énerve leur tempérament à peine ébauché, et tarit dans leur source les forces naissantes de la virilité.

J'ai vu ainsi un café d'Arbois devenir un véritable lupanar d'où la maladie vénérienne se répandit tellement dans la villle et les villages voisins, que c'était comme une épidémie. Frappé de cette plaie sociale, je mis la police en demeure de fermer le cabaret, d'expulser de la contrée ces femmes infectées qui répandaient autour d'elle un venin si dangereux, et ces maladies disparurent insensiblement ; j'ai décrit en détail les maux que ce café répandit autour de lui (1).

C'est dans les cafés et les cabarets que prennent le plus souvent naissance toutes ces querelles et ces rixes qui se terminent par l'effusion du sang pour aller se dénouer sur les bancs de la police correctionnelle ou de la cour d'assises.

(1) Bergeret, *La Prostitution et les maladies vénériennes dans les petites localités. (Annales d'hygiène et de médecine légale,* 1866, deuxième série, t. XXV, p. 343.)

S'il existe dans votre commune quelque mauvais sujet bien flétri dans l'opinion publique, un homme qui soit le fléau de sa famille et la terreur de ses voisins, c'est au café et au cabaret que vous le rencontrerez le plus souvent ; il s'y trouve mieux à l'aise que partout ailleurs ; il y commande en maître ; et tel, qui dresse insolemment la tête au milieu d'un café ou d'un cabaret, oserait à peine lever les yeux dans d'autres endroits.

Que le désordre éclate dans la rue, que l'autorité des magistrats soit méconnue ou insultée, tenez pour certain que, dix-huit fois sur vingt, les promoteurs de ces troubles seront des hommes sortant des cafés ou des cabarets.

Voyez cette commune qui se faisait remarquer jadis par l'honnêteté de ses habitants, la simplicité de leurs mœurs, l'aisance dont ils jouissaient, l'heureuse harmonie qui régnait dans les familles, l'air de calme et de sérénité empreint sur tous les visages ; pourquoi donc, depuis quelques années, les querelles et les batailles y sont-elles si fréquentes ? D'où vient que les procès, les descentes de justice, les expropriations s'y multiplient d'une manière effrayante ? Pourquoi les huissiers et les gendarmes en prennent-ils si souvent le chemin ? La moitié de la commune est maintenant en guerre acharnée avec l'autre. Les pères se plaignent avec amertume de ce que leurs enfants méprisent leurs conseils et n'obéissent plus qu'à leurs caprices. Vous y rencontrez à chaque pas, le soir des jours de fête principalement, des figures avinées, pleines d'insolence, et dont les traits menaçants sont horriblement décomposés par l'ivresse. Pendant la nuit, le repos des malades, des femmes et des enfants y est à chaque instant troublé par les cris sauvages de la rue. D'où viennent ces nouveaux changements ? Interrogez les anciens du village : ils vous diront qu'ils datent de l'époque où les cafés et les cabarets ont fait invasion dans la commune.

Combien ne voyez-vous pas de malheureux ouvriers, déjà gorgés de vin, entrer dans les cafés pour y noyer ce qui leur reste de raison dans des flots de bière et de liqueurs fortes ! Savez-vous ce qu'ils gagnent au milieu de cet air impur, chargé d'une épaisse fumée de tabac, de vapeurs alcooliques, d'émanations de toutes sortes, où se croisent sans cesse mille paroles confuses mêlées à des apostrophes grossières et aux clameurs les plus incohérentes ? Ils y puisent, avec le germe d'une foule de maladies, le dégoût du travail, la tiédeur envers leurs femmes et leurs enfants, dont ils cherchent plus tard à éviter la vue pour échapper au remords qu'elle éveille, et, insensiblement, vous les voyez s'éloigner, par le plus fatal égarement, du seul bonheur qui soit durable, celui de la famille, des joies vives et pures du foyer domestique, pour courir après des jouissances factices, passagères, mêlées de beaucoup d'amertumes et fécondes en regrets.

Vous voyez dans les cafés et dans les cabarets des pères de famille qui se gorgent de boissons et d'aliments, tandis que leur femme et leurs enfants souffrent de la faim, sont assiégés de besoins pressants, quelquefois sont dénués de tout secours sur le grabat où la fièvre les consume.

Vous y trouvez des jeunes gens à qui rien ne coûte pour satisfaire leurs goûts sensuels, leurs grossiers appétits, tandis que des privations de toutes sortes vont assiéger la vieille mère qui les a portés dans son sein, nourris de son lait et élevés jusqu'à un âge avancé.

Pourquoi cet homme qui, pendant de nombreuses années, avait été un tendre père, un mari affectueux, a-t-il pris, depuis quelque temps, un air si farouche ? Pourquoi le voit-on maltraiter sa femme et ses enfants et rentrer chez lui si souvent avec la menace à la bouche ? C'est que les mauvaises compagnies l'ont entraîné dans les cafés et les cabarets.

D'où vient que l'on a vendu les meubles de ce marchand sur la place publique ? C'est qu'au lieu de surveiller son négoce il allait passer la plus grande partie de son temps au cabaret ou au café.

Savez-vous pour quel motif ce jeune homme, qui était appelé par sa naissance, sa fortune et son éducation, à occuper un rang distingué parmi ses concitoyens, en est réduit au triste rôle de *nullité sociale* ? C'est qu'il a trop fréquenté les estaminets et les tabagies.

Voyez-vous cet homme dont les vêtements sales et sordides conservent pourtant, dans leur coupe et la nature du tissu qui servit à leur confection, les dernières traces d'une splendeur éclipsée? C'est un *ex*-propriétaire qui a fait du *communisme pratique* en dissipant tout ce qu'il possédait dans les cafés et les cabarets.

Savez-vous pourquoi ce médecin, cet avocat, cet homme de lettres, ce professeur, cet artiste, ne se sont pas élevés, dans l'estime publique, à la hauteur que paraissaient leur assigner leur éducation et les titres dont ils étaient revêtus ? C'est qu'ils ont flétri dans les temples de Comus et de Bacchus les dons heureux que la nature et le destin leur avaient dé-partis d'une main généreuse.

Vous croyez peut-être, bons habitants des cam-pagnes, que ce gazettier, qui trouve moyen de faire arriver, jusque sous votre toit de chaume et sur votre table rustique, le journal dans lequel il affiche une si vive indignation contre ce qu'il appelle les abus du siècle, les iniquités de notre époque, les vices de nos lois, l'exploitation de l'homme par l'homme, la tyrannie du capital, et autres mots bien sonores et bien creux, vous croyez, dis-je, que cet homme est sans doute un sage à la morale austère, à la conduite irréprochable, vivant dans une modeste retraite où il donne l'exemple de toutes les vertus publiques et privées? Eh bien ! écoutez ceux qui ont vu les choses de plus près que vous : cet édifiant apôtre n'est sou-vent qu'un habitué de café et d'estaminet, plongé dans les jouissances les plus sensuelles, criblé de dettes et à bout d'expédients pour subvenir à ses folles prodigalités : ce vertueux philosophe n'est communément qu'un spéculateur qui exploite la crédulité publique.

L'atmosphère des cafés et des cabarets est un milieu qui exalte à un point singulier la présomption individuelle. Vous y voyez les hommes les plus ignorants et les plus ineptes y pérorer avec une suffisance et une satisfaction d'eux-mêmes qu'on ne leur connaît point ailleurs. Ainsi, c'est dans ces lieux que, surtout dans les temps d'agitation populaire, vont perfectionner leur éducation politique et administrative les hommes qui aspirent à devenir des dignitaires. Ils y exercent leur éloquence au bruit des verres et des clameurs de l'ivresse ; quiconque sait lire et écrire y rêve un bon emploi bien salarié. Heureuse France, tu n'auras que l'embarras du choix!

C'est dans les tabagies, chez les marchands de vins et de liqueurs, qu'en 1869, après les élections générales, des agitateurs stipendiés allaient ameuter une jeunesse frivole et étourdie pour la pousser dans la rue et provoquer ces attroupements qui, en d'autres temps, auraient pu aboutir à une révolution par surprise, tandis qu'aujourd'hui ces mouvements irréfléchis conduisent leurs dupes à la Conciergerie, à Bicêtre et à la Roquette.

Et pourtant, si vous avez besoin d'un avis sage et éclairé pour diriger vos affaires personnelles, ce n'est pas, en général, vers les cafés et les cabarets que vous portez vos pas pour trouver l'homme capable de vous le donner et qui vous inspire le plus de confiance.

Si l'adversité frappe à votre porte, si la détresse vient s'asseoir à votre foyer, irez-vous dans les cafés et les cabarets demander des secours, des conseils, des consolations? Non, ce n'est pas là que vous allez chercher les vrais amis du peuple, ceux qui s'empressent de lui tendre dans le malheur une main secourable.

Fuyez donc, je ne saurais trop vous le répéter, honnêtes villageois, artisans laborieux et rangés, fuyez les cafés et les cabarets, si vous avez à cœur de conserver sans tache le nom que vous ont transmis vos pères, si vous avez quelque souci de l'avenir de vos enfants !

## ARTICLE III.

### HISTOIRE ET STATISTIQUE.

La préparation des boissons spiritueuses est un des premiers arts de la civilisation, et les habitudes d'intempérance sont presque aussi anciennes que le monde.

**Lydie.** — L'historien Justin raconte que les Lydiens étaient une nation très-active, très-puissante par son industrie, et que Cyrus ne parvint à soumettre complétement à sa domination, que lorsqu'il l'eut énervée par l'oisiveté des cabarets, les jeux et la débauche.

**Grèce.** — A Sparte, le législateur Lycurgue faisait

enivrer les Ilotes ou esclaves pour inspirer à ses concitoyens le dégoût de l'ivresse. Au dire d'Aristote,
Denys le Tyran se livrait sans réserve à l'ivrognerie.
Alexandre le Grand, qui vainquit tant de peuples,
ne savait pas davantage commander à ses passions,
car il tua dans une orgie Clitus, son ami d'enfance.

**Rome.** — Avant de connaître le vin, les Romains
étaient sobres et frugaux ; mais, quand Varrus eut
introduit la vigne en Italie, ils sacrifièrent largement
au culte de Bacchus. Aussi, le poëte Lucrèce et Se-
nèque le philosophe ont-ils laissé des descriptions
de l'ivresse, que ne répudieraient pas les médecins
de notre époque.

« Éclairée par l'histoire politique des peuples, dit
M. Jolly, l'expérience pourrait nous dire aussi que ce
n'est pas seulement pour le sort de l'individu et de la
famille qu'il faut redouter les effets de l'intempérance,
mais aussi pour la destinée des nations. Toute nation
qui s'abrutit dans des habitudes d'ivresse est une nation
qui marche vers sa décadence, et Rome est un exemple :
Rome n'eut besoin, ni de vin, ni d'alcool, pour s'élever
à la hauteur de la plus grande nation des temps antiques.
Ses fondateurs, ses consuls, ses premiers empereurs, ses
généraux, ses armées, n'eurent, pendant plusieurs
siècles, ni vin, ni eau-de-vie, ni absinthe, ni même de
tabac, pour étendre leur puissance dans le monde entier.
La sobriété était dans leurs mœurs, comme une des
principales vertus civiques, comme la première condition
aux faveurs publiques, aux honneurs du sénat. Mais
Rome vit toute sa puissance décroître, toute sa grandeur

16.

s'évanouir, sous les coups de l'intempérance et de la corruption (1). »

Plutarque nous apprend que le fils de l'empereur Tibère avait soin de manger quelques amandes amères pour tenir tête aux plus intrépides buveurs.

Notons, en passant, cette singularité du caractère de l'homme, qui semble s'être fait de tout temps un point d'honneur de ressentir moins vite que les autres l'effet enivrant des boissons alcooliques.

Marc-Antoine a fait l'éloge de l'ivrognerie comme Erasme fera celui de la folie.

**Arabes.** — Mahomet, l'apôtre de l'Islamisme, trouva l'abus du vin tellement répandu en Arabie, qu'il en proscrivit l'usage à ses sectaires.

**Moyen Age.** — Le moyen âge n'échappa pas à ce fléau : l'empereur Charlemagne défendit par un édit de provoquer à boire et à trinquer.

La découverte de l'alcool, par l'alchimiste Raymond Lulle, au treizième siècle, rendit plus fréquent l'abus des liqueurs fermentées. Considéré d'abord comme un poison, puis comme un remède, l'alcool passa bientôt pour un cordial propre à réparer les forces affaiblies, d'où le nom d'eau-de-vie donné au mélange de ce liquide avec une certaine quantité d'eau.

L'usage de cette liqueur (l'eau-de-vie) ne tarda

(1) Jolly, *L'alcool, études hygiéniques et médicales* (*Bull. de l'Académie de médecine.* Paris, 1865-66, tome XXXI, p. 490).

pas à se répandre, et, dès 1678, la vente en devint publique en France. C'est surtout au commencement du dix-neuvième siècle, que l'usage immodéré des liqueurs fortes se propagea sur tous les points du globe, aussi bien chez les nations civilisées que chez les peuples sauvages (1).

En Europe, la consommation est plus forte dans les pays septentrionaux que dans les régions méridionales.

**Suède.** — « Il se fabrique en Suède, d'après les « chiffres les plus modérés, 40 à 50 millions de can- « nes d'eau-de-vie ou près de 200 millions de litres ; « il est prouvé qu'il ne s'en exporte qu'une très-faible « quantité et que la presque totalité est consommée « dans le pays même ; or, il est facile d'établir main- « tenant la répartition : la Suède renferme 3 mil- « lions d'habitants ; si on défalque de ce nombre « les enfants, une grande quantité de femmes et « ceux enfin qui, par raison sociale ou par devoir, « se maintiennent dans les bornes de la modération, « on aura une population de 1,500,000 individus « qui consomme annuellement 80 à 100 litres d'eau- « de-vie, par personne (2). »

Le tableau navrant des ravages causés dans ses États par l'ivrognerie faisait dire à un roi de Suède Oscar, qu'il donnerait le plus beau fleuron de sa couronne pour délivrer son royaume de l'alcool.

(1) Complétez cet historique par ce que nous avons dit spécialement de l'alcool, p. 185 et suiv.
(2) Racle, *De l'Alcoolisme.* Paris, 1860.

**Russie.** — En Russie, où le gouvernement exploite à son profit les distilleries, la consommation de l'alcool est plus énorme encore. M. Tourguenef porte à plus de 100,000 le nombre des décès dus exclusivement à l'eau-de-vie. Et rien n'est plus commun que de voir dans les villes et dans les campagnes les paysans russes dans un état d'ivresse abrutissant.

La *Poste du Nord*, organe du ministre de l'intérieur, cité par le *Viest*, de Saint-Pétersbourg, dans son numéro du 11/23 mars 1869, donne les renseignements suivants :

La consommation de l'alcool a augmenté depuis 1863 de 101 p. 100.

On compte chaque jour sept cas de mort par l'ivrognerie, ce qui en donne 2,748 par an. Dans le seul gouvernement de Riazan, le nombre de décès amenés par la même cause était :

|  |  |  |  |  |  |
|---|---|---|---|---|---|
| En 1854 | de | 17 | En 1858 | de | 23 |
| 1855 | de | 24 | 1859 | de | 23 |
| 1856 | de | 26 | 1863 | de |  |
| 1857 | de | 28 | 1864 | de | 117 |

**Angleterre.** — En Angleterre, les excès de boisson tuent chaque année une moyenne de 100,000 personnes, dont 24,000 femmes.

Voici quelques chiffres curieux sur les cas d'ivresse à Londres.

|  |  |  |  |  |  |
|---|---|---|---|---|---|
| En 1863 | 94,745 cas. | | En 1866 | 104,368 cas. | |
| 1864 | 100,067 | — | 1867 | 100,357 | — |
| 1865 | 105,310 | — | | | |

Dans la discussion qui a eu lieu au Parlement anglais, au sujet d'une restriction considérable à apporter dans les autorisations pour ouvrir des cabarets et débits de boissons, il a été constaté que l'ivrognerie fait, de l'autre côté de la Manche, presque autant de progrès qu'en Russie; il s'y dépense par an près de 100 millions de livres sterlings (deux milliards et demi de francs) pour des spiritueux. Les crimes et la misère augmentent en raison inverse des efforts faits par les philanthropes pour diminuer ces maux.

En outre, la moitié des aliénés et les trois quarts des malfaiteurs se rencontrent dans cette contrée parmi les buveurs d'eau-de-vie. Les moralistes et les législateurs ont été émus d'un tel état de chose. Une enquête a été ordonnée, et il a été constaté qu'à Londres les quatre principaux débitants d'eau-de-vie de grains recevaient chaque année :

| | |
|---|---|
| Hommes........... | 145,000 |
| Femmes........... | 110,000 |
| Adolescents........ | 20,000 |
| TOTAL....... | 275,000 |

Il faut ajouter qu'il se vend sous le nom de *vins français* et *vins espagnols* une quantité considérable de boissons abominables qui n'ont aucune communauté d'origine avec les produits de la vigne.

Londres est la ville du monde qui consomme le plus de bière.

**Allemagne.** — En Allemagne, les victimes de l'ivrognerie ne sont que de 40,000 par an.

Le roi de Prusse, Frédéric Guillaume, disait que l'événement le plus heureux dont le ciel pourrait favoriser son règne serait la réduction à 0 de l'usage des spiritueux dans ses États.

Dans le Zollverein allemand, la consommation annuelle de l'eau-de-vie est de plus de 400 millions de litres, soit une moyenne de 10 litres par individu.

Le goût de l'eau-de-vie et des liqueurs est tellement répandu à Berlin que, d'après la statistique de Casper, il existerait, dans cette ville, un débit pour quatre habitations.

**France.** — La passion des boissons alcooliques n'est pas moindre en France, et l'on peut constater que chaque année le vice de l'ivrognerie prend une extension plus grande. En 1788, on ne consommait pas 200,000 hectolitres d'alcool ; en 1840, ce chiffre s'élevait à 1 million ; il atteignait 3 millions en 1863. Un Parisien buvait annuellement, en 1840, 8 litres d'eau-de-vie, il en boit 30 aujourd'hui, et, selon M. Joly, 300,000 habitants de la grande ville se livrent aux douceurs du petit verre.

Aucune ville ne consomme plus d'absinthe que Paris.

D'après le relevé des octrois, il y a vingt ans, dit M. Delamarre (1), il entrait dans Paris, annuellement, un peu plus de 1 million d'hectolitres de

(1) Delamarre, *La vie à bon marché*. Paris, 1851, page 115.

vin, et cependant on estime que la consommation ne s'élève pas à moins d'un million 500 mille hectolitres ; c'est-à-dire que l'on consomme 500 mille hectolitres de plus qu'il n'en entre. Ce miracle de la multiplication du vin s'explique par cette circonstance bien connue que l'eau de la Seine ne paie pas de droits à son entrée dans Paris.

Il se consomme à Paris par tête et par jour 2 à 3 litres de vin. Quand on songe au nombre de ceux qui n'en boivent pas, ou presque pas, on est effrayé des excès de ceux qui en boivent.

En 1867, année de l'Exposition universelle, Paris a consommé (1) :

| | | |
|---|---:|---|
| Vins en cercles.......... | 3,553,581 | hectolitres. |
| Vins en bouteilles........ | 21,781 | — |
| Alcool pur et liqueurs.... | 122,062 | — |
| Cidre.................... | 61,606 | — |
| Bière à l'entrée.......... | 289,314 | kil. |
| Bière à la fabrication..... | 61,629 | kil. |

Voici une curieuse statistique, c'est l'état numérique des débits de boissons dans Paris et la banlieue, d'après les recensements opérés depuis l'annexion des communes suburbaines (2) :

(1) *Annuaire du Bureau des Longitudes,* 1868.
(2) Nous en devons communication à l'obligeance de M. Lasnier, chef du Bureau de la Police sanitaire à la Préfecture de Police et secrétaire du Conseil d'hygiène et de salubrité du département de la Seine. — Il n'a pas été fait de recensement pour les années 1861, 1863 et 1865.

| ANNÉES. | CAFÉS et brasseries. | | MARCHANDS de vin, CABARETIERS, liquoristes. | | RESTAURANTS, gargotes, crèmeries, tables d'hôte, épiceries, etc. | | TOTAUX. | | TOTAUX GÉNÉRAUX. |
|---|---|---|---|---|---|---|---|---|---|
| | Paris. | Banl. | Paris. | Banl. | Paris. | Banl. | Paris. | Banl. | |
| 1860 | 2,024 | 257 | 9,065 | 2,157 | 8,156 | 1,591 | 19,245 | 4,005 | 23,250 |
| 1862 | 1,933 | 302 | 10,109 | 3,358 | 8,721 | 1,685 | 20,763 | 5,345 | 26,108 |
| 1864 | 1,885 | 306 | 12,005 | 2,841 | 5,446 | 2,121 | 19,336 | 5,268 | 24,604 |
| 1866 | 2,065 | 312 | 12,079 | 3,501 | 8,916 | 1,703 | 23,060 | 5,516 | 28,576 |
| 1867 | 1,631 | 394 | 12,873 | 3,930 | 8,780 | 1,714 | 23,284 | 6,038 | 29,322 |
| 1868 | 1,515 | 488 | 14,058 | 3,605 | 8,506 | 1,809 | 24,079 | 5,902 | 29,981 |

M. Villermé a constaté que, sur 45,609 morts accidentelles, dans une période de six années (1834-41), il y en avait 1,622 causées par l'abus des boissons spiritueuses.

C'est surtout dans les villes de fabrique, dit M. E. Nicolle, que la consommation des liqueurs enivrantes fait d'inquiétants progrès.

A Amiens, dit M. Jules Simon, il se débite par jour 80,000 petits verres ; on a calculé que c'était une valeur de 4,000 francs, représentant 3,500 kilogrammes de viande ou 12,121 kilogrammes de pain. A Rouen, il est consommé, selon le même écrivain, dans l'espace d'une année, 5 millions de litres d'eau-de-vie.

Il suffira :

1° De jeter un coup d'œil sur le tableau suivant, qui présente les quantités d'alcool, à 100 p. 100 introduites à Rouen, de 1861 à 1867.

| 1861.......... | 9,633 hectol., | 44 décal. |
|---|---|---|
| 1862.......... | 9,873 — | 76 — |
| 1863.......... | 9,938 — | 24 — |
| 1864.......... | 9,858 — | 41 — |
| 1865.......... | 9,602 — | 20 — |
| 1866.......... | 10,237 — | » — |
| 1867.......... | 9,795 — | 99 — |

2° De faire la part de ce qui entre en fraude ;

3° De constater que beaucoup d'ouvriers de la ville vont s'enivrer dans les débits qui pullulent hors barrières, où ils peuvent consommer d'autant plus de liquide, qu'on peut le leur offrir à meilleur compte, vu l'exemption du droit d'entrée, pour ne pas taxer d'exagération les chiffres de l'éminent philanthrope que nous venons de citer.

**Amérique.** — La nation qui l'emporte sur toutes les autres pour l'abus des boissons alcooliques, c'est l'Amérique. Voici quelques chiffres cités par M. Everett, qui fut d'abord ambassadeur des États-Unis auprès de la cour d'Angleterre, puis ministre des affaires étrangères à Washington.

« Pendant les dix années qui viennent de s'écouler, l'esprit-de-vin 1° a imposé à la nation une dépense directe de 600,000,000 de dollars (3 milliards) ; 2° a causé une dépense indirecte de 600,000,000 ; 3° a détruit 300,000 vies ; 4° a envoyé 100,000 enfants aux maisons des pauvres ; 5° a consigné au moins 150,000 personnes dans les prisons et les pénitenciers ; 6° a fait au moins 1,000 fous ; 7° a poussé à la perpétration d'au moins 1,500 assassinats ; 8° a déterminé au moins 2,000 suicides ; 9° a incendié ou détruit par violence pour 10,000,000 de dollars (50,000,000 de francs) ; 10° a fait 200,000 veuves et 1,000,000 d'orphelins. »

Nulle part il ne se boit autant de whisky qu'à New-York.

Il est vrai que l'honnêteté commerciale n'est pas le fort des cabaretiers, même en Amérique.

Un Écossais, qui habite Chicago, prépare de l'alcool avec des balayures et ordures des rues, les restes pourris de toute provenance, les rats morts et autres horreurs. Tous ces débris sont soumis à une cuisson, qui permet de recueillir d'abord une bonne quantité de graisse ; le reste se distille et fournit un alcool fort limpide. Avec dix charrettes de saletés on obtient, en moyenne, 39 livres de graisse pour la savonnerie et 40 gallons d'alcool à 90 degrés.

# CHAPITRE X

### DU TRAITEMENT DE L'IVRESSE ET DE L'IVROGNERIE.

J'oublierais complétement mon rôle de médecin si, après avoir décrit les maux causés par l'abus des boissons spiritueuses, je n'indiquais pas les remèdes qu'on peut y apporter.

Je vais parler d'abord du traitement de l'ivresse ; j'aborderai ensuite celui de l'ivrognerie.

## ARTICLE PREMIER.

### TRAITEMENT DE L'IVRESSE.

Un principe fondamental domine le traitement des trois degrés de l'ivresse et doit servir à le diriger : il faut que tous les moyens mis en usage aient pour but de faire sortir promptement le poison alcoolique de l'intérieur du corps, car nous n'avons pas d'antidote efficace pour en neutraliser les effets ; or, de tous les émonctoires qui débarrassent l'économie du principe alcoolique, nul ne fonctionne aussi activement que la sueur et l'exhalation pulmonaire.

L'ivresse simple et au premier degré réclame tout au plus comme moyens calmants quelques verres d'eau sucrée fraîche, des lotions froides sur le visage et la tête, quelques instants de repos et de silence.

Rien ne dissipe avec plus de rapidité un premier degré d'ivresse que l'exercice en plein air, mais il faut éviter avec soin les refroidissements. On voit des personnes tomber dans l'ivresse brusquement, en s'exposant à un froid vif, au sortir d'un lieu où la température était élevée , parce que cette transition supprime la transpiration d'une manière subite.

On fait disparaître le deuxième degré de l'ivresse en prenant les mêmes précautions que pour le premier. On peut y joindre l'action des sudorifiques, pris en boisson chaude et aromatique, le sureau, le tilleul, la violette, ou celle de certaines boissons, comme le thé et le café noir, qui ont une influence particulière sur le système nerveux, le réveillent de la torpeur où l'a plongé le second degré de l'ivresse, et, en excitant le système sanguin, favorisent la transpiration pulmonaire et cutanée. On recourt aussi, avec avantage, à quelques gouttes d'ammoniaque ou d'esprit de Mindérérus pris à la dose de 5,10, ou 15 gouttes dans un verre ou un demi-verre d'eau sucrée ; cette substance jouit en outre, comme le café, d'une action stimulante sur le cerveau.

Il est essentiel de faire avaler au malade une grande quantité de boissons aqueuses, afin de délayer l'alcool et d'en favoriser l'élimination par les urines.

Dans l'*ivresse parvenue au dernier degré*, c'est-à-dire accompagnée d'insensibilité, de sommeil léthargique ou de coma, ces moyens sont inutiles et pour-

raient même devenir funestes : il faut un traitement
très-actif, car le péril est grand. Il faut se hâter de
provoquer le vomissement, afin de faire expulser la
partie du poison encore contenue dans l'estomac. On
a recours à la titillation de la luette avec les barbes
d'une plume ou un corps quelconque. Si ce pro-
cédé est impuissant, on a recours à l'émétique.

Mais ces moyens peuvent échouer; le malade,
quelquefois, n'est plus capable d'avaler; on n'a alors
d'autre ressource que d'introduire une sonde œso-
phagienne dans l'estomac et d'en retirer les liquides
au moyen d'une pompe aspirante ou simplement
d'une seringue. Ce moyen a produit quelquefois des
effets merveilleux. Ogston, qui l'a employé sur six
individus ivres morts, a obtenu, dit-il, presque immédiatement le retour de la connaissance dans la
plupart des cas.

Il faut aussi se hâter d'entourer tout le corps de
bouteilles pleines d'eau très-chaude, afin de provoquer une transpiration rapide et abondante, réchauffer, stimuler les extrémités et la périphérie du corps,
pour ramener la circulation prête à s'éteindre (frictions irritantes, sinapismes).

Il est urgent de ranimer l'action éteinte du système nerveux et de prévenir les congestions san-
guines vers le cerveau et les poumons.

L'eau froide sur la tête, les frictions sèches et les
sinapismes aux extrémités, les lavements irritants
ou stimulants, surtout ceux de café, une large saignée, des sangsues derrière les oreilles, en les fai-

sant couler longtemps et, au besoin, les renouvelant : tels sont les moyens qui seront les plus efficaces.

Quelquefois la vie paraît surtout menacée par l'embarras de la respiration ; mais cet embarras n'est lui-même que l'effet de la gêne extrême éprouvée par le système nerveux ; tous les remèdes désignés plus haut sont donc encore indiqués ; on peut y joindre, dans le cas particulier d'embarras de la respiration, des ventouses scarifiées dont on couvre la poitrine, des mouvements réguliers imprimés à la cage osseuse pour imiter ceux de la respiration et renouveler l'air contenu dans la poitrine ; un médecin de Lausanne, Mayor, a conseillé d'appliquer sur la poitrine un marteau trempé dans l'eau bouillante. Il paraît que la douleur excessive qui en résulte a ranimé dans certains cas la respiration défaillante.

Un médecin anglais, Simpsom, dit avoir sauvé un malade par la trachéotomie.

« A peine la trachée fut-elle ouverte, dit-il, que les veines distendues de la tête et du cou s'affaissèrent et que les mouvements de la poitrine se rétablirent. Une demi-heure après, la respiration se faisait librement par la plaie. Le pouls se releva, les pupilles reprirent leur sensibilité, etc. Le malade fut sauvé. »

## ARTICLE II.

### TRAITEMENT DE L'IVROGNERIE.

On entend souvent dire que jamais ivrogne ne s'est converti, et cette opinion n'est malheureusement que trop fondée pour le plus grand nombre des alcoolâtres.

Le peintre Charlet, dont l'humeur a tant égayé ses contemporains, a crayonné un dessin dont tout Paris s'est amusé ; il représentait un ouvrier contemplant, d'un air en même temps triste et narquois, un autre ouvrier étendu ivre mort dans un coin de rue. La vue de ce spectacle inspire tout simplement à ce brave homme la réflexion suivante : *Voilà pourtant comme je serai dimanche !* On a cru que Charlet voulait, dans ce dessin, tracer en quelque sorte un emblème de l'incurabilité de l'ivrognerie. Mais je crois que ce jugement est erroné. Puisque cet homme ne se grisait *que le dimanche,* ce n'était pas un ivrogne ; le véritable ivrogne s'enivre, ou songe à s'enivrer, tous les jours. Le croquis de Charlet n'est qu'une spirituelle et piquante boutade dirigée contre les amis trop passionnés de la bouteille.

Oui, confessons-le humblement, il est très-difficile de convertir un ivrogne. Cependant, ayant eu le bonheur d'observer quelques exceptions à cette régle désolante, je vais décrire les principaux moyens qu'on peut essayer pour détourner les ivrognes de leur funeste habitude et les en guérir.

**Diminuer la quantité.** — La première précaution consiste à ne pas sevrer subitement l'ivrogne de toute espèce de boisson alcoolique. La transition serait trop brusque et trop pénible. Il faut procéder par gradation. On doit diminuer insensiblement la dose du liquide, comme cet homme qui faisait tomber chaque jour une goutte de cire dans son verre et qui continua ainsi jusqu'à ce qu'il fût rempli.

**Diminuer la force de la boisson.** —Un très-bon moyen consiste à remplacer d'abord la boisson habituelle par un liquide moins alcoolique. Ainsi, les ivrognes d'eau-de-vie lui substituent un vin généreux. Les ivrognes de vin devront faire mettre dans leur bouteille une quantité d'eau d'abord faible, puis, tous les jours, un peu plus considérable.

On fait succéder aussi avec avantage aux boissons alcooliques les boissons acides, comme l'oxycrat, la limonade. On a vu un ivrogne se guérir en buvant tous les jours, au lieu de liqueur alcoolique, quelques gouttes d'élixir acide de Haller dans de l'eau.

Des femmes m'ont raconté qu'elles étaient arrivées à de bons résultats en *baptisant* le vin de leur mari ivrogne et y ajoutant du marc de café pour lui rendre la couleur que l'eau lui avait ôtée.

**Sucre.** — J'ai vu, dans quelques cas, surtout chez des personnes âgées, le sucre remplacer avantageusement les stimulants alcooliques. Je l'ai ordonné à des sujets qui se trouvaient mal d'user trop largement des spiritueux et se plaignaient d'éprouver une grande dépression des forces quand ils diminuaient la dose.

Je leur conseillais de boire une quantité moindre de vin en le coupant par moitié, au moins, d'eau bien sucrée. Le sucre favorisait les digestions et contribuait beaucoup à l'entretien des forces. Certains vieillards s'en trouvaient si bien qu'ils consommaient plus d'un kilogramme de sucre par semaine. J'en ai connu même qui portaient constamment du sucre dans leur poche et en prenaient un morceau de temps en temps pour occuper leur bouche et lui faire oublier les excitants dont elle avait jadis trop abusé.

**Huile de grains.** — En Suède et en Russie, on a cru trouver un remède à l'ivrognerie en séquestrant les buveurs et en imprégnant tous leurs aliments avec l'huile infecte qui se trouve dans l'alcool de grains ; au bout de quelques jours, le malade ressent un dégoût profond pour tout ce qui lui rappelle l'odeur de l'eau-de-vie de grains ; on lui donne alors la liberté. Nous ne croyons pas à l'efficacité d'un pareil moyen qu'on ne pourrait du reste employer dans un pays libre.

**Supprimer la pipe.** — Une des causes les plus fréquentes et les plus actives de l'ivrognerie est l'usage du tabac à fumer (1). Supprimez donc la

(1) Voyez p. 233.

pipe, si vous voulez vous corriger de l'ivrognerie.

L'expérience a prouvé que l'ivrogne en traitement devait user d'un régime substantiel, composé principalement de viandes, afin de remédier au sentiment de faiblesse que doit éprouver le corps privé de son excitant habituel ; on peut aussi avec succès remplacer celui-ci pendant quelque temps par le café.

Il est encore certains remèdes que l'on emploie quelquefois avec un succès plus ou moins démontré.

**Émétique.** — Malgré la répugnance que l'emploi de l'émétique doit inspirer, je n'ai pas hésité à le conseiller dans le cas suivant :

OBSERVATION CLXII. Grande et belle fille de 20 ans, dont le père tient un café-restaurant très-achalandé. Ayant constamment des liqueurs sous les yeux, elle y a pris goût à un tel degré que, chaque soir, elle est dans un état d'ivresse plus ou moins avancé ; quelquefois son égarement ébrieux est tel qu'il fait disparaître en elle tout sentiment de retenue, et que, sans la surveillance active de ses parents, elle serait bien vite à la merci du premier débauché qui voudrait abuser de sa position. Mais la famille craint qu'un jour elle ne lui échappe, et l'on me consulte pour savoir s'il n'y aurait pas quelque moyen de la dégoûter des spiritueux. On a déjà essayé les mélanges de café et d'autres substances, mais rien n'a réussi. On a mis de l'aloès dans son vin, mais elle l'a repoussé pour son amertune et s'en est procuré d'autre. Je conseille aux parents de lui insinuer furtivement un peu d'émétique dans son verre en très-petite quantité ; mais je recommande bien de ne pas le faire d'une manière *continue*, de crainte d'irriter les voies digestives. Ils ne doivent y recourir que de *temps en temps* et lui faire croire que le vin et les liqueurs *lui donnent des indigestions*, lorsque l'émétique provoquera des vomissements.

Mes prescriptions ont été suivies ponctuellement, avec prudence ; la jeune fille a cru sincèrement que ces vomissements venaient du vin et des liqueurs dont elle faisait abus, et comme l'émétique lui causait un grand malaise, la crainte de voir ces accidents reparaître et s'aggraver finit par l'arrêter sur la pente dangereuse qui la conduisait à sa perte.

**Changer de genre de vie.** — Pour arriver à un résultat plus certain, il faut arracher le buveur à ses habitudes et imprimer une direction différente à ses idées, à ses goûts. S'il est oisif, il faut lui créer des occupations forcées, si les mauvaises compagnies l'ont conduit à l'intempérance, il faut l'en éloigner, le séquestrer, et même, s'il est possible, le dépayser pendant quelque temps. Il se trouvera parfaitement d'un exercice corporel un peu violent, comme les longs voyages à pied, la chasse, la gymnastique.

J'ai vu des ivrognes présenter des exemples de conversion *forcée*, dans les années de disette alcoolique où leurs moyens ne leur permettaient plus de s'accorder la boisson qu'ils aimaient tant. Cette privation faisait tomber quelques-uns d'entre eux dans la plus sombre mélancolie.

Mais, enfin, le chagrin se dissipait à la longue, et la *désaccoutumance* pour les boissons s'établissait insensiblement chez eux, de telle façon qu'on pouvait, à la fin, les rayer du cadre des ivrognes. Quelques-uns d'entre eux gagnaient à ce changement de voir disparaître certains accidents morbides, fruits de l'alcoolisme, qui commençaient à miner sourdement leur santé et auraient fini certainement par abréger leurs jours, si la sobriété n'était pas venue s'imposer à eux par l'effet des circonstances.

Une réforme radicale dans le genre de vie : tel est donc le meilleur moyen à mettre en usage contre l'ivrognerie.

Il faut surtout que l'alcooliste qui veut se convertir fuie les compagnies où les buveurs s'excitent mutuellement à vider leur verre. On veut faire comme les autres ; on y attache un stupide point d'honneur. J.-J. Rousseau l'a dit, *l'amour-propre fait plus de victimes que l'amour.*

**Volonté.** — Jamais un ivrogne ne parviendra à se corriger s'il n'y applique pas une grande force de volonté.

*Vouloir, c'est pouvoir*, disaient les stoïciens.

C'est bien aux alcoolâtres qu'on peut appliquer ces deux vers de Frédéric de Prusse, le roi-poëte :

> La volonté peut tout : ne vouloir qu'à demi,
> C'est rester impuissant et toujours endormi.

Il est rare que les vieux ivrognes soient encore maîtres de leur volonté. Mais les jeunes alcoolâtres

pourront certainement, quand ils le voudront réso-
lûment, faire à leur profit une heureuse application
de la devise du grand Frédéric.

Parmi les maladies qui découlent de l'ivrognerie,
il en est une qui lui est tout à fait propre et dont le
traitement mérite d'attirer un instant notre attention, c'est le *délire tremblant.* Il est commun dans
notre vignoble. J'ai été souvent assez embarrassé
pour calmer cette agitation excessive des malades,
qui ne leur laisse point de trêve, et dure quelquefois cinquante, soixante heures de suite sans répit. Je
n'osais employer les opiacés, craignant de conges-
tionner le cerveau qui l'était déjà trop.

Les bains effrayent les malades : ils croient qu'on
veut les y noyer et s'y débattent si violemment que
l'eau les agite au lieu de les calmer. La saignée,
quand le pouls était plein, fréquent, la face très-
animée, m'a paru quelquefois abattre l'excitation.
Mais les malades sont tellement sous l'empire de la
terreur et des idées les plus sinistres, que la vue de
leur sang augmente souvent leur trouble. Il est un
moyen que j'ai vu produire d'excellents effets :
*c'est la fatigue du système musculaire.* Comme ces malades sont le plus souvent poursuivis par des hallucinations effrayantes, qu'ils cherchent sans cesse à
s'échapper de leur domicile, j'engage leurs parents
et leurs amis à les laisser faire, en les suivant pas
à pas pour les empêcher de se nuire ou de nuire
aux autres. Je leur dis de les entraîner au milieu
des champs, des bois, et de les faire marcher

vigoureusementjusqu'à ce qu'ils tombent de fatigue. Il en est qui ont ainsi cheminé vingt-quatre heures sans s'arrêter ; mais, à la fin, exténués, ils s'affaissaient sur eux-mêmes et tombaient dans un sommeil long et profond. A leur réveil, le délire s'était évanoui.

**Hospices pour les ivrognes.** — Il y a pour les ivrognes quatre hospices aux États-Unis.

Le premier et le plus ancien est à Boston et a été fondé en 1857 ; le second a été ouvert à Binghampton (New-York) vers 1864 ; le troisième à Média, près de Philadelphie ; et le quatrième vient d'être ouvert il y a quelques semaines à Chicago.

Quatre hospices ouverts aux ivrognes en dix ans !

Les détails que nous donnons sur le traitement suivi dans ces asiles sont empruntés à des rapports publiés recemment à New-York sur l'hospice de Binghampton (1).

L'entrée dans ces asiles est volontaire, bien qu'il soit question d'en fonder de nouveaux sur le principe contraire. Le régime y est sévère ; mais on sort de l'établissement aussitôt que l'on est réclamé.

On se fait difficilement à l'idée qu'un ivrogne puisse volontairement et de sang-froid se soumettre d'avance à un régime qui le privera de tout ce qu'il aime. Aussi n'est-ce point sans obéir à une influence étrangère qu'ils se décident à franchir ce seuil fatal.

(1) Dans l'asile de Binghampton, près New-York, fondé pour les ivrognes riches, il a été traité depuis cinq ans : 39 ministres protestants, 8 magistrats, 40 négociants, 226 médecins, 540 gentlemen et 1387 demoiselles.

Ils y viennent ordinairement accompagnés d'un ami ou d'un parent. La plupart sont ivres morts, soit qu'ils aient voulu, dans une débauche exceptionnelle, payer un dernier et solennel tribut à leur passion, soit qu'ils aient demandé leur courage à une bouteille de wisky.

Quelquefois ils y viennent entraînés par des parents, qui ne connaissent point d'autres moyens de loger dans cet antre redouté leur incorrigible père, frère ou oncle, que de le griser et de l'y apporter.

Il en est qui y entrent entièrement usés et épuisés par une ivresse d'une ou plusieurs semaines ; et il n'est point rare que, parmi ces derniers, il s'en trouve qui soient en plein *delirium tremens* et à qui il faille appliquer la camisole de force pendant plusieurs jours.

Tous, du reste, ont la santé ruinée, le corps affaibli et l'esprit démoralisé, car un des effets produits par la présence de l'alcool dans le corps humain est d'abaisser l'homme en entier, son âme et son corps, de corrompre ses sentiments, d'exciter ses tendances au mal et d'affaiblir ses tendances au bien.

En arrivant dans l'établissement, ils signent la promesse d'en suivre docilement les règles et le régime. On ne doit garder aucun argent sur soi, on ne doit pas en recevoir. Du reste on paye d'avance pour un séjour de trois mois. Bonne mesure certainement qui peut être une raison de plus pour engager le sujet de persévérer dans le traitement.

Ce n'est guère du reste qu'au bout de ce délai que l'on aperçoit un changement dans le système du sujet. Sa santé se rétablit d'abord peu à peu, les forces reviennent, l'âme grandit en énergie, les sentiments s'épurent, et font bientôt, d'un individu que l'on a vu grossier, inepte, entêté, stupide et méchant, un être poli, docile, intelligent et aimable. Les désirs se réveillent souvent, mais le temps finit toujours par triompher des habitudes.

Beaucoup de gens croient que certains buveurs mourraient infailliblement si on venait à les sevrer brusquement de liqueurs alcooliques. Le docteur Day, qui est attaché à l'établissement de Bingham-pton, combat cette opinion, et cite le cas d'un ivrogne endurci.

Quand il se trouva dans l'hospice et qu'il eut pris tous ses arrangements pour y être admis, il recula encore à l'idée de commencer immédiatement le traitement, et il voulut revenir chez lui pour passer la journée à boire. Mais le docteur Day ne voulut pas le permettre, et, malgré ses prières et ses sup-plications, on l'interna immédiatement. On ne lui donna pas la moindre goutte d'alcool. Il en souffrit beaucoup pendant quarante-huit heures. Il ne pou-vait sommeiller, et l'on fut obligé, pour l'y aider, de lui faire prendre du bromure de potassium. Mais le troisième jour les insomnies cessèrent. L'absti-nence de cet homme date de deux ans. Il est aujour-d'hui en bonne santé, très-vigoureux, travaille beau-coup et ne boit jamais d'alcool.

Nous trouvons dans des bruits ridicules qui courent sur ces établissements un haut témoignage sur les cures qu'ils ont faites. Elles ont paru si merveilleuses qu'on les a attribuées à des causes surnaturelles.

On répète, autour des comptoirs de tavernes et de cafés, que le docteur Day possède une potion magique qui a le pouvoir de détruire tout désir de boisson et même d'en dégoûter pour la vie. Les journaux ont parlé fort sérieusement d'une sorte de régime homœopathique qui consisterait à saturer d'eau-de-vie tous les aliments, le pain, la viande et les légumes.

Il est inutile de dire que rien de semblable ne se fait.

Le traitement varie à l'infini et suivant la nature de chaque sujet. Mais il consiste principalement à s'emparer de sa confiance, à stimuler sa force de volonté, à l'encourager surtout à des confidences qui permettent de le fortifier contre ses tentations.

# CHAPITRE XI

### DES MOYENS DE MODÉRER LES RAVAGES DE L'IVROGNERIE ET DE RÉGLER L'USAGE DES BOISSONS ALCOOLIQUES.

Vous qui tenez en main le timon de l'État, prenez à cœur les tristes résultats de ces observations; arrêtez, avant qu'il soit trop tard, les pas de géant que l'homme civilisé fait vers une effrayante dégradation (1).

Il est vrai que la conversion d'un ivrogne est si

(1) Lippich.

rare qu'elle est presque phénoménale. Il faut donc, en voyant l'impuissance du traitement *curatif*, se demander s'il n'existe pas des moyens *préventifs* capables d'empêcher le mal de se propager.

Oui, ces moyens existent; la plupart d'entre eux ont déjà reçu une application plus ou moins complète. Je suis convaincu qu'en les multipliant et les perfectionnant, ils conduiront peu à peu à diminuer sensiblement le fléau de l'ivrognerie. Ces moyens sont les suivants :

1° Répandre le plus possible l'instruction dans les classes populaires ;

2° Multiplier les institutions de prévoyance destinées à améliorer la situation morale et matérielle du peuple et à l'éloigner des cabarets en lui donnant des idées d'ordre et d'économie ;

3° Proscrire la vigne des terrains propres spécialement à la culture des plantes fourragères et des céréales ;

4° Diriger toujours la législation qui régit le commerce des boissons, les cafés et les cabarets, de manière à accroître la consommation qui se fait à domicile, et diminuer celle qui a lieu dans les établissements publics ;

5° Augmenter la pénalité qui frappe les crimes et délits commis en état d'ivresse.

## ARTICLE PREMIER.

DIFFUSION DES LUMIÈRES.

L'instruction est à mes yeux le moyen le plus certain d'empêcher l'homme de tomber dans l'alcoolâtrie. Non-seulement, il est très-important de lui faire connaître tous les maux qu'engendre l'ivrognerie, avant qu'il soit devenu une de ses victimes, afin qu'il la prenne en horreur ; mais cet enseignement spécial ne suffit pas. Plus l'homme agrandit son horizon moral et intellectuel, moins il a de disposition à se plonger dans les jouissances matérielles. Développez en lui le goût du bien, l'amour du beau, et vous le détournerez des instincts avilissants, des habitudes crapuleuses. L'ignorance laisse un libre cours aux passions brutales ; le culte de l'esprit, l'éducation du cœur, développent les sentiments nobles et élevés. Je crois n'avoir jamais vu un homme possédant une véritable instruction tomber dans l'ivrognerie ; non, jamais !

Combien les joies pures et douces de l'intelligence, les ravissements de la pensée dans les domaines de la science, de la littérature, de la poésie, sont supérieurs aux satisfactions sensuelles et grossières de l'estomac ! Combien les spectacles si variés, si pittoresques, si grandioses, offerts par la nature aux yeux du savant qui l'explore, de l'artiste qui l'admire, sont plus attrayants que les tableaux hideux que présentent les réunions bachiques, les cafés, les cabarets, et

tous les autres lieux où la sensualité trône en souveraine !

Le christianisme a réagi vigoureusement contre
ce sensualisme païen qui était trop préoccupé de la
matière, divinisait la forme et avilissait l'esprit en se
plongeant dans les voluptés charnelles.

Quel cas fait-on aujourd'hui de ces épicuriens qui,
se persuadant que tout finit avec nous, ne songent
qu'à semer sur leurs pas les roses d'Anacréon, à se
couronner du myrte de Tibulle, du lierre de Ca-
tulle, à chanter le *nunc est bibendum* d'Horace ?

Non, les hommes de notre temps ne peuvent plus
descendre aux avilissements de la régence. Les *roués*
ne reviendront pas. L'éducation éloignera de notre
jeunesse le goût des orgies abrutissantes.

Il faut, comme l'a dit un professeur éminent, devenu ministre de l'Instruction publique, M. Victor
Duruy, il faut que l'étude des sciences, de l'histoire
naturelle, de la cosmographie, soit pour l'homme
un perpétuel *sursum corda*.

On n'a pas tout appris aux cultivateurs quand on
leur a enseigné les progrès agricoles, les perfection-
nements apportés à la taille des arbres fruitiers et de
la vigne, et tous les autres moyens d'améliorer leur
bien-être. J'admire tous ces progrès ; mais il faut
que, parallèlement, un autre genre d'enseignement
vienne en aide à celui du culte catholique, dont la
voix a civilisé le monde païen, mais dont les temples
sont fréquentés aujourd'hui avec moins de ferveur.
La prépondérance du monde moral sur la vie maté-

rielle se trouve exprimée, sous une forme naïve, dans ces vers que dom Gody adressait aux habitants d'Arbois, pour les inviter à une fête solennelle qui devait être célébrée à l'abbaye de Mont-Roland, près de Dôle, en 1649 :

> Petite ville qui n'as point
> De rivale le *verre au poingt*,
> Dont le bois tortu fait la gloire,
> Arbois, ton breuvage n'est rien,
> Si, comme nous, tu ne viens boire
> A la fontaine de tout bien.

Il faut que l'instruction vienne de très-bonne heure détourner la jeunesse de l'ivrognerie ; il est des sujets chez lesquels les instincts mauvais sont très-précoces. On a vu récemment une mère mise à mort par son fils, *âgé de seize ans*, dans un moment d'ivresse (1).

Il faut multiplier les bibliothèques populaires, encourager par tous les moyens ces hommes de dévouement qui prêchent contre l'alcoolisme dans des conférences où ils déroulent, en présence de nombreux auditeurs, le tableau des misères qu'entraîne l'abus des boissons. Grâces soient rendues au professeur Bouchardat, de Paris, au pasteur Junod, de Neuchâtel, qui se sont faits dans ces derniers temps les apôtres fervents de la tempérance !

Les chagrins, la misère, l'amour contrarié, poussent l'homme à se plonger dans l'ivrognerie. Qu'il

(1) Voir *Journal des Débats*, 28 août 1863.

cherche plutôt ses consolations dans le travail, l'é-
tude, la contemplation de la nature !

OBSERVATION CLXIII. Un homme dont l'existence était
troublée par de grandes contrariétés, après avoir cherché toutes sortes de distractions, de remèdes à ses ennuis, n'en avait point trouvé de meilleur que de gravir
souvent une montagne assez élevée, sur le penchant de
laquelle il avait fait construire une bastide, un ermitage.
De ce point culminant, il voyait fort au-dessous de lui,
bien bas, bien bas, les misères qui l'obsédaient. Il respirait plus à l'aise et s'écriait avec Byron :

« Il y a dans l'air des montagnes une source de suavité
et de vie que ne connaîtra jamais le paresseux. »

Que de fois il a répété dans ce lieu solitaire ces vers de
Savage :

> Un éclatant soleil dore les horizons ;
> Une douce rosée argente les gazons ;
>   La belle et joyeuse journée !
> De tige en tige on voit les insectes sauter,
> Et chaque fleur des champs semble rire et chanter,
>   De leurs essaims environnée.

Ou bien, quand une belle soirée l'y avait retenu jusqu'à une heure avancée de la nuit, il revenait l'esprit
pénétré de cette belle pensée de Wilson :

> Je suivais du regard les globes dans l'espace,
> Et mon âme atteignait une telle hauteur
>   Que j'étais face à face
>   Avec le Créateur.

Quand le sentiment moral, religieux ou poétique,

a transporté l'homme dans des régions aussi élevées, comment songerait-il à descendre dans la cave ?

Pourtant, le culte des arts, des lettres, de la nature, parvient difficilement à dominer certains tempéraments trop sensuels.

Observation CLXIV. J'ai soigné un homme très-intelligent, d'une bonne éducation, qui serait parvenu à de hautes positions dans la société, si la gastronomie n'était pas venue étouffer les heureux germes dont la nature l'avait doué. Mais c'était un épicurien d'humeur frondeuse, sacrifiant tout au plaisir de faire un bon mot, de lancer une épigramme. Il avait à peine 50 ans lorsqu'il me fit venir pour une maladie grave des intestins que lui avaient causée ses trop longues séances au milieu des bouteilles et des verres. Je l'exhortai à échanger sa vie de sybarite contre celle du penseur, et, lui montrant sa bibliothèque, dont les livres poudreux paraissaient n'avoir jamais été dérangés par la main d'un lecteur, je l'engageai à s'en servir comme d'un véritable remède. Alors il m'ouvrit, à côté de sa bibliothèque, une armoire qui était pleine de flacons dont les étiquettes annonçaient les liqueurs les plus variées, et il s'écria, en me montrant alternativement les livres et les bouteilles : Monsieur, croyez-moi, *la lettre tue et l'esprit vivifie*.

Il continua d'appliquer cette maxime dans sa conduite, et l'*esprit*-de-vin lui vivifia si bien le corps qu'il mourut peu de mois après d'un engorgement du mésentère.

Je veux proclamer ici deux vérités qu'il est essentiel d'inculquer à la jeunesse pour l'éloigner de l'alcoolisme : rien n'entraîne l'homme vers l'ivrognerie plus facilement que le *célibat oisif* et les *mauvais mariages*.

Les célibataires, que ne retiennent point chez eux des occupations sérieuses, les douceurs de la vie domestique, les prévenances d'une femme, les caresses d'un enfant, vont se réunir à d'autres célibataires pour se constituer en quelque sorte une famille artificielle. Mais, dans ces réunions de garçon, règne une liberté beaucoup trop grande ; les séances bachiques se prolongent indéfiniment et créent des habitudes que l'on secoue plus tard avec beaucoup de difficulté.

Ce n'est pas qu'à mon sens le mariage soit un port assuré contre les orages de l'alcoolisme. Il le serait véritablement si, au lieu de constituer une véritable spéculation, une sorte d'entreprise commerciale, comme on le voit le plus souvent, le mariage n'était jamais que la réunion de deux cœurs qui ont compris qu'ils étaient faits l'un pour l'autre, et se réunissent par l'effet d'une estime réciproque. Mais les mariages d'intérêt sont rarement heureux : c'est alors que les époux, trompés dans leur espoir de bonheur, vont noyer leur amère déception dans le flot des spiritueux. — Leur situation est alors pire que celle des alcoolâtres célibataires. L'ivrognerie amène tous les désordres dans le ménage : les procès en séparation, l'abandon des enfants, etc., etc.

Le travail, un travail continu, une occupation sérieuse ou attrayante : voilà le remède préventif par excellence contre l'alcoolisme.

« Pour éloigner le vice, il faut que l'homme évite de se livrer à la persécution de cet inexorable ennui qui est le fonds de la vie humaine (1). »

> Gaieté, travail et modestes repas
> Sont trois docteurs qui ne nous trompent pas.

## ARTICLE II.

### INSTITUTIONS DE PRÉVOYANCE DESTINÉES A DONNER AU PEUPLE LE GOUT DE L'ÉPARGNE.

N'écoutez pas ceux qui vous disent que vous pouvez vous enrichir par d'autres moyens que l'épargne et le travail, ce sont des empoisonneurs (2).

### § 1. Caisses d'épargne.

Au premier rang, je mettrai les caisses d'épargne. Leur établissement est une des innovations les plus heureuses qui aient été faites à notre époque dans l'intérêt des classes populaires. Que de millions ont été enlevés par elles aux cafés et aux cabarets !

### § 2. Sociétés de tempérance.

De nos jours, certaines sociétés de tempérance formées en Amérique et en Angleterre réunissent tous leurs efforts pour bannir entièrement l'usage des boissons spiritueuses.

(1) Bossuet, *Lettre au père Caffaro.*
(2) Francklin, *la Science du bonhomme Richard.*

Je ne crois pouvoir mieux faire que d'emprunter à l'excellente conférence de M. Junod les détails pleins d'intérêt qu'il y a exposés sur les sociétés de tempérance.

« C'est dans le Nouveau-Monde, là où le mal était le plus grave, que le combat s'est d'abord engagé contre les boissons spiritueuses.

« Bien que le peuple ignorât l'étendue du mal ou ne fût pas disposé à faire le moindre effort pour en arrêter le cours, les hommes éclairés et les gens de bien s'en affligeaient profondément et se demandaient : qu'y a-t-il à faire ?

« Sur la proposition d'un médecin du Massachussets, l'on fonda dans ce pays en 1813 une société qui se donna pour mission de mettre un terme aux malheurs du pays en prêchant la *modération dans l'usage des boissons enivrantes*. Cette société subsista quatorze années, mais avec peu de résultats, chaque buveur se persuadant et s'efforçant de convaincre autrui qu'il buvait modérément.

« En 1816, il se forma enfin une société fondée sur l'abstention complète des boissons enivrantes. Et voici quelle en fut, sinon l'origine qu'il faut chercher plus haut, du moins l'occasion. Le pasteur de Hannover comptait dans sa paroisse un grand nombre d'ivrognes dont l'un tomba au milieu de son ivresse sous les roues de son char et fut écrasé misérablement. Le pasteur dut faire son oraison funèbre. L'autre, chargé de garder une mine de charbon, ayant bu avec excès, s'endormit sur de la paille qui prit feu : il fut consumé dans les flammes. Dans le discours qu'il fut appelé à faire à cette nouvelle et triste occasion, le prédicateur exprima, comme en passant, la pensée que l'abstention complète de liqueurs spiritueuses pourrait seule guérir le pays du fléau de l'intempérance. Sa paroisse, profondément affectée par ces événements et la part qu'y prenait son conducteur spirituel, suivit à la lettre le conseil de ce dernier, et s'engagea à tout tenter au moins un essai.

« Il fut convenu qu'on essayerait de passer la saison la plus pénible de l'année, la moisson, sans user d'aucune liqueur : la réussite donnant courage, l'essai se prolongea six mois, puis un an. Tous, même ceux qui avaient commencé par se moquer, se trouvant beaucoup mieux dans tout leur être, fondèrent définitivement une association sur le principe de l'abstention complète. L'auteur, ou plutôt l'instrument de toute cette œuvre, le jeune pasteur Edward, la fit connaître à ses confrères, et devint ainsi l'instigateur de toutes les sociétés analogues fondées en Amérique. Il en fut de ce mouvement comme des triomphes de l'Évangile et de toutes les grandes œuvres du Seigneur dans l'histoire des nations; à l'heure marquée d'avance par le roi des siècles, elles éclatent, n'importe par quel moyen, et l'on ne saurait pas plus en arrêter le développement que retenir le vent avec la main.

« Une multitude de circonstances providentielles se trouvèrent prêtes à seconder le mouvement parti de Hannover ; les médecins, surtout, s'attachèrent à prouver que les liqueurs spiritueuses, même en petite quantité, sont pour les hommes valides d'un effet délétère, qu'elles produisent la *faiblesse et non la force, la mort et non la vie.* »

« De tous côtés s'élevaient des champions en faveur de la nouvelle doctrine. Elle fut enfin comme arborée sur le drapeau national par la fondation d'une *société de tempérance américaine,* qui devint à son tour la mère d'une foule d'autres. A la fin de 1829, elle avait le bonheur de compter ses filles au nombre de 1,000; au mois de mai 1831 elle en avait 2,200; en 1835, 8,000. Plus tard, on cesse de les compter, et déjà, en 1840, l'on évaluait à près de 3 millions les personnes qui se soumettaient à l'abstention. Il va sans dire que le combat fut rude et parfois bien amer; mais, « qui es-tu, grande montagne, devant Zorobabel? — Une plaine! » C'est ainsi qu'il en est de toutes les œuvres aux petits commencements desquels le Seigneur a présidé.

« Au reste, pour les sociétés de tempérance, subsister, c'était vaincre. La prospérité de leurs membres ne pouvait plus laisser de doutes sur l'inutilité du wisky (eau-de-vie de grains). Ces preuves vivantes allaient se multipliant avec une rapidité tout imprévue et devenaient pour le pays entier une cause d'étonnement. Le temps ne me permettant pas de longs développements, je recours encore à l'éloquence des chiffres. En 1836, déjà, 4,000 distilleries avaient été fermées, plus de 8,000 marchands avaient abandonné le commerce des spiritueux. Le nombre des vaisseaux qui suivaient la loi de tempérance s'élevait à 1,200. Et l'on comptait plus de 12,000 individus qui, naguère plongés dans l'ivrognerie, ne buvaient plus aucune liqueur enivrante. Quant aux effets pratiques, ici les habitants d'une commune économisaient sur le wisky, dans une année, 8000 dollars; là ceux d'un autre État formaient un fond de 100,000 dollars. Plus loin, la mortalité, précédemment de 24 ½ pour 100, était descendue à 17 ½. Dans le même endroit, la vente des liqueurs avait été réduite de 6,000 gallons à 600. Bien que la population des États-Unis eût augmenté de 2,000,000 d'habitants depuis la fondation des sociétés de tempérance, en 1835, la vente des liqueurs avait diminué des deux tiers dans six États de l'est, et de plus de la moitié dans tous les autres. »

Un célèbre médecin du Massachussets écrit : « Depuis que la population de cet État a renoncé presque généralement à l'usage des spiritueux, *le nombre des malades a diminué de moitié*, et je ne mets nullement en doute qu'il n'en soit de même partout où l'on adoptera le principe de l'abstention.

« Si telles étaient les observations des médecins, quelles ne devaient pas être celles des départements de police, des juges, des geôliers, des chefs militaires, des conducteurs spirituels et des administrations de charité !

« Mais j'abrége et laisse à votre imagination le soin de vous représenter les innombrables avantages sociaux, temporels et spirituels qui naquirent de ce mouvement.

« Les mœurs se transformèrent, le ton de la vie pu « blique fut lui-même changé », dit un auteur américain. L'immense majorité des hommes influents et distingués par leur savoir et leurs talents, jurisconsultes, médecins, hommes de lettres, etc., pratiquent le principe de l'abstinence et sont au premier rang parmi les partisans des sociétés de tempérance.

« L'élan communiqué au pays tout entier par cette glorieuse réforme a gagné jusqu'aux États eux-mêmes ; déjà, en 1835, ils avaient fondé 23 *sociétés d'état*, avec mission de créer dans chaque ville et dans chaque commune une société de tempérance. Enfin, et c'est ici le plus remarquable triomphe que nous ayons à rapporter, le 2 juin 1851, un État de l'Amérique du Nord, le Maine, introduisait dans sa législation la loi de tempérance, et bannissait du commerce tous les spiritueux, n'en *per-*

*mettant la vente que dans les pharmacies et comme remède seulement.*

« Six mois après, il adressait au Massachussets l'invitation d'en faire autant. C'était une dépêche ainsi conçue : « la fille du Maine fait prier sa mère de Massachussets de fermer l'armoire de l'eau-de-vie.

« Et la mère, en effet, ne demeurait pas oisive, car dans le même instant un immense traîneau portant une pétition monstre de 130,000 signatures s'avançait à travers les rues de Boston, jusqu'à la salle du grand conseil. Devant le traîneau, on portait un drapeau avec cette devise : *La voix du Massachussets*, 130,000 citoyens demandant la loi de tempérance publiée au Maine ! Jamais encore, pour aucun autre objet, l'on n'avait vu de pétition couverte de si nombreuses signatures. La demande fut prise en considération !

« Dans le même temps, tous les amis de la tempérance, dans l'État de New-York, assemblés à Albany, s'engageaient à ne nommer aux emplois publics que des hommes décidés à voter pour leur pays la loi du Maine. Après cela, ils se rendaient au Capitole, en magnifique cortége ; au milieu s'avançait un traîneau portant une pétition de 300,000 signatures.

« L'opposition que ces démarches hardies suscitèrent de toutes parts ne fit que rendre plus éclatante la victoire qui les a couronnées. Si nous sommes bien informé, huit États ont proclamé maintenant la loi de tempérance dans l'Amérique du Nord.

« Et l'on peut dire de tous, du plus au moins, ce qu'écrivait un spirituel auteur dans un journal de New-Yorck :

« Je reviens du Maine, j'ai visité avec admiration cet hôpital d'un nouveau genre pour les ivrognes désireux de la guérison. Il est plus grand que le Palais de cristal, il a 75 lieues de long, 65 de large, et s'élève jusqu'au ciel. On s'y promène parmi de vastes forêts, de riantes campagnes, de beaux jardins bien arrosés. Les malheureux ivrognes peuvent s'y distraire innocemment et en toute sûreté, avec l'espoir d'un prompt rétablissement. Si quelque habitant du Nord avait un fils ivrogne, je l'engagerais à l'envoyer au Maine. Si notre commune voulait y transporter les ivrognes qui l'affligent et les y entretenir l'espace d'un an, elle ferait une belle économie et se procurerait d'excellents citoyens.

« Heureux pays que celui où l'on respire une atmosphère si pure !

« Loué soit Dieu, le souffle réformateur s'est fait sentir en d'autres contrées encore ! Déjà, en 1833, un Américain pouvait écrire, avec de réjouissantes espérances : « En Angleterre, en Irlande et en Écosse, en Suède, en Danemark et en Russie, en Allemagne, dans l'Inde et dans la Chine, en Afrique et dans un bon nombre d'îles, les hommes secouent enfin le sommeil de tant de siècles et suivent aujourd'hui notre exemple. Ils tournent vers nous leurs regards ; ils semblent nous prier d'être leurs guides, ils reconnaissent l'obligation qu'ils nous ont, de ce que nous leur avons ouvert la carrière, et ils nous crient d'y marcher d'un pas ferme.

« L'Irlande fut la première à obéir au signal donné par le Nouveau-Monde pour engager contre l'alcool une croisade universelle. En 1829, il se fonda à New-Ross, une société de tempérance qui dès lors en a vu naître une multitude. Les prédications du père Mathew (1) ont

(1) Voyez Ch. Dembowski, *les Sociétés de tempérance en Irlande, le père Mathew*. (*Revue des Deux-Mondes*, 1846, tome II, p. 830).

puissamment contribué à leur propagation, et le réveil religieux des dernières années a, dans certains districts, atteint une foule d'ivrognes, et fait tomber non moins d'abus : dans une seule ville où les marchands faisaient au marché du samedi pour 10,000 fr. d'affaires d'alcool, le marché a dû cesser, faute d'acheteurs. »

Le père Mathew, qui est allé continuer, dans les États de l'Union américaine, le difficile apostolat qu'il a rempli avec tant de succès dans les trois parties de l'Union britannique, est né à Cork, en Irlande. Dès sa plus tendre jeunesse, il sentit son cœur ému de compassion à la vue des misères du peuple et surtout des maux innombrables qu'engendrait, parmi ses compatriotes, l'habitude de l'ivrognerie. Il entra dans les ordres et obtint du Souverain Pontife la permission d'aller exercer son ministère partout où il le jugerait utile, sans être soumis à aucune dépendance ecclésiastique. Il a parcouru l'Irlande, l'Écosse, l'Angleterre, et, plus tard, une partie de l'Amérique, prêchant partout la tempérance et gagnant à sa doctrine de nombreux adeptes. C'est ordinairement en plein champ, ou sur le penchant d'une colline, que le père Mathew assemble autour de lui les populations pour dérouler à leurs yeux, avec sa parole éloquente et animée, le tableau des pernicieux effets de l'intempérance. Lorsqu'il croit ses auditeurs bien convaincus, il leur propose de renoncer aux boissons enivrantes et d'entrer dans la société de tempérance. Alors chaque néophyte vient prêter solennellement entre ses mains le serment de « s'abstenir, avec l'assistance divine, de toute liqueur enivrante ; et de s'efforcer, par ses conseils et ses exemples, que les autres en fassent autant. » Le nom du récipiendaire est ensuite inscrit sur un registre : le nombre de ces inscriptions a atteint un chiffre prodigieux.

Quant aux bienfaits opérés par l'œuvre du père Mathew, si quelqu'un les révoquait en doute, je ne ferais que lui citer le passage suivant d'un discours prononcé par le libérateur de l'Irlande, le célèbre O'Connell, dans une de ces assemblées populaires où des milliers d'Irlandais étaient suspendus à ses lèvres.

« L'esprit du peuple s'est amélioré, tout nous l'indique. Le père Mathew est avec nous, ce glorieux apôtre de la tempérance, ce modèle de toutes les vertus : et jamais nous ne compterons parmi les partisans du *Rappel* un homme qui aurait violé le serment prêté entre les mains du vénérable apôtre. Napoléon avait ses gardes du corps, la garde impériale ; nous avons plus que la garde impériale : une garde composée d'hommes sobres et de bons chrétiens. *Cinq millions d'hommes ont juré d'être tempérants*, et c'est là un symptôme évident que la liberté de l'Irlande renaîtra.

« Pourrais-je, si je ne comptais pas sur la sagesse du peuple converti à la bienfaisante doctrine du père Mathew, réunir et concentrer de pareilles masses? Les membres de la société de tempérance sont les plus fermes soutiens de l'ordre et de la liberté en Irlande. Des hommes aussi raisonnables, aussi modérés, ne sont pas faits pour languir dans l'esclavage. Je sais, quant à moi, qu'un jour de bataille, j'aimerais mieux marcher en avant avec les fermes et vigoureux membres de la société de tempérance, que de n'avoir à m'appuyer que sur des hommes momentanément excités par l'usage des liqueurs fortes.

« En Angleterre et dans le pays de Galles, les partisans de la tempérance se sont divisés en deux classes : les uns s'accordent les boissons fermentées, telles que le vin et la bière, et ne s'abstiennent que des liqueurs distillées ; les seconds, comme les Américains, s'interdisent absolument toute boisson enivrante. Cela s'explique facilement en Amérique, où la plus grande partie du vin se fabrique chez les marchands plutôt que de croître à la vigne et de fermenter à la cave. Les marchands eux-mêmes n'en font pas un secret. L'un d'eux, entre autres, racontait qu'un agriculteur lui ayant amené le soir un tonneau de wisky avec l'intention d'emmener le lendemain un chargement de vin, emmena simplement la liqueur livrée la veille, et dont, à l'insu du pauvre homme, on avait fait pendant la nuit tout un chargement de vin.

« L'Angleterre, déjà plus rapprochée des vignobles européens, pouvait, à l'égard des sociétés de tempérance, penser différemment que les États-Unis. Les deux espèces de sociétés fondées, l'une sur le principe de l'abstention des liqueurs distillées seulement, l'autre sur le principe de l'abstention absolue de toute liqueur enivrante, savent d'ailleurs travailler de concert et trouvent de l'écho. Dans un meeting convoqué par 20,000 membres de sociétés de tempérance, on a vu des centaines de millions d'auditeurs écouter leurs exhortations sur l'une des places publiques de Londres.

« La reine protége très-efficacement ce mouvement

de réforme, et sept médecins de la cour avec le médecin en chef de la marine royale, le directeur du collége de médecine royale, M. Carpentier, professeur de physiologie, et 1,800 autres docteurs ont officiellement déclaré que *l'usage* des boissons alcooliques est inutile à l'homme et le prédispose à une foule de maladies. »

A Leeds, la société de tempérance, *les Beatsallers*, a donné, en août 1869, une fête particulière en l'honneur de ceux de ses membres qui pouvaient affirmer sur l'honneur ne pas avoir, depuis vingt-cinq ans, avalé une goutte de spiritueux. Il s'en est trouvé 38, dont 8 n'avaient pas pris de boissons alcooliques depuis trente-quatre ans, 6 depuis trente-trois, 5 depuis trente-deux.

Dans toute l'Angleterre, le mouvement a continué, et, pour en montrer l'importance, nous donnerons ici la liste des principaux journaux qui se sont fait les défenseurs de ces idées et les propagateurs de ces doctrines :

*Temperance Star, Weekly Record, Alliance News, Scottish League Journal, Clirscheim News (Glasgow), Abstamer (Manchester)* (Journaux hebdomadaires).

*Teetotal Star, Band of Hope Treasury, Temperance Advocate, Western Temper. Herald, Devon and Cornnual Journal, Irish League Journal, Band of Hope Review, Irish Temperance Star, Temperance Times, North of England Temp. Journ., Onward, The Organ of the Band of Hope Movement, Adviser* (Journaux mensuels).

*Temperance Medical Journal, Meliora* (Journaux trimestriels).

« En Suède, un véritable mouvement populaire s'est fait jour contre cet ennemi, des pétitions nombreuses ont été envoyées au gouvernement et aux chambres : on a même vu l'insurrection s'attaquer aux distillleries dans un moment d'effervescence. La populace s'est jetée sur ces fabriques, afin d'y mettre le feu en s'écriant : «On ne cuira plus la soupe du diable ! » L'incendie a été prévenu par la force des armes et la persuasion. Plus efficace que ce zèle imprudent, l'action calme et progressive des sociétés de tempérance, soutenue par la famille royale et puissamment secondée par le réveil religieux des dernières années, est parvenu déjà à détruire 40,000 distilleries. »

Le premier congrès de l'*Association des Amis du régime de la nature* (Verein der Freunde für Naturgemæsse Lebensweise) s'est tenu à Nordhausen. Cette association ne se propose rien moins que de transformer la vie intellectuelle, morale et religieuse, sociale et politique, en restreignant la nourriture exclusivement aux végétaux. C'est pour cela que l'on qualifie cette nouvelle secte de *vegetarianer* (végétariens). Le congrès comptait cent vingt membres, presque exclusivement recrutés dans les classes lettrées, et s'est terminé par un banquet où la viande, le poisson et les liquides alcooliques étaient exclus. L'association compte trois cent vingt membres, et son organe compte cinq cents abonnés. Plusieurs résolutions en faveur de la propagande du nouveau dogme ont été prises ; les membres du congrès se sont séparés pleins de conviction et de foi dans la mission *régénératrice* de leur association ; ils ne songent à rien moins qu'à faire adopter leur régime herbivore par l'humanité entière.

Les sociétés de tempérance sont peut-être des institutions incompatibles avec l'esprit léger et frondeur de notre nation. Elles ont pris naissance dans des contrées où l'ivrognerie a principalement pour base l'eau-de-vie et les liqueurs très-fortes, qui opèrent des ravages bien autrement redoutables que le vin, dont on fait une si grande consommation en France. Mais j'ai voulu faire connaître les efforts tentés dans d'autres pays par de fervents amis de l'humanité, afin d'éveiller parmi nous la pensée de créer des institutions, sinon identiques, du moins analogues, mieux en harmonie avec le caractère français, et se proposant pour but, non pas de supprimer l'usage de toutes les boissons spiritueuses, mais au moins celui de l'eau-de-vie et des liqueurs fortes, et de régler l'usage du vin d'après un mode essentiellement favorable aux intérêts populaires. J'exposerai ma pensée à ce sujet dans le quatrième paragraphe de ce chapitre.

« En France, les sociétés de tempérance ont manqué jusqu'ici, et c'est une opinion assez accréditée qu'elles trouveraient chez nous un terrain qui leur serait peu favorable. Qui le saura jusqu'à ce que l'expérience ait été tentée ? C'est un grand spectacle, abstraction faite de ses fruits, que celui de ces *meetings* dans lesquels des hommes ardents et convaincus appellent le peuple pour lui révéler les dangers de cet empoisonnement lent, et l'invitent, au nom de sa dignité et des intérêts les plus

chers de la famille, à renoncer à des habitudes dégra-
dantes. La prédication isolée ne saurait être aussi féconde; il lui manque ce mouvement dont les masses ont le se-
cret et qui féconde les idées généreuses qu'on jette dans leur sein. Notre esprit de colonisation ne se développe pas, parce que nous nous répétons avec découragement que cette aptitude manque au génie national (cet aphorisme équivoque ne nous viendrait-il pas d'outre-
Manche?). On dit aussi trop facilement que les sociétés de tempérance ne prendraient pas chez nous. Pourquoi pas? Essayons au moins, avant d'en convenir (1). »

Aussi, dit Racle (2), devons-nous accueillir toutes les dispositions qui nous rapprochent des sociétés de tempérance, et nous citerons volontiers, à cet égard, un arrêté du conseil municipal de Versailles de l'année 1851.

« Le Conseil,

« Vu les lois des 16 et 24 août 1790, 28 pluviôse an VIII, 18 juillet 1837, l'arrêté de M. le maire de Versailles en date du 1ᵉʳ octobre 1830, ensemble la proposition par lui faite dans la séance extraordinaire du 17 juin 1851 et le rapport de la commission à laquelle ladite proposition avait été renvoyée :

« Considérant que l'ivresse est une cause incessante de perturbation pour l'ordre matériel aussi bien que pour l'ordre moral dans la cité ;

« Qu'il est du devoir de l'autorité municipale, quelque restreintes que soient, par la loi, les limites de son

______

(1) Foussagrives, *Entretiens familiers*, viiiᵉ entretien, *Les ivrogneries*.

(2) Racle, *De l'alcoolisme*. Thèse, 1860.

pouvoir, d'user de toutes les mesures propres à diminuer les causes d'un semblable mal ;

« Qu'il vaut mieux prévenir les délits que les punir, et que l'attrait des récompenses peut être un puissant moyen d'action ;

Délibère :

« Art. 1er. Une somme de 1000 fr., pour l'année 1851, est mise à la disposition de M. le Maire pour fonder des prix de tempérance.

« Ces prix se divisent en premiers et seconds prix.

« Chaque premier prix consiste dans un livret de 100 francs sur la caisse d'épargne, ou dans un versement de pareille somme à la caisse des retraites, le tout au choix de l'intéressé.

« Chaque second prix est d'une valeur égale à la moitié de celle du premier.

« Art. 2. Une commission spéciale pour chaque quartier, composée de : 1°, un conseiller municipal, président, désigné par le maire et appartenant au quartier ; 2°, le curé de la paroisse ; 3°, le président du bureau de charité ; 4°, un entrepreneur notable désigné par le maire ; 5°, et le commissaire de police, est chargée de désigner, après enquête et vérification, les candidats qu'elle propose à M. le Maire pour les prix.

« Art. 3. La liberté d'appréciation la plus étendue est laissée à la commission, qui prendra en grande considération les habitudes suivantes : l'absence de tout chômage volontaire dans le travail de la semaine, les dimanches et fêtes exceptés ; la fidélité à rapporter au ménage ou à la famille le produit intégral du salaire ; l'envoi, par les père et mère, des enfants aux écoles publiques, ou l'assiduité aux cours du soir pour les adultes ; le dépôt des économies à la caisse d'épargne ou à celle des retraites ; l'adhésion aux sociétés de secours mutuels et de tempérance, etc.

« Les seconds prix sont destinés notamment aux individus qui, après avoir été, à une certaine époque, adonnés à l'ivrognerie, reviendraient à la tempérance par de louables et persévérants efforts.

« Ils pourront encore servir d'encouragement aux débitants dont les maisons seraient notoirement connues pour l'observation rigoureuse des règlements de police qui les concernent.

« Art. 4. Ces récompenses seront décernées en séance publique, à l'hôtel-de-ville, au jour et avec les formes qui seront indiqués par M. le Maire.

« La publicité nécessaire sera donnée à la présente délibération qui pourra recevoir, pour les années suivantes, tous autres développements, suivant les circonstances. »

## § 3. Caisses de retraite et Sociétés de secours mutuels.

On en peut dire autant de la fondation des *Caisses de retraite* et des *Sociétés de secours mutuels*. Les premières ont ouvert au travailleur économe une voie nouvelle et assurée pour mettre l'épargne qu'il destine aux besoins de ses vieux ans à l'abri de l'erreur et de la fraude dont il était trop souvent victime lorsqu'il la confiait à d'avides dépositaires (1). La seconde applique la consécration de la loi aux associa-

(1) A. Tardieu, *Dictionnaire d'hygiène publique et de salubrité.* 1862, t. I, p. 47-48.

tions de prévoyance. Toutes deux offrent au peuple un placement avantageux et sûr pour le produit de son travail ; par conséquent, elles sont appelées à faire une redoutable concurrence aux cafés et aux cabarets. Il en sera de même de toutes les institutions qui auront le pouvoir d'inspirer à la classe ouvrière des idées d'ordre et d'économie. Aussi je les regarde comme un des moyens les plus efficaces d'empêcher l'alcoolâtrie de se propager parmi les populations.

« Les Sociétés de secours mutuels, dit le docteur Nicolle (1), sont appelées à devenir *les véritables sociétés de tempérance de la France*, car celui-là qui consent à prélever un impôt volontaire sur son salaire quotidien pour parer aux éventualités de la maladie et de la vieillesse ne sera jamais un ivrogne : aussi, ne saurais-je trop vous répéter, avec notre honorable président, de faire une active propagande, car chaque nouvelle recrue que vous nous amenerez sera une victime arrachée aux orgies du cabaret. »

L'opinion du docteur Nicolle est d'autant mieux fondée que les ivrognes sont sévèrement exclus des Sociétés de secours mutuels.

(1) Nicolle, *de l'Abus des alcooliques*. Conférence faite aux membres de la société de secours mutuels *l'Alliance*. Rouen, 1868, p. 22.

# ARTICLE III.

## PROSCRIRE LA VIGNE DES TERRAINS PROPRES SPÉCIALEMENT AUX CÉRÉALES ET AUX PLANTES FOURRAGÈRES.

Qui a foin a pain.

Les principes que je vais défendre diffèrent essentiellement de ceux qu'a proclamés le docteur Jules Guyot (1). Tout le monde est frappé de la manière dont la culture de la vigne envahit, depuis un certain nombre d'années, le terrain qui autrefois était exclusivement consacré aux céréales et aux plantes fourragères. D'après les renseignements officiels, cet empiétement est si rapide que, dans la période comprise entre 1789 et 1849, c'est-à-dire pendant soixante années, l'étendue du terrain cultivé en vigne a augmenté en France de six cent cinquante-six mille trois cent vingt-cinq hectares. Les plaines se couvrent de ceps.

« Les renseignements recueillis dans la Bourgogne et dans la Franche-Comté évaluent à 10 p. 100 environ l'extension donnée aux vignobles qui avaient déjà dans ces contrées une place si importante (2). »

Dans le territoire d'Arbois, pays essentiellement

(1) Guyot, *Étude sur les vignobles de France, pour servir à l'enseignement mutuel de la viticulture et de la vinification françaises*, 3 vol. in-8.

(2) *Enquête agricole. Rapport à S. E. le Ministre de l'agriculture.* Paris, 1868, in-4, p. 127.

viticole, parce qu'il est montueux, très-accidenté, et que le terrain propre aux céréales s'y trouve tellement restreint qu'il est loin de suffire aux besoins des habitants, cet accroissement a dû être moins sensible qu'ailleurs, et, pourtant, si l'on examine la situation de ce territoire, en l'an 1810, où il a été cadastré, on y trouve 1,037 hectares cultivés en vigne. La grande enquête de 1849 a découvert que la vigne occupait environ 1,150 hectares. Dans les vingt dernières années, cet empiétement de la vigne a suivi, je crois, une progression un peu décroissante (1).

On a calculé que sur 33,910,676 hectares qui forment la superficie de la France (2), plus de 23 millions sont en terres labourables, 5,600,000 en forêts et bois, et 2 millions en vignes; une assez grande quantité est destinée à la culture de l'olivier, du mûrier, et des fruits de toute espèce.

M. J. Guyot verrait avec satisfaction la viticulture envahir tous les terrains, parce qu'il envisage la question principalement au point de vue fiscal. De tous les produits de la terre, le vin est celui qui rapporte le plus de bénéfices. Le sol de la France est éminemment favorable à la culture de la vigne. Donc, M. J. Guyot voudrait voir notre territoire transformé en un immense vignoble. Je comprends que cette opinion ait pu germer dans l'esprit d'un homme qui a dirigé ses travaux et ses observations sur la viticul-

(1) Jules Duval, *Notre pays*. Paris, 1867.
(2) *Progrès de la France sous le gouvernement impérial*. Paris, 1869.

ture, spécialement au point de vue économique et financier. Si, tout en supputant ce que la vigne peut rapporter d'argent, au lieu de borner son examen aux cépages et aux celliers, il avait été entraîné à jeter son coup d'œil investigateur sur les ravages causés par l'alcoolisme; s'il avait visité les malades dont la santé est minée par l'abus des spiritueux; s'il avait pénétré souvent au sein des familles où l'ivrognerie a porté le deuil et la ruine, son enthousiasme pour le vin risquerait fort de se refroidir; il n'en parlerait plus avec tant d'amour. Le vin ne lui paraîtrait plus être « *le doux et joyeux conseiller de tous les vaillants labeurs, de tous les sentiments honnêtes.* » Il verrait que ce n'est pas à tort qu'on l'accuse « *de complicité dans les excès du vice et dans les trames du crime.* »

Si la vigne envahissait le territoire français, au point que nous fussions obligés chaque année d'être tributaires de l'étranger pour les céréales, comme on le voit dans les années de récolte insuffisante, le vigneron, n'ayant pas le blé sous la main, attendant quelquefois vainement des arrivages qui seraient en retard, boirait son vin pour se nourrir et soutenir ses forces. J'ai observé les plus graves inconvénients résultant de ce dangereux calcul, ou plutôt de cette nécessité accidentelle, dans les années où la disette portait sur les céréales.

Et quand le manque de récolte, au lieu de frapper les céréales, atteindra les produits de la vigne, devenus l'*unique* ou la *principale* ressource du cultivateur, dans quel embarras ne sera-t-il pas plongé ? Or, le rendement de la vigne est excessivement variable et précaire. Il est rare que l'on ait dans le Jura deux ou trois *bonnes années* de suite. Les années *médiocres* sont les plus communes; on a vu deux *mauvaises* années succéder l'une à l'autre. Alors la détresse du vigneron était grande; mais elle eût été affreuse s'il n'avait pas récolté, dans une partie du territoire, du blé, de l'orge, du maïs, des pommes de terre, et du foin pour le bétail qui lui donne sa viande et son lait.

Comment concilier les plaintes amères qu'ont fait entendre, à différentes époques, les producteurs vinicoles, au sujet de l'avilissement qui frappait le prix de leurs récoltes, avec cette tendance à augmenter la production, en plantant sans cesse de nouvelles vignes? Il est évident qu'en faisant ainsi affluer la denrée sur le marché, on doit en provoquer la dépréciation; on aurait fini certainement par aboutir à ce résultat si les chemins de fer, en agrandissant le cercle des opérations commerciales, n'étaient pas venus créer à l'écoulement des vins de nouveaux débouchés.

Une si grande étendue du territoire cultivée en vigne introduit dans la consommation des masses énormes de boissons alcooliques. D'après les documents publiés par l'Administration, la consommation a été en 1829 de 12 millions d'hectolitres, en 1848 de 18 millions d'hectolitres; depuis, la production s'est élevée, en 1866 (1), jusqu'à 63 millions

(1) *Progrès de la France.* Paris, 1860.

19.

d'hectolitres, ayant sur place une valeur d'environ 750 millions de francs ; c'est une augmentation si rapide et si forte qu'elle doit donner à réfléchir.

Il est, du reste, impossible de consommer tous les produits de la viticulture sous forme de vins, surtout dans le Midi, où l'on fait des récoltes d'une abondance extraordinaire. Alors on brûle les vins : on en extrait la quintessence sous le nom d'*esprit*, de *trois-six*, et le poison alcoolique, ainsi concentré, est expédié au loin pour servir de base à des liqueurs et à des boissons artificielles de toute espèce. Que n'a-t-on pas dit des ravages causés par l'opium chez les peuples de l'Orient, et de la barbarie du gouvernement anglais qui forçait, à coups de canon, les habitants de la Chine à en acheter de ses négociants ? On traitait les Anglais, avec raison, d'empoisonneurs impitoyables. Qu'aurait-on dit d'un Anglais qui, préoccupé seulement des grands bénéfices à réaliser, aurait proposé de consacrer la plus grande partie du sol de l'Angleterre à la culture du pavot ? Eh bien ! l'alcool exerce sur l'homme une action plus destructive que l'opium. Celui-ci énerve l'homme et affaiblit son intelligence ; mais il n'abrége pas ses jours d'une façon aussi rapide que l'alcool.

En même temps que l'extension de la vigne dans les plaines répand en trop grande abondance, parmi les populations, le principe alcoolique, si préjudiciable à leur santé et à leur moralité, elle restreint dans la même proportion les produits agricoles qui sont de première nécessité pour l'homme. Et, tandis que nous exportons de toutes parts des quantités considérables de vins et d'alcools, nous sommes rançonnés par l'étranger pour la denrée la plus indispensable, le blé, dès que la récolte rend moins que d'habitude.

Il n'est pas rare, du reste, que la production du blé, en France, soit inférieure aux besoins. Pour s'en convaincre, il suffit de consulter les prix des céréales pendant les quarante premières années de notre siècle. En prenant pour indication de la disette les prix qui sont de moitié supérieurs aux prix moyens décennaux, c'est-à-dire offrant un renchérissement de 50 p. 100, et en adoptant comme prix de famine ceux qui présentent un renchérissement de 100 pour 100, on trouve qu'il y a eu en France, pendant cette période de quarante années qui, certes, n'est pas ancienne, douze disettes et une famine (celle de 1817), c'est-à-dire que ces deux fléaux se sont présentés en moyenne tous les trois ans (1).

Un des plus graves inconvénients de l'envahissement des terrains plats ou humides par la vigne, c'est que ceux-ci sont ravis à la culture des plantes fourragères et à l'établissement des prairies artificielles. Il en résulte que la France, qui, sans cet abus, serait en état de nourrir un grand nombre de bestiaux, va les acheter chez ses voisins pour le service de ses éleveurs et de ses boucheries, et que,

(1) Voir les beaux travaux de statistique de M. Moreau (de Jonnès) de l'Institut.

d'une autre part, la remonte de sa cavalerie s'est effectuée jusqu'à ce jour à grands frais au moyen des chevaux que nous fournit l'étranger.

Dans les trente dernières années, la situation de la France s'est bien certainement améliorée, comme le temoignent les chiffres de la dernière enquête agricole.

Mais il n'en est pas moins vrai que, dans une grande partie de la France, la prépondérance de la viticulture sur les autres exploitations est telle aujourd'hui qu'elle fait négliger beaucoup trop l'amélioration des autres cultures, les nouveaux systèmes d'irrigation et de desséchement, et tous ces progrès accomplis par d'autres nations qui, comme l'Angleterre, nous ont à cet égard devancés considérablement.

En confinant la culture de la vigne dans les terrains qui lui sont exclusivement propres, on n'aurait pas seulement l'avantage de diminuer la quantité prodigieuse de boissons enivrantes que jette au milieu des populations l'extension démesurée de la viticulture sur le sol français, mais encore, en excluant la vigne des terrains propices spécialement à la culture des céréales et des plantes fourragères, on serait d'accord avec les principes d'une sage économie politique.

Voyons si des circonstances locales ne rendraient pas l'application de ces règles aussi efficace dans le Jura que dans les autres parties de la France.

Les voies ferrées et les canaux, en transportant

facilement dans les montagnes du Doubs, dans l'Alsace et la Suisse, les vins du Midi et de la Bourgogne, font à ceux du Jura une concurrence redoutable. Aussi, pendant que nos vignerons et nos propriétaires viticoles végètent dans une situation modeste, et qui se transforme en gêne, en détresse, aussitôt que la récolte de la vigne est compromise par les contre-temps qui l'atteignent si fréquemment, leurs voisins de la plaine, et surtout ceux de la montagne, qui ne cultivent que des céréales et des plantes fourragères, ont vu leur situation matérielle s'améliorer considérablement depuis cinquante ans.

La richesse de nos montagnes et de nos plaines a pris sa source, d'abord dans des procédés nouveaux d'amendement pour les terres, ensuite, et principalement, dans l'introduction des prairies artificielles. *Qui a foin a pain*, dit un proverbe. En effet, d'abondants fourrages permettent au cultivateur de nourrir un plus grand nombre de bestiaux ; ceux-ci lui procurent de l'engrais, et, avec l'engrais, il fait rendre à la terre des produits beaucoup plus considérables. En même temps, son bétail lui fournit du lait qu'il convertit en fromages. Or, ce genre d'industrie a tellement prospéré dans les montagnes du Jura, et l'écoulement de ses produits se fait à des conditions si avantageuses, que l'argent qu'en retire le laboureur lui suffit, en général, pour le payement du prix de ses fermages. Toutes les autres denrées, les valeurs en cheptel, deviennent sa propriété exclusive, et il peut faire sur elles des bénéfices considérables.

Les fromageries se propagent chaque année de plus en plus du côté de la plaine : mais, dans cette partie du Jura, l'élève du bétail devient pour le cultivateur une ressource importante.

Combien la position du vigneron est différente ! Toute son industrie consiste à cultiver la vigne ; il récolte, pour son salaire, la moitié des fruits. Un vigneron peut exploiter en moyenne un hectare de vignes. Le produit de cette étendue de terrain, pour la portion revenant au colon, et défalcation faite du prix des échalas, des osiers, de l'entretien des outils, est, en moyenne, de 300 à 350 francs. Voilà son unique ressource pour lui et sa famille, en y ajoutant la valeur de quelques salaires qu'il gagne en faisant le métier de journalier : car la vigne ne l'occupe que la moitié de l'année.

Ce qui précède s'applique aux vignerons qui ne possèdent que leurs bras. Mais la situation des petits propriétaires viticoles est loin d'être plus brillante, lorsqu'ils n'ont pas d'autre revenu que celui de la vigne. Beaucoup d'entre eux sont quelquefois dans la détresse, et manquent des denrées de première nécessité à côté de leurs tonneaux pleins de vin, lorsque le commerce des liquides est paralysé par quelque circonstance particulière; on en a vu qui, se trouvant sans pain, proposaient, à la halle au blé, du vin, dont ils apportaient l'échantillon, en échange de quelques mesures de froment, et qui ne pouvaient rien obtenir. Une des conséqences désastreuses d'une pareille situation, c'est que le vigneron, manquant d'une alimentation saine et réparatrice, cherche à soutenir ses forces avec le vin qu'il ne peut pas vendre, qu'il est conduit insensiblement à en user sans mesure, et qu'il finit par détruire sa santé, au lieu de la fortifier. Combien j'ai vu de vignerons dont le corps était *brûlé* par un régime qui consistait à vivre d'une petite quantité de pain arrosée de beaucoup de vin pur.

Supposons que la culture de la vigne soit reléguée dans les terrains qui, seuls, produisent les vins de bonne qualité, sur s c oteaux dont la configuration accidentée, le sol pierreux, se prêtent mal à d'autres cultures, et que tous les autres terrains soient livrés aux céréales et aux prairies artificielles. Voici ce qui en résulterait : le vigneron pourrait nourrir des bestiaux dont l'engrais augmenterait beaucoup le produit des céréales, dont le lait lui permettrait de faire des fromages et dont la chair, envoyée à la boucherie, permettrait au cultivateur et à l'ouvrier de faire entrer dans leur régime alimentaire une plus grande quantité de viande, qui donne à leur constitution une force réelle et durable, au lieu de l'énergie factice et perfide qu'ils vont puiser dans les boissons spiritueuses.

J'ai dit que le vigneron n'était occupé dans ses vignes que la moitié de son temps. Que fait-il du reste ? Il est absolument étranger à toute espèce d'industrie, à ce point que, pour façonner un manche d'outil, on le voit fort souvent recourir au menuisier ou au charron. Or, l'oisiveté est *mauvaise conseillère*, et le vigneron désœuvré en fournit trop souvent de bien tristes exemples. Si la révolution dont je parle s'opérait, le vigneron trouverait une occupation incessante dans les soins qu'exigeraient ses bestiaux, dans la nécessité de pourvoir à leur alimentation, dans le roulement des fromageries, dans la vente et l'achat du bétail, en un mot, dans les détails si nombreux qui se rattachent à une exploitation agricole de cette nature.

Comment peut s'accomplir la réforme que je propose ? Faudrait-il recourir à une loi qui ordonnât l'extirpation des vignes en plaine et de celles qui sont peuplées de mauvais plants ? Cette idée n'est pas nouvelle. On l'a déjà mise en pratique un grand nombre de fois.

En remontant dans l'histoire, on trouve que Lycurgue fit arracher les vignes pour arrêter les excès de l'ivrognerie. Elles s'étaient déjà tellement multipliées dans la Gaule que l'empereur Domitien, remarquant que cette culture nuisait à celle du blé, en ordonna l'arrachement.

Cette mesure fut adoptée plus tard encore sous Charles IX. Henri III recourut aussi à des édits pour empêcher que la culture de la vigne ne fût favorisée aux dépens de celle du froment.

Si l'on recourt aux anciens édits de la province de Franche-Comté, on voit que, le 1er déc. 1567, défense avait été faite aux habitants du comté de Bourgogne,

« De réduire en vignes les terres arables aptes et accoutumées de porter grains et bleds, et de planter de nouveau, en quelque lieu que ce soit, gamés, melons, et autres plants de cette espèce. »

Le 4 janvier 1725, le procureur général du roi près la cour de Besançon, lui adressa un réquisitoire par lequel il demande l'exécution de cet ancien édit. On y lit les passages suivants qui sont parfaitement applicables à notre situation présente :

« Et il arrive souvent que le mélange des vendanges et ces vins, des bons et des mauvais plants, se fait frauduleusement, empêche le débit des vins des meilleurs vignobles, et qu'il en perd la réputation, lorsque, sous le nom de ces vins qui sont des meilleurs par la qualité, on en vend d'autres de mauvais plants et de mauvais endroits, ce qui se reconnaît dans la suite. Une province bien policée ne peut pas tolérer ces abus, etc. »

Sur ce réquisitoire, la cour rend un arrêt par lequel elle ordonne qu'un état soit dressé de toutes les vignes plantées depuis trente ans.

Le 23 mars suivant, quelques communes n'ayant pas fourni l'état demandé, la cour les condamne à une amende.

Le 3 février 1731, nouveau réquisitoire du procureur général sur les plaintes des officiers des bailliages du ressort. On lit que :

« L'excès des nouvelles vignes plantées depuis un certain temps a dérangé absolument le commerce, que les pays de vignobles languissent au milieu d'une superfluité de vins dont ils ne peuvent tirer aucun parti; qu'on n'a cherché que l'abondance en n'édifiant que des gamés et d'autres mauvais plants; que de là les vins ont changé de qualité et sont devenus préjudiciables à la santé. »

Sur ce réquisitoire, le parlement rend un arrêt par lequel il est fait défense :

« A toutes personnes de planter aucunes nouvelles vignes, à peine de confiscation des fonds et d'une amende de 50 francs par chaque journal; enjoint aux magistrats des villes et aux échevins des bourgs et villages, à peine de 300 francs d'amende, de lui adresser des états fidèles et certifiés des vignes qui ont été plantées depuis 30 ans, ainsi que les noms des propriétaires; ordonne que tous les ceps portant gamés, et autres raisins de mauvaise qualité, tels que melons, foirards, farinés, gauchers ou gueuches, seront extirpés dans le délai de trois mois, à peine de confiscation. »

Le 24 juillet 1732, nouvel arrêt encore plus sévère, portant 500 francs d'amende et enjoignant aux officiers des bailliages de faire arracher les vignes sous leurs yeux, et de se faire, au besoin, assister de la maréchaussée.

Enfin, un arrêt du 7 septembre 1733 ordonne que, pendant dix ans, des visites seront faites dans les vignobles, pour faire extirper les rejets des vignes arrachées.

On voit, par ces exemples, que la vigne a toujours

cherché à envahir les terrains destinés à l'exploitation des denrées de première nécessité. Cette funeste
tendance ne s'est jamais montrée plus active qu'à
notre époque. Je ne veux pourtant pas réclamer,
pour la combattre, des mesures sévères comme celles
que je viens de citer : non, je préfère même que
l'autorité n'ait pas recours, en pareille matière, aux
arrêts, aux dispositions légales et restrictives. Je
n'aime pas la manie de certaines gens de vouloir
tout réglementer, au lieu de laisser une grande latitude à l'initiative individuelle. Mais il faut que cette
initiative soit préparée à l'avance, éclairée par d'am-
ples documents, ménagée avec adresse, pour qu'elle
n'arrive qu'à son heure et n'éclate pas avec une pré-
cipitation compromettante. Il faut, avant tout, instruire les populations et polir leurs mœurs. *Quid
leges, sine moribus, vanæ proficiunt?* Oui, les lois,
sans les mœurs, sont vaines et impuissantes.


## ARTICLE IV.

LOIS, ARRÊTÉS, RÈGLEMENTS, CONCERNANT LES DÉBITS DE
BOISSONS SPIRITUEUSES, LES CAFÉS ET LES CABARETS.


Envisagé au point de vue de l'abus que font les
populations des alcooliques, il m'a toujours paru
que l'impôt qui leur est appliqué pourrait être modifié d'une certaine façon qui restreindrait beaucoup
les ravages causés par l'ivrognerie.

On a souvent demandé la suppression de l'impôt

des boissons, en alléguant qu'il était *impopulaire*.

Citez donc un seul impôt qui soit du goût des contribuables? Il en est de ces nécessités sociales, dans l'ordre moral, comme de certains météores dans l'ordre physique. Qui de nous aime la grêle ou le tonnerre? Et, pourtant, les lois éternelles, inexorables, de la nature, nous forcent à les subir. Une société quelconque peut-elle vivre sans impôts? Non. Eh bien! le bon sens et l'expérience démontrent qu'il faut faire peser ces charges inévitables principalement sur les objets qui ne sont pas *de première nécessité* pour l'homme. Ainsi, le tabac, les cartes à jouer, la poudre de chasse.

Le sel, au contraire, comme denrée de très-grande utilité, méritait à juste titre d'être délivré de l'impôt qui pesait sur lui.

Les charges publiques de la nature de l'impôt, appliquées aux objets qui ne sont pas indispensables à l'homme, sont une dette *volontaire*, qu'on peut s'exempter de payer en s'abstenant de la marchandise imposée.

En est-il ainsi des autres impôts? Ils constituent, au contraire, une dette *obligatoire*.

Le laboureur qui exploite le sol est *forcé* d'acquitter l'impôt qui pèse sur lui ; et, pourtant, l'orage, l'inondation, la gelée, une foule de sinistres, menacent continuellement sa récolte.

L'artisan et l'entrepreneur peuvent manquer de travail par l'effet de circonstances malheureuses, et, pourtant, rien ne les exemptera de payer leur patente.

Vous, au contraire, quelle est la loi qui vous oblige à salir des cartes, à fumer, à chasser, à boire de l'eau-de-vie, à porter, dans les cabarets et les cafés, le prix du droit de détail qu'on y prélève sur votre sensualité ?

L'eau-de-vie, les diverses liqueurs, le vin, la bière, quand ils sont consommés dans les cafés et les cabarets, ne sont, en général, que des objets de pur agrément et deviennent, le plus souvent, des agents très-nuisibles. Dès lors, rien ne me paraît plus juste que l'impôt qui leur est appliqué.

Mais le vin, pris avec mesure au sein de la famille, devient une denrée très-utile à la classe ouvrière. Dans ce cas, fidèle aux principes que je viens de formuler, je voudrais qu'il ne payât aucune taxe au Trésor.

Telles sont les bases sur lesquelles je m'appuierai, pour réclamer, au lieu de la suppression complète de l'impôt des boissons, un changement essentiel dans l'assiette sur laquelle il repose.

Le peuple se trompe étrangement en pensant que la suppression de l'impôt sur les boissons lui serait profitable. Ceux qui y gagneraient sont les cafetiers et les gargotiers, qui continueraient à rançonner sans pitié les buveurs. Après la révolution de 1830, on diminua le droit de détail de quarante millions. Le vin s'en est-il vendu moins cher dans les cabarets? Pas le moins du monde. Le prix de la vente en gros s'est-il élevé? Nullement : la valeur vénale de nos vins a suivi, depuis 40 ans, une progression décroissante.

Mais, si je suis convaincu de l'erreur dans laquelle sont tombés ceux qui s'imaginent que l'abolition de l'impôt des boissons serait profitable à l'agriculture, au commerce, à l'industrie; si j'ai la persuasion que le peuple n'aurait rien à gagner à la suppression totale, j'ai des idées tout opposées au sujet du remaniement de cet impôt. Je crois qu'on peut y apporter des changements importants au profit de la classe ouvrière, et que ces modifications seraient de nature à diminuer beaucoup les maux qu'entraîne l'usage immodéré des boissons spiritueuses.

Pour bien faire comprendre ma pensée sur ce sujet important, je dois rappeler ici très-brièvement le mode d'après lequel fonctionne aujourd'hui l'impôt sur les boissons.

Les chiffres qu'on va lire se rapportent à l'année 1851. Quoiqu'ils aient changé, depuis 18 ans, par une augmentation progressive, ces chiffres n'ont pas moins conservé leur valeur et leur justesse relatives.

Le vin donne lieu à trois sortes de droits : de *circulation*, *d'entrée*, et de *détail*.

Sur les 35 millions d'habitants que compte la France, 12 millions sont exempts de tout droit : ce sont les récoltants consommant sur place; 18 millions sont soumis au simple droit de circulation qui n'est que de un centime par litre (à moins qu'ils n'aillent boire au cabaret où ils payent le droit de détail qui est de 5 centimes par litre) : ce sont les consommateurs habitant les communes de moins de 4,000 âmes ; 5 millions seulement sont soumis aux droits d'entrée et de circulation, 3 centimes 1/3, ou au droit d'entrée et de détail, 7 centimes 1/3 : ce sont les habitants des communes dont la population dépasse 4,000 ames : elles sont seules soumises au droit d'entrée.

Or, « avec des octrois aussi élevés, on fait inévitablement appel à la fraude. Vous avez des vins qui coûtent 5 francs l'hectolitre, et qui payent un droit de 22 fr. 50. N'est-ce pas un appel à la fraude ? et la morale n'y perd-elle pas autant que le Trésor ?

« Qu'arrive-t-il? Lorsqu'une pièce de vin est entrée, on la double avec de l'eau. De là, dommage pour le Trésor, pour le consommateur, pour la santé publique. M. de Lavenay a dit que la diminution de 22 fr. 50, sur une pièce de 2 hectolitres à 20 fr., n'aurait pas une influence très-grande sur la consommation. Mais ce n'est pas 20 fr. l'hectolitre que coûte le vin que l'on boit dans les ménages d'ouvriers, c'est 10 fr.

« Il s'agit donc d'une diminution de 22 fr. 50 sur une pièce de 20 fr. (1). »

Une quatrième espèce de droit pèse sur les alcools et les eaux-de-vie.

Voici maintenant en quoi consisteraient les modifications qui me paraissent capables d'amoindrir le fléau de l'ivrognerie.

(1) Jules Simon, *Discours au Corps législatif*, 20 avril 1869.

Je voudrais que l'on frappât d'une surtaxe les esprits et les eaux-de-vie, ainsi que toutes les liqueurs fortes et les liqueurs de luxe.

Je demanderais que le vin qu'on va boire au cabaret par dépravation restât frappé des mêmes droits, et même de droits plus élevés, mais que celui dont fait usage l'ouvrier rangé au sein de sa famille, pour soutenir ou relever ses forces, fût exonéré de tous les droits qui pèsent sur lui, comme celui d'entrée dans les villes de plus de 4000 habitants et celui de circulation partout. Je voudrais, en un mot, qu'il n'y eût plus de droit sur les vins que celui qui serait payé par le buveur au café et au cabaret, et que l'avantage qu'on trouverait à consommer chez soi fût tel qu'il éloignât l'ouvrier et l'agriculteur de ces lieux de démoralisation.

La réforme que je propose est en parfaite harmonie avec les principes que j'ai émis précédemment au sujet de l'impôt envisagé d'une manière générale.

Il est nécessaire, dit encore M. J. Simon (1), que l'habitude qu'a aujourd'hui le mari, dans les ménages d'ouvriers, d'aller après son repas boire un verre de vin sur le comptoir, disparaisse ; et pour cela il faut que dans la maison il y ait une pièce où une demi-pièce de vin, dont on puisse faire usage en commun. La faculté de payer à quatre-vingt-dix jours serait un allégement considérable pour les petits ménages.

(1) J. Simon, *ibid*.

En effet, d'une part, rien n'est plus légitime qu'une forte surtaxe appliquée aux liqueurs de toute espèce, puisque, loin d'être utiles à l'homme, elles sont pour lui la source des plus graves inconvénients ; d'une autre part, le vin mérite à juste titre d'être exempté de tout droit lorsqu'il devient une denrée *utile*, c'est-à-dire lorsqu'il est consommé à domicile par le travailleur qui en use avec modération pour y puiser des forces nouvelles. Mais l'impôt doit atteindre le vin comme les autres spiritueux, comme le tabac, les cartes à jouer, la poudre de chasse, du moment que l'attrait d'une simple jouissance (jouissance perfide) porte l'homme à faire usage de ce liquide enivrant dans les cafés et les cabarets. Je suis convaincu que les dix-neuf vingtièmes de la consommation que l'on voit dans ces lieux de perdition ne s'y fait que par sensualité.

La surtaxe qui pèserait sur les alcools et sur les liqueurs de toutes sortes serait destinée à combler le déficit résultant des droits d'entrée et de circulation ; on pourrait, dans le même but, si les nécessités du Trésor l'exigeaient, augmenter un peu le droit de détail.

Ce déficit ne serait pas, d'ailleurs, très-considérable ; car, sur les cent millions qu'a produits l'impôt des boissons en 1851, le droit sur les alcools et le droit de détail figurent pour le chiffre le plus considérable ; le droit de circulation n'a rapporté que de sept à huit millions. Et, d'ailleurs, quand il résulterait de ces changements une certaine perte

pour les finances de l'État, si la moralité et la santé
du plus grand nombre devaient y gagner, on ne saurait acheter trop cher de pareils avantages.

Pour rendre cette réforme plus efficace, on pourrait créer des associations pareilles à celles qui se
formèrent pendant la disette de 1846 pour vendre
au peuple du blé à des conditions aussi favorables
que possible. Ces associations livreraient en gros, à
des prix très-modérés, et même au-dessous du
cours, des quantités de vin peu considérables, 15 à
20 litres à la fois, rarement davantage. L'acheteur
les emporterait chez lui pour sa provision, et vien-
drait la renouveler quand elle serait épuisée. L'ouvrier qui s'enivrerait ou qui fréquenterait les cabarets perdrait le droit de se pourvoir près de
l'association. De pareilles institutions seraient de
véritables *sociétés de tempérance*.

Et ce sont peut-être les seules qu'il soit possible
d'établir en France. Encore aurait-on à lutter contre notre penchant à l'égoïsme et à l'inertie.

J'ai annoncé que, comme remède aux maux
qu'engendre l'ivrognerie, je demanderais une réglementation plus sévère pour les cafés et les cabarets.

L'égislateurs français, je ne connais aucun objet
qui soit plus digne de votre attention. Ouvrez enfin
les yeux sur cette lèpre affreuse qui exerce tous les
jours de plus en plus son action corrosive sur notre
corps social. Rien ne résiste à sa marche envahis-
sante et destructive : morale, religion, probité, bien-

être physique, liens de famille, ordre public, tout va s'engloutir dans ces lieux de débauche.

Parmi les nouvelles mesures que je réclame, je mettrais au premier rang une disposition législative ou administrative qui restreignît le nombre des cafés et des cabarets ; on a calculé qu'en 1851 il y avait déjà plus de trois cent mille cafés et cabarets en France. Combien le nombre ne s'en est-il pas accru depuis ? Dans nos petites villes, l'augmentation est d'un tiers ; chaque cabaretier, faisant peu d'affaires, est obligé de débiter sa marchandise à un prix tellement supérieur à celui de la vente en gros, qu'il représente trois, quatre, et même souvent cinq fois cette valeur. La concurrence est tellement effrénée qu'elle devient ruineuse pour les consommateurs, c'est sur eux qu'en retombent toutes les fâcheuses conséquences.

Veut-on que j'en cite un exemple pour l'édification des habitués de cabaret ?

Il n'y a pas longtemps qu'un cabaretier des environs d'Arbois acheta chez un de mes amis du vin qu'il paya 17 centimes le litre. Il le fit enlever clandestinement pour éviter le droit de circulation. Savez-vous à quel prix il l'a fait boire dans son cabaret ? A 50 centimes le litre ! c'est-à-dire environ trois fois le prix d'acquisition en gros. Supposons qu'il n'ait pas trouvé le moyen d'augmenter encore ses bénéfices en recourant à quelque fraude, comme le mélange avec du gros vin de moindre qualité, l'addition d'eau et d'un peu d'alcool, etc., et qu'il faille comprendre dans ces 50 centimes les 5 centimes par litre pour le droit de détail, que les débitants trouvent encore si souvent le moyen d'éluder, il n'en reste pas moins encore un profit de 28 centimes par litre qu'il prélevait sur les consommateurs. Si ces derniers, au lieu d'aller ainsi se faire rançonner dans une taverne, avaient acheté en gros, chez le même propriétaire, une petite provision de vin pour eux et leur famille, ils l'auraient obtenu également à 17 centimes le litre ; donc, pour *la même somme qu'ils ont dépensée au cabaret, ils auraient eu trois fois autant de vin à consommer chez eux.*

On voit, par cet exemple, que les cabarets sont des gouffres où vont s'enfouir les ressources du peuple.

Je voudrais que l'on poursuivît encore plus sévèrement qu'on ne le fait les débitants qui livrent à la consommation des produits falsifiés ou malsains. Sous le règne d'Edouard III, un certain négociant en vins, John Penrose, fut accusé de vendre du vin malsain. A cette époque, Adam de Bury était lord-maire de Londres, et il condamna le coupable à boire une mesure de ce mauvais vin ; puis à en recevoir le reste (je ne sais combien de pipes), — versé sur la tête ; de plus à se retirer pour toujours du commerce des vins.

Je voudrais aussi, pour remédier aux maux qu'engendre la multiplicité des cafés et des cabarets, qu'on limitât au moyen d'une loi *le nombre des établissements de ce genre dont l'existence serait tolérée au milieu d'une population d'un chiffre déterminé.*

Pourquoi ne rétablirait-on pas, en les appropriant

aux mœurs actuelles, les anciennes ordonnances sur les cabarets ?

Voici le texte d'une naïve ordonnance, qui a juste trois siècles, et qui fut promulguée par la municipalité de Bordeaux, pour empêcher les gens mariés d'aller au cabaret.

### EST DEFENDU A GENS MARIEZ D'ALLER A LA TAVERNE.

Pour les maux et inconvéniens notoires qui s'ensuivent de jour en jour de ce que plusieurs bourgeois de la présente ville, et autres gens mariez délaissent leurs femmes, enfans et famille en voye de mandier, pour ne leur donner aliments, ensemble plusieurs gens de métier, artisans et autres vont aux tavernes, dont plusieurs blasphèmes, jeux, querelles, meurtres, larcins, et autres plusieurs grands maux et inconvénients en sont advenus au très grand préjudice et dommage de la chose publique, lesdits Sous-Maire et Jurats ont fait et font inhibitions et défenses aux bourgeois et tous autres manans et habitans en ladite ville, mariez, d'aller boire et manger en tavernes, cabarets, et autres lieux publics, à peine du fouet, ou autre amende arbitraire.

A même peine que dessus, est défendu à toute manière de gens tenant tavernes, hôtelleries et cabarets, de recevoir en leurs hôtelleries, tavernes ou cabarets telle manière de gens, sans toutefois en comprendre les forains, et autres gens allans et venans en ladite ville.

Est défendu ausdits taverniers et à ceux qui vendent leurs vins en taverne, de tenir et souffrir auxdites tavernes, aucuns jeus de cartes, rampeaux et autres prohibez, ensemble, de tenir aucunes cartes, ni gens blasphémateurs, querelleux, suspects, et vagabons, sur peine d'être privez, selon l'exigence du cas.

Et seront tenus lesdits taverniers et chacun d'eux payer à ladite ville chacune année vingt sols bourdelais.

Qui pourrait contester la sagesse des édits que reproduit l'arrêt suivant du parlement de Franche-Comté, à la date du 19 juin 1732 ?

« La cour a ordonné et ordonne que les articles 1426,
« 1427 et 1387 du recueil des anciennes ordonnances de
« la province, concernant les cabaretiers, seront exécutés
« suivant leur forme et teneur ; et, en conséquence, a fait
« et fait nouvelles inhibitions et défenses à tous habitants
« des paroisses du ressort, leurs enfants et domestiques, à
« réserve des ouvriers et entrepreneurs travaillant aux
« fortifications, de fréquenter les cabarets des lieux de
« leur domicile et ceux qui sont à la distance d'une lieue,
« aux cabaretiers de les y recevoir et de leur donner à
« boire, à manger et à jouer au dedans ou au dehors de
« leurs cabarets, en quelque temps que ce soit, à peine
« de 50 livres d'amende..... a déclaré et déclare tous
« billets, promesses, obligations et contrats qui seront
« passés pour dépenses faites dans les dits cabarets, nuls
« et de nul effet, et défend aux juges d'y avoir aucun
« égard. »

Qui croirait qu'un siècle et demi seulement nous sépare de l'époque où de pareils édits étaient mis en vigueur. quand on voit la multitude des cafés et des cabarets qui se sont élevés de toutes parts et la foule qui s'y presse dans certains moments ?

Mais, s'il paraît difficile de remettre en honneur

une législation dont la rigueur effaroucherait peut-être nos idées de tolérance et de liberté, que l'autorité s'applique au moins à faire exécuter les règlements qui ont encore survécu au relâchement de nos mœurs. L'un d'eux, qui interdit aux cafetiers et cabaretiers de recevoir dans leur établissement les mineurs, est tous les jours violé avec inpunité, et notre jeune génération va puiser en liberté le germe de la corruption dans cette atmosphère méphitique.

Je voudrais aussi que la dernière partie de l'arrêt du parlement de Franche-Comté relaté plus haut, celle qui a trait aux actions en justice pour dettes de cafés et de cabarets, fût encore appliquée de nos jours. Elle produirait des résultats très-avantageux. En effet, quelle irrésistible séduction pour un buveur que d'aller à toute heure, sans bourse délier, et, souvent, pendant plusieurs années, satisfaire sa passion chez un cafetier ou un cabaretier qui s'y prête complaisamment, parce qu'il lorgne de loin les immeubles de son client !

N'a-t-on pas vu trop souvent une grande partie, et même la totalité du patrimoine d'une malheureuse famille, passer ainsi par le gosier insatiable d'un père aveugle et dénaturé ?

Il est des contrées de l'Europe où l'alcoolisme fait de tels ravages qu'il est urgent d'y apporter de prompts remèdes.

« Les choses en sont arrivées aujourd'hui, dit Magnus Huss, à un tel point, que, si les moyens énergiques ne sont pas employés contre une habitude aussi fatale, la nation suédoise est menacée de maux incalculables. » Le danger, que fait courir l'alcoolisme à la santé physique et intellectuelle des populations scandinaves, n'est pas une de ces éventualités plus ou moins probables, c'est un mal présent dont on peut étudier les ravages sur la génération actuelle. « Il n'y a plus moyen de reculer devant l'application des mesures à prendre, dussent ces mesures léser bien des intérêts !.... Mieux vaut-il se sauver à tout prix que de dire : *Il est trop tard !* »

Les autorités locales peuvent aussi, par des arrêtés, prévenir une grande partie des abus qui se commettent dans les cafés et les cabarets.

Je suis heureux de citer ici celui qu'a pris un excellent maire, qui est en même temps un médecin fort éclairé, M. le docteur Ragmez.

« Le maire de la ville de Lons-le-Saulnier :

Vu les lois des 14-22 décembre 1689, 16-24 août 1790, 19-22 juillet 1791 et 18 juillet 1837 ;

Vu l'article 471, n° 15 du Code pénal ;

Vu les instructions ministérielles (notamment celles de 1861) :

Vu le règlement général de police de la ville ;

Considérant que ce règlement n'interdit pas aux maître des établissements publics, tels que cafés, cabarets, auberges, débits, *de donner à boire aux gens ivres* ;

Considérant que, *dans l'intérêt de la sûreté et de la moralité publiques, il importe de prévenir l'ivrognerie et ses fâcheuses conséquences* ;

ARRÊTE :

ART. 1<sup>er</sup>. Il est défendu aux cafetiers, cabaretiers, aubergistes et débitants de boissons de recevoir dans leurs établissements des gens ivres et de leur servire à boire ;

ART. 2. Les contraventions seront constatées par procès-verbaux et poursuivies conformément aux lois ;

ART. 3. M. le commissaire de police est chargé de l'exécution du présent arrêté.

Lons-le-Saulnier, 7 décembre 1864.

Le maire, RAGMEZ.


Il existe de nombreux arrêtés relatifs à l'ouverture et à la fermeture des cabarets. Mais comment sont-ils exécutés ? La fermeture n'a-t-elle pas souvent lieu pour la forme, une partie des habitués du café ou du cabaret y restant enfermés ou y rentrant par une porte de derrière après en être sortis par la grande porte d'entrée ?

Néanmoins, les autorités locales doivent partout, jusque dans les moindres communes, veiller sérieusement à ce que les cafés et les cabarets ne se transforment pas pour la nuit en lieux de débauche. Elles doivent prendre des arrêtés à cet égard et veiller sévèrement à leur exécution, sans laisser jamais endormir leur vigilance.

Je veux leur citer ici pour modèle une ordonnance de la préfecture de police de Paris.

## PRÉFECTURE DE POLICE.

N° 253. — 1re Division. — 1er Bureau. — 3me Section.

**Ordonnance** concernant les heures d'ouverture et de fermeture des cabarets, cafés et autres lieux publics dans la banlieue de Paris et les communes rurales du ressort de la préfecture de police. — Paris, le 31 octobre 1858.

Nous, préfet de police,

Considérant qu'il importe de régler d'une manière uniforme les heures d'ouverture et de fermeture des cabarets, cafés et autres lieux publics dans la banlieue de Paris et les communes rurales du ressort de la préfecture de police ;

Vu les règlements de police des 8 novembre 1780 et 21 mai 1784 ;

Vu l'ordonnance de police du 3 avril 1819 ;

Vu la loi des 16-24 août 1790 ;

Vu les arrêtés des consuls des 12 messidor an VIII et 3 brumaire an IX (1er juillet et 25 octobre 1800) ;

Vu la loi du 7 août 1850 et celle du 10 juin 1853 ;

Vu enfin l'art. 471, § 15 du Code pénal ;

Ordonnons ce qui suit :

Art. 1er. Les cabarets, cafés, estaminets, billards, guinguettes et autres lieux de réunion ouverts au public seront fermés tant dans la banlieue de Paris que dans les communes rurales du ressort de la préfecture de police à onze heures du soir, en toute saison, et ne pourront être ouverts avant six heures du matin, du 15 octobre au 15 mars (saison d'hiver) ni avant le lever du soleil, du 15 mars au 15 octobre (saison d'été).

Art. 2. Il est défendu aux maîtres desdits établissements, à leurs garçons ou gens de service, d'y recevoir ou conserver personne et d'y donner à boire, à manger et à jouer en dehors des heures fixées par l'article précédent.

Art. 3. Sont et demeurent expressément révoqués tous règlements ou arrêtés locaux, permissions, tolérances ou autorisations particulières concernant la fermeture desdits lieux publics.

Art. 4. Les contraventions à la présente ordonnance seront poursuivies, conformément aux lois, devant les tribunaux de police compétents.

Art. 5. La présente ordonnance sera publiée et affichée, etc. ; les adjoints et les commissaires de police, la gendarmerie et les agents de la police locale sont, chacun en ce qui le concerne, chargés d'en assurer l'exécution.

Le Préfet de police, BOITELLE.

Je veux aussi mentionner une ordonnance de la Préfecture de police de Paris qui a pour objet de prévenir un abus des plus graves que j'ai vu souvent se glisser dans les cafés et les cabarets de nos petites villes et de nos villages.

PRÉFECTURE DE POLICE.

N° 133. — 1<sup>re</sup> Division. — 2<sup>me</sup> Bureau. — 3<sup>me</sup> Section.

**Ordonnance** concernant les établissements des liquoristes dits *débits de liqueurs, prunes et chinois,* et les filles de comptoirs qui y sont employées. — Paris, le 19 septembre 1861.

Nous, préfet de police,

Vu la loi des 16 et 24 août 1790 ;

Vu les lois du 28 pluviôse an VIII et du 10 juin 1853 ;

Vu la loi du 22 juin 1854 et le décret du 30 avril 1855 ;

Vu l'ordonnance de police du 15 octobre 1855 ;

Vu le décret du 29 décembre 1851 ;

Considérant qu'il s'est introduit, parmi les débits de boissons existant à Paris, un genre spécial de liquoristes dits : Débits de prunes et chinois, où les consommateurs sont servis par des femmes ;

Attendu qu'il importe de soumettre ces sortes d'établissements à une réglementation et à une surveillance particulières ;

Ordonnons ce qui suit :

ART. 1er. Les chefs des établissements ci-dessus désignés sont tenus de veiller à ce que les personnes qu'ils emploient comme filles de comptoir, ne se fassent remarquer ni par leur costume, ni par l'inconvenance de leur attitude, ni par des familiarités choquantes ou des provocations à l'égard des passants ou des consommateurs, ni en partageant les libations de ces derniers.

Ils seront tenus, en outre, de se conformer à toutes les prescriptions de l'administration sur la disposition intérieure de leurs établissements.

ART. 2. Les filles de comptoir en service dans ces établissements, rentrant dans la catégorie des ouvrières astreintes au livret par la loi du 22 juin 1854, devront, dans le délai d'un mois, se munir de ce titre de travail.

De cette disposition découle pour les chefs desdits établissements l'obligation de tenir le registre mentionné aux articles 4 de la loi précitée, et 8 du décret du 30 avril 1855.

ART. 3. Il sera dressé, par le commissaire de police de chaque quartier, pour être soumis à notre approbation, et arrêté par nos soins, un état des liquoristes ou débits de prunes et chinois, auxquels seront applicables les dispositions qui précèdent.

ART. 4. Toute infraction aux dispositions de la présente ordonnance pourra être suivie de la fermeture de l'établissement, en vertu du décret du 29 décembre 1851, sans préjudice des poursuites à exercer devant les tribunaux compétents.

ART. 5. Les commissaires de police, le chef de la police municipale et tous les agents de la préfecture, sont chargés, chacun en ce qui les concerne, de l'exécution de la présente ordonnance.

Le Préfet de police, BOITELLE.

J'applaudis à toutes ces mesures (1) qui peuvent restreindre la licence et les abus qui se glissent dans tous les établissements publics destinés à la vente des boissons spiritueuses. C'est bien le cas d'appliquer au libre arbitre de l'homme des restrictions salutaires ; pourtant, les partisans d'une liberté sans entraves ont dû crier à l'oppression, à la tyrannie administrative. Je suis loin de partager leur avis. Dans les questions qui touchent à la liberté, les idées absolues seraient aussi dangereuses qu'elles l'étaient devenues, appliquées à l'autorité, dans les temps où les peuples gémissaient écrasés par le despotisme d'un seul.

La loi, au nom des plus graves intérêts d'ordre

_______

(1) Voyez encore sur cette matière un décret du 29 décembre 1851.

public, ne va-t-elle pas apporter des entraves, des restrictions, à toutes les entreprises, à toutes les industries ? Oserait-on lui contester le droit de limiter le nombre des cabarets, quand elle le fait pour les offices ministériels ?

Pourrait-elle négliger de soumettre les cabarets à une réglementation sévère dans l'intérêt de la morale et de la santé publique, pendant qu'elle entoure d'un triple cercle de précautions minutieuses les établissements industriels réputés insalubres ?

Il faudrait aussi que, dans cette croisade contre l'ivrognerie, l'autorité reçût un appui énergique des particuliers qui sont en position d'exercer une influence plus ou moins grande sur la classe ouvrière. Les règlements les plus sévères contre les ivrognes devraient être pris par les hommes qui sont à la tête des diverses administrations, de l'armée, des manufactures, des mines, des filatures, des usines et des ateliers de tous genres. Dans la contrée que j'habite, plusieurs propriétaires vinicoles ont guéri leurs vignerons du penchant à l'ivrognerie en les menaçant de les chasser de leurs vignes.

# CHAPITRE XII

### PENALITÉS CONTRE L'IVROGNERIE.

Si les boissons fermentées ont eu, de tout temps, des défenseurs enthousiastes, elles ont eu aussi de violents détracteurs.

**Grèce et Rome.** — Chez les Grecs et chez les Romains, l'ivresse, qui n'était que celle du vin, était punie des peines les plus dures. Les hommes ne pouvaient pas boire de vin avant leur mariage, et il était absolument interdit aux femmes. Cette défense était si sévère que l'époux avait le droit de mettre à mort la femme qui la violait. Il ne leur était permis d'en goûter que dans les sacrifices.

Une loi de Dracon punissait de mort l'ivrognerie.

Les lois de Solon prononçaient la peine de mort contre l'archonte ou magistrat qui se montrait ivre en public.

Pittacus, de Mytilène, faisait punir *doublement* les fautes commises dans l'ivresse.

Les Athéniens avaient des espèces d'inspecteurs, nommés *ophthalmos*, qui étaient chargés de réprimer les désordres des convives.

**Arabes.** — Mahomet a défendu à ses sectateurs l'usage du vin.

**Moyen age. Renaissance.** — Les capitulaires de Charlemagne renferment des mesures répressives contre l'ivrognerie.

François 1er fit publier contre elle, en 1736, des édits très-sévères. Tout homme convaincu de s'être enivré était condamné, pour la première fois, à la prison, au pain et à l'eau ; pour la deuxième, à être fouetté ; pour la troisième, dit la loi, il sera fouetté publiquement, et, au cas de récidive, il sera banni avec amputation des oreilles.

Voici le texte de l'édit (art. 1er, chap. III) :

« Et pour obvier aux oisivetés, blasphèmes, ho-
« micides et autres inconvénients qui arrivent
« d'ébriété, est ordonné que quiconque sera trouvé
« ivre soit incontinent constitué et détenu prison-
« nier, au pain et à l'eau, pour la première fois ; et
« si, secondement, il est pris, sera, outre ce que de-
« vant, battu de verges, au défaut dans la prison, et,
« la tierce fois, sera fustigé publiquement, et, s'il
« est incorrigible, sera puni d'amputation d'oreilles
« et d'infamie et de bannissement de sa personne ;
« il est par exprès recommandé aux juges, chacun
« en ce qui concerne son territoire et district, d'y
« regarder diligemment, et s'il advient que, par
« ébriété ou chaleur de vin, lesdits ivrognes com-
« mettent aucun mauvais cas, *ne leur sera pour cette*
« *occasion pardonné*, mais seront punis de la peine
« due au délit, et davantage pour ladite ébriété, à
« l'arbitrage du juge. »

Le pape Innocent III frappait de peines sévères
les prêtres convaincus d'ivrognerie, et les déclarait
déchus de leurs charges.

Un édit du duc de Brunswick, de 1631, confirmé
en 1636 par une ordonnance du roi George II, interdit aux cabaretiers de vendre à chaque individu
plus d'une quantité déterminée d'eau-de-vie, et de
laisser les buveurs s'enivrer dans leurs cabarets. Le
contrevenant est puni d'une amende de vingt écus.
Le même édit déclare que nulle excuse ne sera admise pour les crimes commis dans l'ivresse.

Dans les temps plus rapprochés de nous, plusieurs

gouvernements ont établi contre l'ivrognerie une pénalité sévère.

**Allemagne.** — Un grand nombre d'ordonnances ont été mises en vigueur, dans ce but, durant le siècle dernier, dans plusieurs États de l'Allemagne. L'amende et la prison sont les peines que l'on y applique aux ivrognes.

Le code militaire de Wurtemberg, publié en 1818, contient les dispositions suivantes : L'ivresse est punie de la prison au pain et à l'eau. Si elle devient une habitude, elle donne lieu à la réclusion pendant une année. L'officier qui s'adonne à la boisson et ne veut pas se corriger est réformé.

**Suède.** — En Suède, les lois contre l'ivresse sont exécutées très-sévèrement.

La première fois qu'un homme paraît dans un lieu public en état d'ivresse , il est condamné à une amende de quinze francs ; la seconde fois à trente francs ; la troisième et la quatrième fois, l'amende est beaucoup plus rigoureuse : mais il perd, en outre, les droits d'électeur et d'éligible, et, le dimanche qui suit l'ivresse, il subit la peine du pilori devant l'église paroissiale. La cinquième fois, il est renfermé dans une maison de correction et condamné à six mois d'un travail forcé. La sixième fois, il est condamné à un an de prison, avec travail forcé.

Toute personne convaincue d'avoir excité quelqu'un à l'ivresse paye quinze francs, ou trente francs si c'est un adolescent qui s'est enivré. Un ecclésiastique qui s'est mis en état d'ivresse perd son bénéfice : un laïque fonctionnaire est suspendu ou destitué. Jamais l'ivresse n'est acceptée comme excuse d'un délit. Un homme mort ivre n'est pas enterré dans un cimetière.

**Suisse.** — Les lois de la Suisse privent des droits civils les ivrognes d'habitude.

**États-Unis.** — Aux États-Unis, les propriétés des ivrognes sont, comme celles des aliénés, placées sous la surveillance publique.

On voit qu'à toutes les époques de l'histoire une pénalité rigoureuse a été instituée pour réprimer le vice honteux de l'ivrognerie, dont les effets sont souvent terribles et causent un grave préjudice à la société.

# CHAPITRE XIII

### JURISPRUDENCE CONCERNANT LES CRIMES ET DÉLITS COMMIS DANS L'IVRESSE.

Les législateurs de l'antiquité n'admettaient pas que l'ivresse, alors même qu'elle était complète, qu'elle stupéfiait le sens moral, fût une cause d'excuse susceptible d'atténuer les délits ; ce serait, disaient-ils, donner à l'individu la latitude de se placer à son gré et par son fait au-dessus des lois morales et criminelles.

Aujourd'hui, par l'effet d'une aveugle tolérance, non-seulement cette ignoble habitude étale au milieu de nous, en toute liberté, ses hideux tableaux, mais encore on a vu des tribunaux assez faibles pour appliquer le bénéfice des circonstances atténuantes aux crimes et délits commis dans l'ivresse.

Nous édictons des lois pour châtier l'homme qui maltraite une bête de somme, et nous laissons impunie la conduite de celui qui, après s'être plongé dans une situation qui le met bien au-dessous de la brute, se montre en cet état aux yeux de nos femmes et de nos enfants.

Selon moi, l'ivresse doit être punie dès qu'elle conduit à troubler l'ordre, à commettre des violences, à porter atteinte à la morale, ou qu'elle est devenue un spectacle public (1).

Nos codes présentent sous ce rapport une lacune à combler, et cet important objet mérite d'éveiller l'attention la plus sérieuse de la part du gouvernement.

« Tout accuse dans l'ivrognerie un délit demandant un châtiment, dit l'auteur des *Entretiens sur les ivrogneries*. L'ivresse est volontaire, elle est dangereuse pour autrui, elle est un scandale public. Que veut-on de plus? L'excuser par le penchant, c'est créer à son profit une doctrine de l'irrésistibilité qui n'est pas sans périls ; oublier qu'elle est la source d'accidents compromettants pour la sécurité des autres, c'est accuser plus de sollicitude pour l'ivrogne que pour son voisin qui ne boit pas ; faire bon marché du spectacle affligeant qu'offre l'ivrognerie des rues et de son danger pour l'exemple, c'est fermer les

---

(1) D'après le Code prussien, celui qui, par jeu, ivrognerie, etc., se met hors d'état de subvenir à ses besoins et à ceux de sa famille, est condamné à l'emprisonnement.

yeux à l'évidence, et croire naïvement à l'efficacité de la vue des ilotes ivres. Je me rappelle avoir assisté un jour, dans une ville de Bretagne, à un spectacle douloureux et triste en même temps, et qui m'a mis au cœur un indicible dégoût : un homme à cheveux blancs, plongé dans une ivresse crapuleuse, était escorté de son petit-fils, enfant de dix ans, qui soutenait la marche titubante de son vénérable aïeul, et le conduisait à travers les écueils de la rue; qu'y a-t-il de plus immoral ici, du scandale ou de l'impunité qu'il rencontre ?

« Depuis quelques années, le besoin urgent d'une répression de l'*ivrognerie publique* se fait sentir généralement, et s'est exprimé par des pétitions au sénat. »

Il est surtout une question des plus graves, des plus dignes d'occuper les méditations de tous les hommes sérieux, celle du degré de *responsabilité légale* applicable aux *actes de l'ivrogne*.

Les crimes et délits commis dans l'ivresse méritent-ils, dans une certaine mesure, d'être *excusés* aux yeux de la morale et de la loi ? Les tribunaux doivent-ils leur appliquer le bénéfice des circonstances atténuantes ?

Ne doit-on pas au contraire reconnaître à la société le droit de demander compte à l'homme ivre des actions qu'il commet, même sans qu'il en ait distinctement conscience lorsqu'il s'est lui-même et volontairement plongé dans un état d'ivresse.

Les *statuts d'Angleterre* proclament l'entière responsabilité des crimes commis dans l'ivresse ; l'ivresse seule est regardée comme un délit et punissable d'une amende.

En France, la plupart des tribunaux envisagent l'ivresse comme un fait parfaitement volontaire, auquel il dépend entièrement du bon vouloir de l'homme de se soustraire, qui, par conséquent, ne peut admettre ni excuse ni atténuation. Aussi, ne saurait-on lui appliquer le bénéfice de l'article 64 du Code pénal, ainsi conçu : *il n'y a ni crime ni délit, lorsque le prévenu était en état de démence au temps de l'action, ou lorsqu'il a été contraint par une cause à laquelle il n'a pu résister*, etc.

Le sieur Courtier, (1), condamné à la peine de mort pour homicide volontaire par la cour d'assises de la Meuse, se pourvut en cassation pour violation du droit de défense et de l'article 64 du Code pénal, en ce que la cour d'assises n'avait pas permis au défenseur de l'accusé de plaider la question d'excuse résultant de ce que, par suite d'une prédisposition fatale à des actes de violence, l'ivresse avait déterminé chez l'accusé un véritable accès de démence, sous l'influence duquel il avait commis le crime qui lui était imputé. L'arrêt de mort fut maintenu par arrêt du 1er juin 1843 ; la cour de cassation rejeta le pourvoi, « attendu que la cour d'assises, « en interdisant ce mode de défense, allégation de l'ac- « cès de délire causé par l'ivresse, par le motif qu'il ne « s'agissait ni d'une excuse légale ni du cas prévu par « l'article 64 du Code pénal relatif à la démence, n'a fait « que se conformer à la loi et n'a pas porté atteinte à la

(1) Voy. Racle, *de l'Alcoolisme*, note 2.

« liberté de la défense » (chambre criminelle : M. Ricard,
président ; Humbert, rapporteur). J'ai cité plus haut un
édit de François I<sup>er</sup> qui se termine ainsi : « et s'il advient
« que par ébriété et chaleur de vin lesdits ivrognes
« commettent aucun mauvais cas, *ne leur sera pour cette*
« *occasion pardonné*, mais seront punis de la peine due
« au délit, et *davantage pour ladite ébriété*, à l'arbitrage
« du juge. »

Il me paraît tout à fait irrationnel que l'ivresse soit
admise en justice comme une excuse ou une atténuation. S'il en était ainsi, il arriverait à chaque
instant que les prévenus argueraient d'un état d'i-
vresse vrai ou supposé pour se faire innocenter. — Je
dis vrai ou supposé. En effet, s'il était possible que
l'état d'ivresse pût faire amnistier en partie un coupable, les hommes qui méditent au fond de leur
cœur des projets criminels ne manqueraient pas de
recourir à l'ivresse pour s'attribuer les bénéfices de
l'atténuation. Il en est même qui seraient assez
adroits pour *simuler* l'état d'ivresse, en conservant,
sous les apparences du trouble alcoolique, tout leur
sang-froid, leur énergie et leur présence d'esprit,
pour accomplir leurs sinistres desseins.

J'ai connu un ivrogne, qui, dans les moments où il
n'était pas ivre, se plaisait à aborder les personnes de sa
connaissance, et prenant, avec un art incroyable, les
allures d'un homme ébriolé, leur disait les plus dures
vérités, sans que ces personnes osassent s'en irriter,
dans la pensée que c'était l'ivresse qui lui faisait tenir
un pareil langage.

J'ai été pendant plus de 20 années médecin d'une maison d'arrêt dans laquelle fréquemment il m'est arrivé de rencontrer des figures d'anciens malades qui étaient tout honteux que je les revisse en pareil lieu. Maintes fois j'ai remarqué que, pour s'en excuser, ils se hâtaient de me dire : *Ah ! Monsieur, je ne serais pas en prison, si je ne m'étais pas trouvé dans le vin!* Et, vérification faite, je reconnaissais souvent qu'ils ne m'avaient parlé ainsi que pour s'excuser, qu'ils s'étaient enivrés pour s'enhardir à commettre leur mauvaise action, et que même, quelquefois, ils avaient *feint* d'être ivres pour affaiblir la responsabilité de leurs actes.

Le valet d'un maître ivrogne me racontait que, pour obtenir de lui le pardon de ses méfaits, il n'avait qu'à lui dire qu'il avait trop bu; son courroux était immédiatement désarmé. S'il était surpris par son maître en flagrant délit, il se hâtait de contrefaire les allures de l'homme ivre : alors ce maître, que l'alcool avait rendu si débonnaire, fermait les yeux sur sa conduite. Un jour qu'on lui reprochait de n'avoir pas réprimandé son valet, pour des libertés très-blâmables qu'il s'était permises avec sa propre fille, l'ivrogne répondit : « *Que voulez-vous? ce pauvre garçon ! il avait trop bu et ne savait ce qu'il faisait.*

Loin d'être un prétexte pour atténuer la faute, l'ivresse doit constituer une circonstance *aggravante.* En effet, la perpétration du crime a été, dans la plupart des cas, favorisée par l'ivresse. Celle-ci a été un premier acte coupable qui a conduit à un second acte plus criminel encore. Le second acte souvent n'est arrivé que comme une conséquence du premier. L'homme qui s'enivre a souvent l'idée de satisfaire une passion dominante, en étouffant dans l'ivresse l'étreinte du remords et les hésitations de la crainte.

Les annales de la justice criminelle démontrent que souvent les assassins, les incendiaires, les hommes qui se livrent à des attentats contre les mœurs, recourent à des libations avant que de commettre leur crime, afin de se donner de l'audace et de jeter leur esprit dans ce trouble, dans ce vertige, qui fait que le criminel s'avance vers le théâtre de son crime sans regarder en arrière.

Un grand nombre de coupables, qui couvaient depuis longtemps leurs mauvais desseins sans oser les réaliser, ne sont arrivés à l'accomplissement de leurs méfaits qu'à la faveur de l'excitation alcoolique, dans laquelle ils puisaient une énergie factice.

Il est donc évident que l'ivresse, étant la voie dans laquelle une foule d'hommes s'engagent pour arriver au crime, doit constituer, dans la majorité des cas, une circonstance aggravante, comme la préméditation. Elle est même souvent une véritable préméditation, quand l'homme s'enivre, ou feint d'être dans l'ivresse, à la veille de commettre une mauvaise action, dans la pensée d'en affaiblir la culpabilité aux yeux de la justice ou de la société.

FIN.

# TABLE DES MATIÈRES

## ERRATUM

—

Page 149, ligne 16 : *au lieu de* hasard *fortuit,*
    *lisez :* hasard *funeste.*

**J. B. BAILLIÈRE et FILS**

LIBRAIRES DE L'ACADÉMIE IMPÉRIALE DE MÉDECINE

Paris, rue Hautefeuille, 19

Et dans les principales librairies des départements.

# NOUVELLE
# MÉDECINE DES FAMILLES

## A LA VILLE ET A LA CAMPAGNE

à l'usage

DES FAMILLES, DES MAISONS D'ÉDUCATION, DES ÉCOLES COMMUNALES,
DES CURÉS, DES SŒURS HOSPITALIÈRES,
DES DAMES DE CHARITÉ ET DE TOUTES LES PERSONNES BIENFAISANTES
QUI SE DÉVOUENT AU SOULAGEMENT DES MALADES

PAR LE DOCTEUR

## A. C. DE SAINT-VINCENT

### DEUXIÈME ÉDITION.

1 vol. in-18 jésus, avec 134 figures. Cartonné : 3 fr. 50

Ce livre est le résultat d'une pratique de quinze ans à la campagne et à la ville. En le rédigeant, nous n'avons eu qu'un but, ç'a été de mettre entre les mains des personnes bienfaisantes qui se dévouent au soulagement de nos misères physiques, qui vivent souvent loin d'un médecin ou d'un pharmacien, et qui sont appelées non pas seulement à donner des consolations, mais encore des

ENVOI CONTRE MANDAT SUR LA POSTE.

conseils, un ouvrage tout à fait élémentaire et pratique, un guide sûr pour les soins que l'on doit donner aux malades et aux convalescents.

Dans cet ouvrage, nos lecteurs ne trouveront ni théories médicales, ni remèdes secrets, ni adoption exclusive de tel ou tel médicament; mais ils apprendront la manière de récolter et de conserver les plantes médicinales, de préparer certains médicaments faciles et agréables, tels que tisanes, sirops, sucs, baumes, liniments, cataplasmes, etc., toutes choses que chacun devrait savoir et qu'on ignore trop souvent. Nous avons appelé cette première partie : *Remèdes sous la main.*

A la ville comme à la campagne, on n'a pas toujours le médecin près de soi, ou au moins aussitôt qu'on le désirerait; souvent même on néglige de recourir à ses soins pour une simple indisposition, dans les premiers jours d'une maladie. Pour obvier à ces inconvénients, nous avons donné la description succincte des maladies les plus communes; nous en avons fait connaître les principaux symptômes et nous les avons fait suivre du traitement approprié, éloignant avec soin toutes les formules compliquées dont les médecins seuls connaissent l'application. Nous avons gardé le silence sur tous les médicaments que prône le commérage ou le charlatanisme et auxquels l'expérience n'a reconnu aucune propriété. Le traitement des empoisonnements et des asphyxies termine cette deuxième partie, à laquelle nous avons donné pour titre : *En attendant le médecin.*

En présence d'un accident, on est troublé, effrayé, on ne sait que faire; et souvent l'empressement et l'émotion suggèrent des soins inutiles ou nuisibles aux malades. Nous avons cherché à donner les conseils les plus salutaires ; et nous avons traité avec détails tout ce qui a rapport à ce qu'on appelle la petite chirurgie, c'est-à-dire, au pansement des vésicatoires, des cautères, des plaies, aux applications des bandages, des sangsues, etc. Cette troisième partie est faite pour les soins à donner *en attendant le chirurgien.*

Mais tout cela ne suffit pas encore. Les soins les plus éclairés, les plus dévoués doivent être prodigués aux malades. Il leur faut non-seulement les soins du corps, mais encore ceux du cœur et ceux de l'âme. Nous avons. dans la quatrième partie, donné *les préceptes généraux sur l'art de soigner les malades et les convalescents,* c'est-à-dire sur l'hygiène qu'ils réclament, sur les soins extérieurs qu'ils exigent, sur leur régime pendant la maladie et pendant la convalescence.

A côté des soins matériels se placent les soins moraux et religieux. Les malades ont besoin d'affection, de sympathie, de ces mille petits soins qui soulagent le cœur, soutiennent le moral et qui sont le plus puissant auxiliaire de la médecine proprement dite. La confiance en un médecin éclairé, le dévouement intelligent de l'entourage, entrent pour une bonne part dans la guérison d'une maladie et il n'est pas de détail, si petit qu'il soit, qui n'ait une grande importance.

Pendant notre pratique à la campagne nous avons entendu quelques prêtres nous manifester le regret de ne pas posséder un petit manuel qui leur indiquât les pronostics graves. Un tel ouvrage n'a pas sa raison d'être, car en général le médecin tient la famille au courant des péripéties de la maladie ; mais, ce qu'il est important de connaître, c'est le moment où tout espoir se perd, où l'agonie va commencer. Nous en avons fait un chapitre particulier.

Ce livre s'adresse aux familles, à la ville comme à la campagne, aux maisons religieuses, aux maisons d'éducation, aux écoles communales, aux curés, aux sœurs hospitalières, aux dames de charité, etc.

Mais que le lecteur ne s'imagine pas qu'une fois en possession de ce Manuel il pourra se dispenser de l'aide du médecin et du pharmacien. On n'est pas plus médecin avec un livre de médecine qu'on n'est littérateur avec le Dictionnaire de l'Académie, homme de loi avec un Code, ni cultivateur avec un traité d'agriculture. Ce qu'il faut avant tout pour bien soigner les malades, c'est un jugement sain, c'est l'expérience qu'on appelle la pratique, le tact médical, et qui constitue le vrai médecin. Avec notre livre, nous ne cherchons pas à remplacer le médecin, mais nous désirons lui fournir des aides intelligents.

Nous avons voulu, par la simplicité des expressions, nous placer à la portée de tous ; nous nous sommes servi du langage usuel pour être toujours compris, et pour mieux fixer nos conseils dans l'esprit de nos lecteurs nous avons illustré cet ouvrage de cent trente-quatre figures.

Notre but a été d'être utile à nos semblables ; puissions-nous avoir réussi !

Docteur A. G. DE SAINT-VINCENT.

CORBEIL. — Typ. de CRÉTÉ FILS.